Reini Hauser, Reiner Heidelberg, Ruth Weyermann, Josef Helbling,
Joe Goodbread, Sylvia Hörtreiter, Claudia Apel

Prozessorientierte Psychotherapie

Therapie & Beratung

Reini Hauser, Reiner Heidelberg, Ruth Weyermann,
Josef Helbling, Joe Goodbread,
Sylvia Hörtreiter, Claudia Apel

Prozessorientierte Psychotherapie

Einführung in Theorie, Methoden und Praxis

Mit einem Geleitwort von Arnold Mindell

Psychosozial-Verlag

Mit Unterstützung des Vereins zur Förderung wissenschaftlicher Forschung
im Bereich Psychotherapie und Öffentlichkeitsarbeit (Zürich)

Bibliografische Information der Deutschen Nationalbibliothek
Die Deutsche Nationalbibliothek verzeichnet diese Publikation
in der Deutschen Nationalbibliografie; detaillierte bibliografische Daten
sind im Internet über http://dnb.d-nb.de abrufbar.

Originalausgabe

Gesetzlich vertreten durch die persönlich haftende Gesellschaft Wirth GmbH,
Geschäftsführer: Johann Wirth
Walltorstraße 10, 35390 Gießen, Deutschland
06 41 96 99 78 0
info@psychosozial-verlag.de
www.psychosozial-verlag.de

Umschlagabbildung: Frottage einer Felszeichnung, Carschenna/GR, Schweiz
© Ernesto Oeschger, CH-Intragna/TI
Umschlaggestaltung und Innenlayout nach Entwürfen von Hanspeter Ludwig, Wetzlar
Druck und Bindung: Majuskel Medienproduktion GmbH
Elsa-Brandström-Straße 18, 35578 Wetzlar, Deutschland
Printed in Germany

ISBN 978-3-8379-3153-2 (Print)
ISBN 978-3-8379-7836-0 (E-Book-PDF)

Inhalt

Danksagung

Das vorliegende Buch entstand als Projekt freundschaftlich miteinander verbundener Kolleg:innen und Studierenden der Prozessarbeit. Unsere Darstellung der Prozessorientierten Psychotherapie ist beflügelt durch das kreative Schaffen von Arnold Mindell.

Seine empathische Herangehensweise an die Arbeit mit Menschen, seine Klarheit, Präsenz und Spielfreude, sein Humor und Respekt, sein Vertrauen in die Entwicklungspotenziale des Einzelnen und der Gemeinschaft, motivier(t)en uns, seine Arbeit zu studieren, mit zu entwickeln und als Dozent:innen weiterzugeben. Für ihre lebenslange Inspiration sind wir Arnold Mindell und seiner Frau, Amy Mindell, dankbar verbunden.

Unser grosser Dank geht an unsere Kolleg:innen und Studierenden für ihre unermüdliche Mitarbeit an diesem Text. Franziska Espinoza für ihre konzeptionelle Klarheit, die dem Buch Struktur und Gestalt gab. Lily Vassiliou, Gabriela Espenlaub und Elke Schlehuber für ihre grosszügige Erlaubnis, Teile ihrer Forschungsarbeiten für dieses Buch zu nutzen. Eine grosse Unterstützung bei ausgewählten Kapiteln waren uns Susanna Bauer, Regula Nussbaumer und Anna Vonhoff. Und, last but not least, danken wir Yolanda Schlumpf für ihr unterstützendes Feedback und ein Korrektorat des letzten Entwurfes.

Unser herzlicher Dank gebührt Sibylle Herzog, der Übersetzerin vieler Bücher Arnold Mindells ins Deutsche. Sie hat den Text mit viel Liebe zum Detail editiert. Ihr Feedback hat uns unterstützt, Textstellen zu klären und mit Blick auf die Leser:innen zu verdeutlichen, was gemeint ist.

In ihrer Rolle als Leiterin der Projektgruppe «Akkreditierung beim Bundesamt für Gesundheit» danken wir Ruth Weyermann, zusammen mit Thierry Weidmann und vielen engagierten Kolleg:innen für die langjährige Liaison bzw. Vernetzung von Prozessarbeit mit der Schweizerischen Charta für Psychotherapie und der Assoziation Schweizerischer Psychotherapeut:innen (ASP). Unserem wissenschaftlichen Berater, Peter Schulthess, danken wir für sein vertieftes Feedback in den vielen Stunden gemeinsamen Ringens und seine Herausforderung, mit der er uns inspirierte, Kapitel um Kapitel anzufügen. Dank ihm ist aus einem kurzen Text ein Buch über Theorie, Methoden und Klinische Praxis der Prozessarbeit entstanden. Agnes von Wyl und Margrit Koemeda danken wir für ihr wertvolles Feedback zu ausgewählten Kapiteln.

Unseren Partner:innen und Familien danken wir für ihre Geduld und Unterstützung während der vielen Stunden, in denen wir in die Arbeit vertieft abwesend waren. Sie haben uns durch ihre Grosszügigkeit ermöglicht, dieses Buch zu verfassen.

Dem Verlag, insbesondere dem Verleger Herrn Johann Wirth danken wir für seine Unterstützung der Publikation, Herrn David Richter für seine herzliche Begleitung und Herrn Tobias Söhne für sein systematisches und zielführendes Korrektorat bis hin zur Drucklegung.

Schliesslich möchten wir auch die grosszügigen Spender:innen dankend würdigen, die die Finanzierung des Projektes ermöglichten.

Vorwort

Die vorliegende Einführung in die Prozessorientierte Psychotherapie ist eine Zusammenfassung von über 40 Jahren Lernen und Forschen in der Anwendung von Prozessarbeit auf dem Gebiet der Psychotherapie. Der Ansatz entwickelte sich aus meiner Beschäftigung mit der Analytischen Psychologie und ihren therapeutischen Anwendungen. Ihre Entwicklung basierte auf meiner Erfahrung und auf meiner Erweiterung bestimmter Grundprinzipien der analytischen Arbeit von Jung. Das vielleicht wichtigste davon war die Erkenntnis, dass das «Träumen» als Fenster zum persönlichen und kollektiven Unbewussten weit über die Grenzen von Nachtträumen hinaus in alle Aspekte des Wachlebens hineinreicht. Daraus entwickelte ich das Konzept eines Traumprozesses, der Körpererfahrungen, Bewegung, Beziehungen und das Leben in der Gemeinschaft als reichhaltige Quellen für Informationen über unbewusste Prozesse erfasst sowie Zugangsweisen bietet, um Klient:innen zu helfen, ihre Beziehungen zu ihren Problemen zu transformieren.

Ein Auftrag eines Sozialdienstes im Jahr 1983 ermöglichte es mir, diese neuen Erkenntnisse in der Arbeit mit Patient:innen mit psychiatrischen Diagnosen anzuwenden. Meine Vertiefung in die Arbeit mit extremen psychiatrischen Zuständen zeigte, dass individuelle Symptome nicht nur ein Problem der Person sind, sondern *auch* marginalisierte Prozesse der Gesellschaft repräsentieren.

Mir scheint, dass unsere Schwierigkeiten im Umgang mit starken Emotionen zur systemischen Ausgrenzung von Menschen führen, zu Rassismus und anderen -isms, die weltweit grassieren. Die Grenzen zwischen Politik und Psychologie sind weitgehend künstlich. In dem Mass wie wir unsere Emotionen, Konflikte und veränderten Bewusstseinszustände annehmen, können wir diese von einfach nur bedrohlichen Symptomen in Ressourcen für die Entwicklung des Einzelnen und der Gesellschaft verwandeln.

Obwohl meine Interessen mich über die Grenzen der Psychotherapie, Psychiatrie und Psychosomatik hinaus in Bereiche der Arbeit mit komatösen Patient:innen, Konfliktlösung und anderen Gemeinschafts- und Beziehungsprozessen geführt haben, blieb Psychotherapie die zentrale Quelle der Entdeckung und Inspiration, die meine Erkundungen in diesen anderen weitreichenden Bereichen verankert hat.

Heute, 40 Jahre nach Gründung des ersten Ausbildungsinstituts in Zürich, schliesst sich damit ein Kreis. Diese Einführung beschreibt den Beitrag, den die Prozessorientierte Psychotherapie im Feld der Klinischen Praxis und Psychotherapie leisten kann. Das scheint umso wichtiger, da Menschen in veränderten und extremen Bewusstseinszuständen nach wie vor mit Ausgrenzung und Stigmatisierung zu kämpfen haben.

Daher möchte ich Reini Hauser und seinen Mitautor:innen für diese wichtige Standortbestimmung danken, welche die Prozessarbeit in einem aktualisierten, zeitgemässen Kontext in die therapeutische Gemeinschaft einbindet. Ich hoffe, dass dies neue Generationen von Student:innen und Therapeut:innen dazu inspirieren wird, mit ihren Klient:innen auf Entdeckungsreise zu gehen und «das Träumen» zu erforschen.

Arnold Mindell
im April 2022

Einleitung

> «Es gibt zweierlei Wissen. Wissen durch Beweisführung und Wissen durch Erfahrung. Die Beweisführung führt zu Schlussfolgerungen und zwingt uns, dieselben anzuerkennen. Sie beseitigt aber weder Zweifel noch führt sie zu jener Gewissheit, in der der Geist in Frieden ruhen könnte, es sei denn, diese Gewissheit käme durch Erfahrung zustande.»
>
> *Roger Bacon (zit. n. Büntig, 1990)*

Prozessorientierte Psychotherapie ist tiefenpsychologisch fundiert – in der Analytischen Psychologie von C. G. Jung – und humanistisch in der Praxis als erfahrungsorientierte Psychotherapie, Körper- und Gruppenpsychotherapie. Sie basiert auf einem breiten theoretischen Hintergrund.

Existenzielle Gegebenheiten und die Suche nach Verwirklichung von Sinn werden ebenso einbezogen wie Theorie und Praxis moderner analytischer Konzepte, die Grundlagen der Bindungstheorie, die Ergebnisse der Traumaforschung sowie der Neurobiologie und auf eine wirksame Praxis hin reflektiert.

Mit Prozessorientierter Psychotherapie lässt sich das gesamte Spektrum psychischer Störungen behandeln: Depressionen, Ängste, Somatisierungsstörungen, Abhängigkeitserkrankungen, Persönlichkeitsstörungen, dissoziative und psychotische Störungen (unter Einbezug des medizinisch-psychiatrischen Versorgungssystems).

Das Herzstück der prozessorientierten Psychotherapie bildet die Orientierung am Individuationsprozess nach C. G. Jung. Dabei handelt es sich um eine dem Menschen innewohnende Selbstaktualisierungstendenz, die auf Ressourcen und Potenziale zur Selbstverwirklichung ausgerichtet ist. Mindell erweiterte diese Orientierung über die Person hinaus auf Gemeinschaften und soziale Systeme. Ebenso zentral ist Jungs Konzept der «Finalität», demzufolge Störungen intentional und zukunftsorientiert einen inhärenten Sinn, ein «Wozu», in sich tragen, welches auf dem Weg der Ganzwerdung des Menschen immer weitere marginalisierte Erfahrungsbereiche einzuschliessen sucht. Eine Integrationsleistung, die Moreno das Prinzip des «Alles-Einschliessens» nennt (1959, zit. n. Hutter & Schwehm, 2009, S. 378).

Über die psychologische Mikroperspektive hinaus bezieht Prozessarbeit den Zeitgeist sowie kollektive (gesellschaftliche, soziale, politische und kulturelle) Prozesse zur Erklärung individueller Störungen mit ein. In der psychotherapeutischen Praxis zeigt sie auf, wie individuelle und kollektive Themen «zusammenpassen». Sie betont, wie Unterschiede in Bezug auf Rang und Privilegien sowie deren Intersektionalität in Beziehungen wirken und lehrt, wie die Internalisierung von Unterwerfung und Herrschaft thematisiert und verändert werden kann.

Ätiologisch betont die Prozessorientierte Psychotherapie problematische Entwicklungen des Selbst aus frühen Beziehungserfahrungen. Neben biologischen Determinanten sind es reale interaktionelle kognitiv-affektive Erfahrungen mit frühen Bezugspersonen, die zum Aufbau psychischer Strukturen beitragen und zu Komplexen führen können, wenn die realen frühen Beziehungen ungenügend waren. Die Bindungstheorie von Bowlby (1969, 1973, 1980, 1982) bietet den theoretischen Rahmen, um die Auswirkungen der ersten Beziehungserfahrungen auf Gesundheit und Krankheit zu verstehen.

Über die ätiopathogenetischen Ursachen psychischer Störungen wie mangelhafte Bindungserfahrungen und Traumafolgen hinaus fragt die Prozessorientierte Psychotherapie nach dem Sinn von Störungen. Dabei geht es um unsere persönlich und konkret zu erfüllenden Lebensaufgaben (Frankl, 1959, 1982, 2008), die wir im Hier und Jetzt mitten in unseren Schwierigkeiten entdecken. Mit dem salutogenetischen Ansatz (Antonovsky, 1979, 1987) untersucht die Prozessorientierte Psychotherapie gesundheitsfördernde Faktoren, das Potenzial eines Menschen zu seelischer und psychosomatischer Gesundheit, jene Faktoren, die resilienzfördernd sind. Diese finden sich vor allem in der Bedeutung und Sinnhaftigkeit der menschlichen Erfahrung. Die Prozessarbeit begleitet den Menschen erlebensorientiert hin zu Erfahrungen der Kohärenz, des Erlebens von Stimmigkeit und Sinn, und stärkt somit das Kohärenzgefühl («Sense of Coherence», ebd.).

Die vorliegende Einführung in die prozessorientierte Psychotherapie vermittelt einen umfassenden Einblick in Theorie, Methoden und praktische Arbeit. Angefangen bei der Entwicklung der Prozessarbeit, über die philosophische und methodentheoretische Verortung hin zum Arbeitsmodell gewinnen die Leser:innen Einsicht in das Denken, Fühlen und Intervenieren in der prozessorientierten Praxis.

Das Buch richtet sich an Fachpersonen und Menschen, die an erfahrungsorientierter Psychotherapie interessiert sind, Studierende, die eine Weiterbildung zur Psychotherapeutin (s. Anh. F) suchen sowie an Interessierte anderer Fachgebiete wie Medizin, psychosoziale Arbeit, Mediation, Coaching, Supervision, Konfliktarbeit, Gruppenpsychotherapie.

1 Metatheorien

1.1 Entwicklung der Prozessarbeit

Prozessarbeit ist eine tiefenpsychologische, in der Analytischen Psychologie verankerte, in der Praxis erfahrungsorientierte Psychotherapie, welche die Beziehung zwischen bewussten und unbewussten Erfahrungen im Hier und Jetzt der therapeutischen Interaktion erforscht.

Arnold Mindell, Schüler von Marie-Louise von Franz, Barbara Hannah und Franz Riklin, Physiker (MIT) und Lehranalytiker am Jung-Institut entwickelte die Prozessorientierte Psychotherapie in den 1970er Jahren. Dabei baute er auf C. G. Jungs Konzept der Finalität auf, demzufolge psychische Störungen nicht allein auf biopsychosozialen Komponenten beruhen, sondern intentional sind und final auf ein inhärentes Potenzial hinweisen.

Mindells Untersuchungen erweitern Jungs Konzept eines persönlichen und kollektiven Unbewussten, das den Fokus auf archetypische Bilder und Symbole – in Träumen und Imaginationen – legt, um weitere zentrale Manifestationen des Unbewussten. Er erforschte somatische Erfahrung und Bewegung, Feinspürwahrnehmung (sentient awareness; s. Kap. 2.3.2; Glossar), Emotionen und Beziehungsgeschehen als zentrale Modalitäten menschlicher Erfahrung, in denen sich bewusste und unbewusste Bedeutungen manifestieren (Mindell, 2002b). Prozessarbeit bezieht demnach Körper und Beziehung als äquivalente Erlebnismuster ein, die ähnliche Bedeutungen widerspiegeln wie Träume. Entwicklungspotenziale finden sie in emergenten Prozessen an den Grenzen der Wahrnehmung, in körperlichen Feinspürerfahrungen und im intersubjektiven Raum von therapeutischer Beziehung und Gruppenerfahrung.

Durch die Integration von Informations- und Kommunikationstheorien in das Theoriemodell erweiterte sich das Verständnis des Unbewussten dahingehend, dass es ebenfalls in den Kommunikationssignalen der therapeutischen Interaktion wahrnehmbar wird. Die prozessorientierte psychotherapeutische Praxis beruht auf der genauen Beobachtung von Inhalt und Prozess von Mitteilungen, von Sprach- und Körpersignalen und ordnet diese in eine «Prozessstruktur» (s. Kap. 3.3) ein, aus der sich Handlungsanweisungen ableiten lassen. Therapeut:in und Klient:in[1] bilden dabei ein Feld, eine «Wirkungseinheit» (Geißler & Heisterkamp, 2013), in der sich in den Signalen von Übertragung, Gegenübertragung und realer Beziehung Anteile und Teilpersönlichkeiten emotional, körperlich und im Verhalten manifestieren. Diese gilt es wahrzunehmen und zu integrieren.

Die Prozessorientierte Psychotherapie orientiert sich am Individuationsprozess nach C. G. Jung (1979b, 1981a), einer dem Menschen innewohnenden Selbstaktualisierungstendenz, und versteht menschliches Sein gleichzeitig innerhalb der existenziellen Bedingungen von Tod, Freiheit, Isolation und Sinnsuche (Sartre, 1962; Frankl, 1959; Yalom, 1980). Mit dem Einbezug systemischen Denkens eröffnet sie den Blick auf grössere Spannungsfelder, auf Gruppendynamik in Klein- und Grossgruppen. Prozessarbeit fokussiert sowohl auf die Mikro- als auch auf die Makroebene. Sie bezieht individuelle und gesellschaftlich-soziale Prozesse mit ein, Familiendynamiken ebenso wie soziopolitische und kulturelle Strukturen, die vom Individuum internalisiert und in seinen psychischen Strukturen abgebildet werden. Diese Themenbereiche bilden den Fokus der Prozessorientierten Gruppenpsychotherapie und der Moderation offener Foren zu politischen und sozialen Fragen wie Migration, Rassismus, Homophobie oder Antisemitismus (Mindell, 1997, 2002a).

Die Veränderung von störenden (und gestörten) Emotionen, Impulsen und Verhaltensweisen wird in der Prozessorientierten Psychotherapie durch (körperliche) Erfahrungen erreicht und weniger durch Wissen um oder Verstehen von Ursachen. Prozessarbeit geht von einem phänomenologischen Verständnis des «Selbst als Körper» aus. Dieses Körperselbst ist Quelle und Träger aller Erfahrung, deren Wahrnehmung im Zentrum der psychotherapeutischen Arbeit steht (Marlock & Weiss, 2006). Mit dem Konzept eines «Traumkörpers» weist Mindell (1982) auf die der Persönlichkeit zugrundeliegende Einheit – das Selbst – hin, dessen bewusste und unbewusste Äusserungen sich in Träumen,

1 Prozessorientierte Psychotherapeut:innen nennen die Menschen, mit denen sie im Rahmen von Psychotherapien arbeiten, «Klient:innen» (in der personzentrierten Tradition von Rogers); im Rahmen ärztlich-psychiatrischer Dienstleistungen sind es Patient:innen. Im Sinne einer einheitlichen Schreibweise werden sie im Buch meist durchgängig als «Klient:innen» bezeichnet. Der Bund verwendet die Begriffe synonym: «[J]ede(r) Weiterzubildende (soll) während der Weiterbildung die notwendige breite klinische und psychotherapeutische Erfahrung mit Klientinnen und Klienten bzw. Patientinnen und Patienten mit verschiedenen Krankheits- und Störungsbildern erwerben» (Bundesamt für Gesundheit, 2014: Psychologieberufegesetz [PsyG], Qualitätsstandards Januar 2014. Qualitätsstandard 3.7.a).

Körpersymptomen und Beziehungsprozessen widerspiegeln. Psychotherapeutische Wirkung wird durch die achtsame Wahrnehmung und Integration der scheinbar autonomen Prozesse oder «Störungen» erzielt, die sich in Träumen und Imaginationen, in Körper- und Beziehungserfahrungen manifestieren, in der Marginalisierung dieser Erfahrungen und den damit verbundenen Wahrnehmungsgrenzen. Eine zentrale Methode ist die Amplifikation beziehungsweise Verstärkung marginalisierter Signale und Intuitionen durch Wahrnehmungs- und Gewahrseinsprozesse mit dem Ziel, sie bewusst zu machen und in ein umfassenderes Alltagsich zu integrieren (s. Kap. 3.1.2 & 3.1.3).

Die Beobachtung archetypischer Muster – über Bild- und Symbolsprache hinaus – in Körper- und Bewegungsprozessen sowie deren Integration mittels Methoden der Körperpsychotherapie findet sich bei Mindell seit der Publikation seines ersten Buches (1982): *Dreambody. The Body's Role in Revealing the Self.* Quellen der Bewusstseinsschulung, auf die sich Prozessarbeit explizit bezieht, sind neben Körperarbeit östliche Achtsamkeits- und Meditationstechniken aus Taoismus und Buddhismus (Mindell, 1982, 1985b, 1992). Die darauf beruhende beobachtende, nicht wertende Grundhaltung entspricht einer ethischen Praxis und einem Denken, das ressourcenorientiert ausgerichtet und bestrebt ist, der unmittelbaren Erfahrung zu folgen.

Die Weiterentwicklung der frühen Einsichten über vier Jahrzehnte durch Mindell und Kolleg:innen (Arye, 2001a; Audergon, 2005; Bauer-Mehren & Köstler, 2012; Bedrick, 2013, 2020; Diamond, 1987, 2016; Diamond & Jones, 2004a, 2004b; Dworkin, 2019; Fröhlich, 2016; Goodbread, 1997a, 1997b, 2009, 2010; Hauser, 2001, 2004; Hetzer, 2016; Hohler, 2021; Hollwey & Brierley, 2014; Menken, 2002, 2013, 2021; Amy Mindell, 1995, 2000, 2002a, 2005; Morin, 2014, 2019; Morin & Reiss, 2010; Reiss, 2013, 2018; Rose, 2009; Schlehuber & Molzahn, 2007; Schupbach, 2002; Sedláková et al., 2020; Weyermann, 2006) trug nicht nur zu einem robusten Gebäude psychotherapeutischer Theorie und Praxis bei, sondern auch zur Bildung eines internationalen Netzwerks von praktizierenden Psychotherapeut:innen, Ausbildungsinstituten, Trainer:innen und Supervisor:innen. Im Rahmen dieses Netzwerkes wird das Modell der Prozessorientierten Psychotherapie in verschiedenen Disziplinen und Settings stetig sorgfältig weiterentwickelt. Prozessarbeit oder Prozessorientierte Psychotherapie verfügt über einen Kanon an Literatur und Methoden, die allgemein zugänglich sind, die gelehrt und weiter ausgebaut werden und in denen angehende prozessorientierte Psychotherapeut:innen geprüft werden. Als eigenständige Methode stellt die Prozessarbeit sich der Überprüfung ihrer Wirksamkeit auch im Rahmen von wissenschaftlichen Forschungsarbeiten wie der naturalistischen Level 2a PAP-S Studie (s. Kap. 6 & 7 sowie Anh. E).

1.2 Philosophische Verortung der Prozessorientierten Psychotherapie

1.2.1 Prozessarbeit: Eine empirische Disziplin

Erkenntnisgewinn beruht in der Prozessarbeit auf der Wahrnehmung der phänomenologischen Erfahrung der Person – sie ist damit empirisch. Dies gilt sowohl in der therapeutischen Arbeit als auch in der laufenden Forschung sowie der Weiterentwicklung von Theorien und Methoden. Die prozessorientierte «Phänomenologie der Wahrnehmung» reicht über die verbalisierbare Erfahrung hinaus in präverbale Erlebensbereiche, die zunächst vage gefühlt oder intuitiv gespürt werden (Gendlin, 1962; Mindell, 2000b, 2001). Sie bezieht Träume und Körpererfahrungen ebenso mit ein wie die Wahrnehmung nondualer Erlebensqualitäten oder sogenannter Qualia. Die prozessorientierte Praxis beruht auf einem differenzierten Modell der Wahrnehmungsebenen (s. Kap. 2.3).

1.2.2 Phänomenologie und Leiblichkeit

Die Prozessarbeit stützt sich auf den phänomenologischen Ansatz Husserls, erweitert durch die Betonung der «lived experience» von Creswell (2007), der deskriptiv nahe an den Phänomenen forscht, die sich im unmittelbaren «Bewusstseinsstrom» manifestieren. Gleichermassen wichtig für die Prozessorientierte Psychologie ist der Einbezug des Leibes und die Betonung des Körperbewusstseins und der Körperwahrnehmung gemäss Merleau-Ponty (1966) und Waldenfels (2000). Die Erfahrung, mein Körper zu sein, ist im phänomenologischen Leibverständnis grundlegend für eine kognitiv-affektive Bewusstheit und Identität (Scharfetter, 1998). So werden auch Körpersymptome als Phänomene betrachtet, die wahrgenommen und für Veränderungsprozesse nutzbar gemacht werden können. Prozessarbeit geht von den subjektiven Erfahrungen des Menschen aus und definiert das phänomenale Feld mit Gendlin (1962), der an Husserl (1913/1995) und Merleau-Ponty (1966) anknüpft, umfassend: Erfahrungen, Empfindungen, Gefühle, Reflexionen und kognitive Bedeutungen gehören ebenso dazu wie vage Spürerfahrungen, die «vor der Sprache» im weiten Feld des Impliziten liegen, aus dem die Bedeutungen aufsteigen.

Forschungen zu Traumafolgen, die modernen Neurowissenschaften und die Bindungstheorie belegen die eminente Wichtigkeit der Körperlichkeit für Bewusstsein, Identität und Beziehungen. Negative Beziehungserfahrungen führen zu Kontaktverlust zum eigenen Körperselbst und zur Mitwelt, und diesen Störungen können nur tiefgreifende körperliche Erfahrungen entgegenwirken (van der Kolk, 2021, S. 249 & 261). Die Prozessarbeit gehört zu einer Tiefenpsychologie, die ihr Verständnis der Psychodynamik mit der therapeutischen Wirksamkeit von Achtsamkeit und Gewahrsein verbindet, welche direkt auf die körperliche Erfahrungswelt und die Innenwelt wirkt. Dabei ist sie erlebnisaktivierend und erfahrungsintensiv, indem sie über Bild und Sprache hinaus Körper, Bewegung, Beziehung und Gruppenerfahrung durch Rollenspiel, therapeutische Inszenierungen und Übungen einbezieht. Sie fokussiert dabei auf marginalisierte Erfahrungsaspekte, auf Grenzen der Wahrnehmung in allen Wahrnehmungsmodalitäten.

1.2.3 Bindungstheorie

Die Bindungstheorie, wie sie ursprünglich von Bowlby formuliert wurde, hat viele Berührungspunkte mit der Prozessarbeit (s. Kap. 3.5). Der Jungianer Mario Jacoby (1998) schlägt in seinem Buch *Grundformen seelischer Austauschprozesse. Jung'sche Therapie und neue Kleinkindforschung* die Brücke von C. G. Jung zur Säuglings- und Bindungsforschung.

> «Jacoby verbindet in bemerkenswerter Weise die Ergebnisse der modernen Säuglingsforschung mit der Jung'schen Komplextheorie. Er weist sehr differenziert darauf hin, wie Umweltbedingungen, Anlagefaktoren und interaktionelle affektive Erfahrungen mit den primären Bezugspersonen beim Säugling psychische Strukturen aufbauen, die zu entsprechenden Komplexen führen können» (Brisch, 2015, S. 90).

Das innere Arbeitsmodell im Sinne Bowlbys entwickeln Säuglinge und Kleinkinder über die Beziehung zu ihren wichtigsten Bezugspersonen. Sie können so Erwartungen entwickeln und antizipieren, wie diese sich verhalten werden.

Die umfangreiche Forschung zur Bindungstheorie zeigt deutlich auf, dass die frühkindlichen Bindungserfahrungen ein entscheidender Faktor für psychische und körperliche Resilienz darstellen und das Beziehungsverhalten und -erleben lebenslang prägen. Unsichere Bindungsstile und eine damit einhergehende erhöhte Vulnerabilität für zahlreiche psychische Störungen werden zu einem hohen Prozentsatz an die folgende Generation weitergegeben. Es wird davon ausgegangen, dass die Mehrheit der Menschen, die sich in psychotherapeutischer Behandlung befinden, unter einem der im Sinne der Bindungstheorie unsicheren Bindungsstil leidet (Dozier et al., 2008).

Bindungsorientierte Psychotherapie, wozu wir die Prozessarbeit zählen, erzielt nach Brown und Elliott (2016, S. 604–607) unter anderem folgende Therapie-Outcomes:

> «Achievement of earned secure attachment [...] The formation of a new, positive stable internal working model for healthy adult attachment [...] The capacity for adult secure intimacy [...] The manifestation of healthy behavioral, nonverbal, and verbal collaboration [...] No longer meeting diagnostic criteria for a personality disorder, dissociative disorder, or any trauma-related diagnosis.»

Es ist der Prozessarbeit immanent, differenziert auf Bindungsprobleme von Klient:innen einzugehen. Beziehungsmuster und die spezifischen Bindungstypologien werden in der Prozessarbeit insbesondere in der Arbeit mit dem Kernthema der Klient:innen verwendet. Diese lebenslangen unwillkürlichen Prozesse, die das Erleben und Verhalten von Klient:innen in vielfältigen Lebenssituationen strukturieren, sind zu einem wesentlichen Teil aus frühen Verletzungen der Bindungsbedürfnisse entstanden. Diese verringern die Resilienz und im Verlaufe des Lebens erhöhen sie die Wahrscheinlichkeit des Auftretens von psychopathologischen Symptomen. Psychotherapeutische Arbeit am Kernthema erachten wir darum als besonders wichtig und nachhaltig (s. a. Kap. 3.1.1).

Das Kernthema der Klienten:in entspricht einem lebensgeschichtlichen Muster, das sich aus Kindheitsträumen und frühen Erinnerungen herauslesen lässt und persönliche sowie kollektive Komplexe spiegelt (Jung, 1987). Im persönlichen Mythos und biografisch späteren, vergleichbaren Modellszenen (Lichtenberg et al., 2000) finden sich Kondensate früher Bindungserfahrungen, Prägungen und Veranlagungen, von Verletzungen und Verletzlichkeiten. Diese frühen, krankmachenden Erfahrungen werden durch bestimmte Anlässe und Situationen im Hier und Jetzt aktiviert und manifestieren sich als autonom ablaufende Reaktionen. Diese Reaktionen sind verbunden mit körperlichen und neuronalen Phänomenen wie veränderter Stresstoleranz, Aktivierung, Erschöpfung, Veränderungen in der Sinneswahrnehmung, in der Motorik sowie der Orientierung und Verarbeitungsfähigkeit von Informationen.

Im Beziehungsgeschehen zeigen sie sich als bestimmte Tendenzen, wie Beziehung erlebt, gedeutet und verarbeitet wird, möglicherweise als Reaktionsmuster von Scham, Schuld und verletztem Stolz (Bächler, 2018). Diese Erfahrungen können im Hier und Jetzt bearbeitet werden, ohne dass diese frühen Erinnerungen aufgedeckt werden müssen, denn die früheren Erfahrungen sind in den späteren enthalten (Kohut, 1971). Eine Fallgeschichte (s. Kap. 3.1.1) zeigt, wie in diesen Mustern potenziell Ressourcen und Entwicklungsmöglichkeiten angelegt sind.

1.2.4 Kommunikationstheorie

Eine der Grundlagen des prozessorientierten Wahrnehmungsmodells zur Strukturierung des Erfahrungsflusses bildet die Informations- und Kommunikationstheorie (Shannon, 1948; Bateson et al., 1956/1984; Watzlawick et al., 1967/1969). Weil sich Systeme über einen Prozess der Kommunikation regulieren, kommt der Kommunikationstheorie eine besondere Relevanz zu. Folgende Grundannahmen sind leitend:

1. Systeme regulieren sich über den Prozess der Kommunikation.
2. Informationen tendieren dazu, Systeme zu verändern.
3. Information umfasst einen Sender, einen Empfänger, die gesendete Information sowie die Art der Informationsvermittlung.

Die Prozessorientierte Psychotherapie stützt ihre Theorie und Praxis des Wahrnehmungs- und Strukturmodells (s. Kap. 2.3) und der daraus abgeleiteten therapeutischen Anwendung (Interventionen) auf die Kommunikationstheorie (Diamond, 1987). Der Fokus in der Therapie liegt dabei auf den direkt wahrnehmbaren Äusserungen der Klient:in (den verbalen wie auch nonverbalen Äusserungen, Körpersprache, Gestik, Mimik, Augenbewegungen, Atemmustern usw.), was einen offenen Zugang zum Gegenüber ermöglicht. Die im Hier und Jetzt gelebte Erfahrung der Klient:in und die Einbettung dieser Erfahrung in soziale Bezüge und die Umwelt sind dabei ebenfalls von Bedeutung.

Diese Grundlagen sind nicht nur für das Verständnis der Struktur und Dynamik der Erfahrung wesentlich, sondern ergänzen in der Arbeit die auf Ätiologie, Pathologie und Problemlösung ausgerichteten Methoden auf eine bewusstseinsbasierte, erfahrungsorientierte und ressourcenorientierte Weise.

Insbesondere bildet die Informations- und Kommunikationstheorie die Grundlage eines prozess- und *nicht* eines zustandsorientierten Erfahrungsansatzes. Gregory Bateson identifiziert in «Ökologie des Geistes» (1985, S. 582) Information als «einen Unterschied, der einen Unterschied ausmacht» und Kommunikation als den Prozess, durch den Informationen übermittelt werden. Die Beachtung sowohl verbaler als auch nonverbaler Signale zusätzlich zur verbalen Erzählung gibt dem Prozessverantwortlichen einen robusten Rahmen, um den Fluss der Erfahrung der Klient:in wahrzunehmen, zu verstärken und zu verstehen. Wie Hauser (2004) gezeigt hat, lässt es dieser Rahmen zu, über die Interrater-Reliabilität Erfahrung als ein objektiv überprüfbares und nicht nur als subjektives Phänomen zu bestimmen.

1.2.5 Individuelle und kollektive Wirklichkeitskonstruktion

Die Prozessorientierte Psychologie betont die subjektive Wahrnehmung als Grundlage von Erkenntnisgewinn, was sie mit der konstruktivistischen Sichtweise von Glasersfelds (1987, 1996, 1997) und von von Foersters (1992) verbindet. Aus dem angelsächsischen Raum stammt der pragmatische Standpunkt, dass in der psychotherapeutischen Arbeit nicht die Wahrheit an sich relevant ist, sondern die Frage nach dem Nutzen einer Wahrheit für eine bestimmte Person oder Gruppe. Prozessarbeit stützt sich in dieser Hinsicht auf die Phänomenologie und den Pragmatismus von William James (1907/1929).

Neben dem konstruktivistischen Ansatz mit seinem Fokus auf der individuellen Konstruktion von Wirklichkeit, der bereits vor einigen Jahrzehnten auch vonseiten der Neurobiologie Bestätigung fand (Roth, 1987, 1997, 2001), besteht in der Prozessarbeit ein Interesse an den Konstruktionsprozessen von sozialen Wirklichkeiten. Mindell (2002b) beschreibt diese soziale Konstruktion als «Konsensrealität». Das damit verbundene Erkenntnisinteresse steht den Forschungen zum Sozialen Konstruktionismus von Kenneth Gergen (2002) nahe.

1.2.6 Feldtheorie

Sowohl die physikalische Feldtheorie als auch die auf Kurt Lewin gründende soziologische Feldtheorie werden von Mindell zitiert (Mindell, 2000a; Lewin, 1963/2012). Grundsätzlich geht Mindell jedoch beim prozessorientierten Verständnis der Feldtheorie vom metaphorischen Gebrauch des Begriffs in der Physik aus. Dort wird dieser zur Beschreibung des physikalischen Phänomens verwendet, dass ein Teil in einem Feld andere Teile innerlich und äusserlich beeinflusst. Zur Verdeutlichung dieser Dynamik wird in der Physik häufig auf die Feldwirkungen positiver und negativer Ladungen hingewiesen. Mindell greift in mehreren Publikationen diese Phänomene im Sinne einer Analogie auf (1997a, b, 2000a).

Überträgt man die Annahme, dass alle Teile in einem Feld aufeinander wirken auf die Psychologie, relativiert und erweitert dies die klassisch kausalen Vorstellungen von Ursache und Wirkung. Wie schon Jung (1979b) und die Tiefenpsychologin Marie-Louise von Franz (1990, 2015) am Beispiel der Synchronizität gezeigt haben, ergibt sich daraus die Möglichkeit, Phänomene in eine Beziehung zueinander zu bringen, die nach unserer subjektiven Wahrnehmung sinnvoll zusammengehören und -wirken. Besondere Konsequenzen hat diese Sichtweise in

Bezug auf die Auslegung der Rolle der Therapeut:innen. Diese sind ebenfalls Teil des intersubjektiven psychotherapeutischen Feldes im Sinne des Konzeptes des «Aufträumens» (Goodbread, 1997b). Deshalb wird während der Ausbildung besonders grosser Wert auf die Schulung der Selbstwahrnehmung gelegt («Arbeit mit sich selbst» bzw. «Innere Arbeit», s. Kap. 6).

1.2.7 Rangkonzept

Die Prozessarbeit integriert das Bewusstsein von Machtunterschieden in die therapeutische Arbeit (Mindell, 1997b). Dies tut sie auf der Basis des Rangkonzeptes, das die Existenz von Machtunterschieden nicht nur zwischen Therapeut:in und Klient:in oder zwischen Ausbildner:in und Student:in anerkennt, sondern auch als wichtigen Faktor in allen menschlichen Beziehungen. Das prozessorientierte Rangkonzept schliesst die strukturelle Macht in organisatorischen Hierarchien (Eltern/Kind, Trainer/Auszubildender) ebenso mit ein wie die Macht, die auf sozialen Privilegien wie Geschlecht, Hautfarbe, Reichtum usw. basiert. Das Bewusstsein eines auf Privilegien basierenden Rangs ist ein wesentlicher Faktor, um die Komplexität der Beziehungsprozesse der Klient:innen mit Einzelpersonen, Gruppen und der Gesellschaft insgesamt zu entwirren. Es ist auch von zentraler Bedeutung hinsichtlich des Verständnisses der Therapeut:in für das Verhalten und die Reaktionen der Klient:innen sowohl in Bezug auf die Autorität als auch das Gewicht, das diese in ihrer unmittelbaren Erfahrung seinen Urteilen beimessen.

Solche Reaktionen können von Schüchternheit bis hin zu offener, rebellischer Feindseligkeit reichen. In dem Masse, in dem sich die Therapeut:in der Rangbeziehungen innerhalb des therapeutischen Gefässes bewusst ist, können diese als ein wesentliches Instrument zum Verständnis der Erfahrungswelt der Klient:in dienen.

Über die sozialen, auf Privilegien basierenden äusserlichen Rangbeziehungen hinaus, hat Mindell Quellen von innerem Rang identifiziert. Der psychologische Rang ist die persönliche Kraft und Belastbarkeit, die denjenigen zuteilwird, die herausfordernde Episoden in ihrem Leben, häufig in der Kindheit, überlebt und bewältigt haben. Spiritueller Rang ist die persönliche Macht und Führung, die oft diejenigen umgibt, die sich kongruent mit einer überpersönlichen Machtquelle identifizieren, sei es eine Gottheit, eine Ideologie oder die Natur selbst. Ein Rang, ignoriert oder auf die soziale Hierarchie reduziert, kann ein störendes und sogar missbräuchliches Element im therapeutischen Prozess sein. Das Verständnis der Intersektionalität verschiedener Rangdimensionen kann, mit Bewusstsein und Sensibilität angenommen, der Schlüssel zu einer reicheren therapeutischen Erfahrung sein (s. Anh. B, Übung 1).

1.2.8 Veränderte Bewusstseinszustände[2]

Prozessarbeit ist inspiriert von Praktiken indigener Völker, welche die «träumende» Realität als ein natürliches und allgegenwärtiges Merkmal der Konsensrealität betrachten. Diese Sichtweise wird von den Soziologen Peter Berger und Thomas Luckmann in ihrem wegweisenden Buch *Die gesellschaftliche Konstruktion der Wirklichkeit* (1980) unterstützt. Sie postulieren, dass Träume – und damit auch nicht-konsensuale traumartige Erfahrungen – ebenso real sind wie sozial konstruierte Realitäten. Damit bilden sie eine aussergewöhnliche Wirklichkeit zu unserer eigenen kognitiv und konsensual begründeten Vorstellung von Wirklichkeit.

Das durchschnittliche Tages-Wach-Bewusstsein ist in dieser Sicht nur *eine besondere Bewusstseinsform*, während rundum andere Bewusstseinsformen liegen: «It is that our normal waking consciousness, rational consciousness as we call it, is but one special type of consciousness, whilst all about it, parted from it by the filmiest of screens, there lie potential forms of consciousness entirely different» (James, 1976, S. 305).

Die Übergänge zwischen den Bewusstseinszuständen sind fliessend, wie wir «selbst im Tages-Wach-Bewusstsein ständig zwischen verschiedenen Bewusstseinszuständen mit unterschiedlichen Perspektiven, Bedeutungsgebungen, Sinnschöpfung und affektiven Reaktionen fluktuieren» (Scharfetter, 1995, S. 48). Die «reichen Bewusstseinsmöglichkeiten» (ebd.) des Menschen werden in unserer Kultur mehrheitlich ausgeblendet und die «Realität» auf die Konsensrealität eingeschränkt. Psychologische Ganzheit schliesst die Integration veränderter Bewusstseinszustände mit ein, durch die das Alltagsbewusstsein «gewandelt, vertieft, bereichert» wird (Dittrich & Scharfetter, 1987, S. 3). Auch indigene Gesellschaften nutzen aussergewöhnliche Bewusstseinszustände häufig zur Behandlung von Krankheiten, wie Bourguignon (1973, S. 10, zit. n. Dittrich & Scharfetter, 1987, S. 2) in über 90 % untersuchter Kulturen fand. Das prozessorientierte Modell der drei Erfahrungsebenen der Wirklichkeit (s. Kap. 2.3.3) und seine praktische Umsetzung wird dieser Perspektive gerecht.

2 Vgl. auch Tart (1969); Ludwig (1966); Vaitl (2012); s. a. Glossar.

2 Theoriemodell der Prozessorientierten Psychotherapie

2.1 Integratives Theoriemodell

Die Prozessorientierte Psychotherapie stellt ein Theoriemodell zur Verfügung, um menschliche Erfahrung bewusst wahrzunehmen, zu strukturieren und deren leidvolle Anteile zu verstehen. Sie betont die Bewusstmachung marginalisierter Erfahrungen im Interesse ihrer Integration und damit der Vervollständigung der Selbstwahrnehmung. Ziel ist es, menschliche Erfahrung dort zu entfalten, wo sie uneinheitlich, blockiert oder inkohärent ist und der Mensch (oder seine Umgebung) an seinen Erfahrungen leidet (Goodbread, 1997a). Den theoretischen Rahmen für die Signal- und Mustererkennung bildet die Informations- und Kommunikationstheorie, die eine Grundlage der prozessorientierten psychotherapeutischen Praxeologie darstellt. Der ganze Prozess wird eingebettet in die Erkenntnisse der Bindungstheorie zur Gestaltung der therapeutischen Beziehung.

Das integrative Theoriemodell der Prozessorientierten Psychotherapie verbindet in einzigartiger Weise die Analytische Psychologie C. G. Jungs mit der Informations- und Kommunikationstheorie auf dem Hintergrund der Phänomenologie von Husserl und Merleau-Ponty. Basierend auf der Tiefenpsychologie und humanistischen Verfahren ist sie eine erfahrungsorientierte Psychotherapie, in der zentral erlebnis- und erfahrungsorientiert gearbeitet wird. Das Modell

- beruht auf der Analytischen Psychologie von C. G. Jung (1979a, 1979b, 1979c, 1981a, 1987) und baut auf modernen (analytischen) intersubjektiven Beziehungsansätzen einschliesslich der Bindungstheorie (Bowlby, 1969, 1973, 1980, 1982) auf;
- gehört als erfahrungsorientierter, prozessgeleiteter Ansatz zu den Humanistisch-experienziellen Psychotherapien (Elliott et al., 2013, S. 495);
- bezieht das Menschenbild der existenziellen Psychotherapie ein (Frankl, 1959, 1982, 2008), d. h. die Ausrichtung auf die Zukunft, Ziele, Ideale und Sinn.
- ist den Gefühlshaltungen von Rogers (1957, 1961) und dem personenzentrierten Ansatz verpflichtet;

- basiert auf der Gestalttherapie (Perls et al., 1951; Perls, 1969; Büntig, 1977), in der die Schulung von Bewusstheit (awareness) und das Streben nach Kongruenz zwischen Selbstbild und Selbstaktualisierungstendenzen (s.a Rogers, 1955) zentral sind. Wie diese entfaltet Prozessorientierte Psychotherapie menschliche Potenziale durch Bewusstheit und Kontakt im Hier und Jetzt. Techniken wie der «heisse Stuhl», der «Zwei-Stuhl-Dialog» oder das Rollenspiel zum Auflösen inkongruenter Erfahrung gehören zum Standardrepertoire vieler Therapieformen, auch der Prozessarbeit (s. Anh. D);
- folgt dem «Prinzip des Alles-Einschliessens» (Moreno, 1959) und bezieht die psychodramatische Aktionsmethode (ebd., 1946, 1947, 1987) ein. Im spontanen Rollenspiel werden dysfunktionale Rollenmuster der Protagonist:innen mittels spezifischer Techniken wie Doppeln, Spiegeln und Rollenwechsel kreativ aufgelöst und verändert.
- postuliert als erfahrungsorientierte Psychotherapie (Gendlin, 1962, 1996), dass das körperliche Feinspürbewusstsein, das Gendlin «felt sense» und Mindell «sentient awareness» nennt (Mindell, 2000b), einen notwendigen Wirkfaktor therapeutischer Veränderung darstellt. In jeder prozessorientierten Sitzung wird der Klient unterstützt, seine Aufmerksamkeit auf seine momentane Erfahrung zu richten. Je achtsamer der Bewusstseinsstrom wahrgenommen und die Verbundenheit mit dem inneren Erleben gefühlt wird, desto mehr bewegt sich der Mensch auf einem Kontinuum von Gesundheit und Krankheit in Richtung Gesundheit und Wohlbefinden (Klein et al., 1986; Gendlin, 1996; Antonowsky, 1979, 1987);
- teilt mit den erfahrungsorientierten Psychotherapien (Gendlin, 1996; Mahrer, 1985, 1996; Greenberg et al., 1993; Greenberg et al., 1994; Greenberg et al., 1998; Greenberg & Goldman, 2018; Elliott et al., 2013) die Sicht, dass körperliches Feinspürbewusstsein (felt sense, sentient awareness) und emotionale Erfahrung notwendige Mittler von Veränderung sind. Sowohl die Anleitung im «Lösen von Aufgaben» als auch das Eingestimmtsein in Beziehung (atunement) sind Voraussetzungen für gelingende Therapie.

2.2 Struktur und Dynamik von Prozessen[3]

Das prozessorientierte Theoriemodell und das daraus abgeleitete Arbeitsmodell (s. Kap. 3.1) im engeren Sinn, dienen als Strukturierungshilfe für die Wahrnehmungen des Therapeuten und erleichtern seine Orientierung im Pro-

3 Vgl. hierzu auch Goodbread, 1997a.

zess der Moderation therapeutischen Wandels. Das Modell geht von der Metakommunikation als «Bewusstheit der Wahrnehmung von Wahrnehmung» aus. In Anlehnung an Bateson et al. (1956/1984) ist Metakommunikation die Fähigkeit, über den Inhalt und den Prozess der Kommunikation zu kommunizieren. Diese Metaposition unterstützt den Therapeuten, den Fluss personaler Erfahrungen in Strukturen des Weges (s. Rombach, 1991, 2003) oder *Prozessstrukturen* zu ordnen. Der Fluss der Erfahrung wird polar in «Ich»- und «Nicht-Ich»-Anteile, in identitätsnähere und identitätsfernere Aspekte unterschieden. Identitätsnähere Aspekte der Erfahrung werden als primäre Prozesse und identitätsfernere Aspekte werden als sekundäre Prozesse bezeichnet. Letztere äussern sich in Begehren und Aversionen beziehungsweise Störungen.

1. *Primäre Prozesse* sind diejenigen Aspekte unserer Erfahrung, die wir als uns zugehörige «Ich-Erfahrung» erleben, mit der wir uns identifizieren.
2. *Sekundäre Prozesse* nehmen wir als störende Erfahrungen wahr, als Erfahrungsaspekte, mit denen wir uns nicht oder ungern identifizieren und die wir als «Nicht-Ich» ausgrenzen.
3. Die Zone zwischen ichnahen, der Identität zugeschriebenen Erfahrungen, und blockierten, marginalisierten oder störenden Erfahrungen bezeichnet die Prozessarbeit als *Grenze*. Sie bildet sich strukturell um internalisierte Glaubenssysteme, Annahmen und blinde Flecken herum, die Erfahrungen ausgrenzen, die mit der bewussten Einstellung unvereinbar sind. Dynamisch wird eine Grenze am Bifurkationspunkt zwischen Ich-Identität und Entwicklungspotenzialen aktiviert, wo sich konfligierende Signale in schneller Folge abwechseln und die Klient:in aufgeregt wirkt, lacht, schwitzt oder unerwartet verstummt.
4. Selbstkritik und ähnliche *intervenierende Prozesse* der «Opfer-Täter»-Dynamik wie Schuld, Scham, Entwertung, aber auch interpersonelle Konflikte (unter anderem mit der Therapeut:in), Ambivalenz und Entscheidungsschwierigkeiten trennen den Erfahrungsprozess beziehungsweise spalten ihn. Solcherart Bifurkationspunkte sind «Marker» für Aufgaben wie Auseinandersetzung und Dialog mittels 2-Stuhl-Techniken oder Rollenspiel zum Durcharbeiten der Polaritäten (Straub, 1990; Mindell, 1992; Greenberg, 1979, 1983a; Stinckens et al., 2013).

Ein zustandsorientierter Blick auf Erfahrung offenbart die zentralen Strukturen des Prozesses: «Ich bin noch nicht der:diejenige (A), die ich werden will (B)». In dieser Aussage zeigt sich die zentrale Polarität menschlicher Erfahrung als Opposition von zwei Zuständen. Der Begriff der Polarität stammt aus der Analytischen Psychologie und spielt auch in der Prozessarbeit eine wichtige Rolle. Jung konzipierte den Individuationsprozess als fortlaufenden Prozess der Aussöhnung zweier gegensätzlicher Positionen der Psyche, in der Bewusstes und Unbewusstes in kompensatorischem Verhältnis stehen (Jung, 1979b, 1981a). Eine weitere Polarität der Erfahrung manifestiert sich zwischen der Person, die ich heute bin (A) und dem, was mich daran hindert (C), derjenige zu werden, der ich sein will (B). Der Widerstand oder die *Grenze* gegen meine eigene Entwicklung ist prozesshaft: Unbekannte Prozesse ausserhalb meiner Kontrolle hindern mich daran, ich selbst zu sein, und oft ist es gerade das Bedürfnis, diesen Widerstand zu überwinden, das mich motiviert, eine Therapie zu beginnen.

2.3 Wahrnehmungsmodell[4]

2.3.1 Signale und Wahrnehmungsmodalitäten

Eine der Grundlagen des Wahrnehmungsmodells für die Strukturierung von Erfahrung bildet die Informations- und Kommunikationstheorie, wie in den Kapiteln 1.2.4 und 2.2 bereits beschrieben. Im Prozessgeschehen liegt der Fokus auf «Signalen» als kleinsten Kommunikationseinheiten sowie auf den Wahrnehmungsmodalitäten oder «Kanälen», durch die Signale transportiert und wahrgenommen werden. Zugleich wird ihre Zugehörigkeit zu primären, identitätsnäheren, und sekundären, identitätsferneren, Prozessmustern bestimmt. Satz- und Signalanalysen (Chomsky, 1957/1985; Bandler & Grinder, 1981; Mindell, 1985b, 1993a; Goodbread, 1997a; Diamond & Jones, 2004b), die durch die Videoanalyse nonverbaler Signale[5] unterstützt werden, machen es möglich, Prozessstrukturen mit befriedigender bis guter Interrater-Reliabilität zu identifizieren (Hauser, 2004).

Ausgehend von der Wahrnehmung sind Körper, Geist (Psychisches) und Welt (Umwelt, Mitwelt) «Austragungsorte», an denen wir unserer Erfahrungen gewahr werden. Diese differenzieren sich aus einem einheitlichen (archetypischen) Seinsgrund und zeigen sich unserer Wahrnehmung in entsprechenden Modalitäten. Zum Beispiel manifestieren sich sekundäre Phänomene im visuel-

4 Goodbread, 1997a.

5 Die Weiterbildung «Prozessorientierte Psychotherapie nach Konzept ASP Integral, Vertiefungsrichtung Prozessorientierte Psychotherapie» umfasst ein umfangreiches Studium von Prozessen und Signalen in den verschiedenen Wahrnehmungsmodi, auch mittels *Videoanalyse* (s. Anh. 6).

len Kanal als autonome Fantasien, Albträume, Tagträume; im auditiven Kanal als Selbstkritik, auditive Fantasien, konstante innere Dialoge; im körperlichen Feinspürbewusstsein beispielsweise als Symptome oder Depressionen; im Bewegungskanal unter anderem als muskuläre Spasmen, Tremor, Nervosität, Beinwippen; in Beziehungen als Konflikt, Streit, Betrug, Eifersucht, Verliebtheit oder irrationale Gefühle (Goodbread, 1997a).

In einer weiteren Differenzierung lassen sich Prozesse aus der Perspektive der Informationstheorie als Signalübertragung in spezifischen «Informationskanälen» beschreiben. Signale erreichen uns über spezifische sinnesbezogene Modalitäten, in denen wir Informationen verarbeiten und interpretieren. Das prozessorientierte Wahrnehmungsmodell bezieht Bewegung (Kinästhetik), Beziehung und Welt als Informationskanäle mit ein.

> «Processwork takes a phenomenological approach; a channel exists where signals are perceived. If I perceive information as a physical symptom, then information is being transmitted through inner body feeling or proprioception. Likewise, if I perceive information through relationships to others, then relationship is a channel» (Diamond, 1987, S. 22).

Die Feinstruktur von Kanälen differenziert Mindell so:

Die Wahrnehmung von inkongruenten Kommunikationssignalen ist ein wichtiges Werkzeug in der prozessorientierten Arbeit mit Klient:innen. Kommunikation ist kongruent, wenn alle Signale (über die verschiedenen Kanäle) die gleiche Bedeutung transportieren. Inkongruent ist die Kommunikation dagegen, wenn sie verschiedene Bedeutungen vermittelt. Die Wahrnehmung sogenannter Doppelsignale erfolgt durch die exakte Beobachtung der Klient:in und durch die genaue Wahrnehmung des eigenen Fühlens und Verhaltens seitens der Therapeut:in während der Sitzungen. Dabei wird insbesondere auf mögliche Gegenübertra-

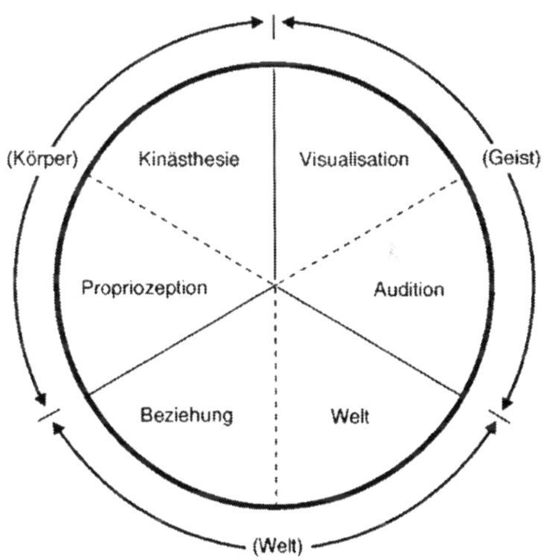

Abb. 1: Diagramm der Wahrnehmungsmodalitäten (Mindell, 1993a)

gungsreaktionen und Phänomene des Aufträumens[6] geachtet (s. Kap. 3.4.4; Glossar).

Beispiel Doppelsignal: Ein Klient gesteht sich selbst nicht ein, dass seine Gefühle in der Ehe verschwunden sind. Auf die Frage, was er denn für seine Frau empfinde, antwortet er: «Ich liebe meine Frau» (während er gleichzeitig den Kopf schüttelt und eine Hand zur Faust ballt). Zum primären Prozess gehört seine verbal ausgedrückte Liebe, während die übrigen Signale in der Bewegung andere, gegensätzliche Erfahrungen andeuten, mit denen er sich vorerst nicht identifiziert, selbst wenn wir ihn darauf ansprechen (s. a. Abb. 3).

2.3.2 Feinspürbewusstsein («sentient awareness»)

Das Wahrnehmungsmodell der Prozessarbeit umfasst neben der Ebene der Konsensrealität und der Traum- oder Emergenzebene eine nonduale Ebene (s. Kap. 2.3.2), den Bereich des Feinspürbewusstseins («sentient awareness»). Diese Wahrnehmungsdimension fokussiert auf präverbale Tendenzen (vage Wahrnehmungen, Stimmungen, Intuitionen), die wir meist aus unserem Alltagsbewusstsein ausschliessen und die aus ihren Wirkungen erschlossen werden können (Mindell, 2001, 2002b). Mittels des Feinspürbewusstseins können Wesensqualitäten erfahren werden, die jenseits von Dualität und Diversität von Traumfiguren (Persönlichkeitsanteilen) liegen und auf eine tiefere, einheitliche Ebene unseres Seins, den Lebensfluss, hinweisen. Der direkte Kontakt mit dieser Erfahrungsebene der Wirklichkeit wird «Träumen» oder auch «Essenzerfahrung» genannt, die auf einen nondualen Erlebnisgehalt (Qualia) hindeutet.

2.3.3 Dreiteiliges Modell der Erfahrungsebenen der Wirklichkeit

Das prozessorientierte Theoriemodell bezieht sich auf ein dreiteiliges Modell der Erfahrungsebenen der Wirklichkeit. Die zentrale Annahme dieses erweiterten Modells gründet darauf, dass Wahrnehmen und Bewusstwerden ein mehrschichtiger Erfahrungsprozess ist (s. Abb. 2).

Auf der Ebene der *«Konsensrealität»* (3. Ebene) lassen sich Signale als objektiv messbare Informationen wahrnehmen und festhalten. Diese Ebene der Wirklichkeit stellt die abendländische Alltagsrealität mit den messbaren Raum- und

6 Zum prozessorientierten Begriff des «Aufträumens» und zur Unterscheidung von Begriffen der Übertragung und Gegenübertragung (s. Goodbread, 1997b).

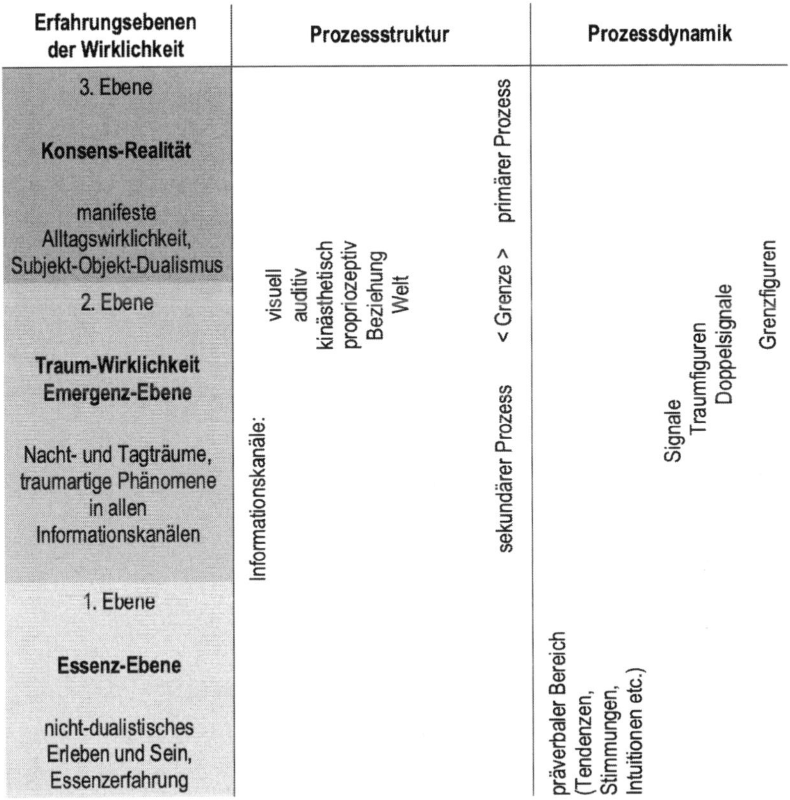

Abb. 2: Erfahrungsebenen, Prozessstruktur und Prozessdynamik (FG-POP/IPA, 2009)

Zeitbegriffen der Newtonschen Physik dar. Sie ist geprägt vom Dualismus zwischen Subjekt und Objekt. Auf dieser Ebene beschäftigt sich die Prozessarbeit mit der Psychologie der Teile, ihrer Diversität und ihrer Interaktionen, beispielsweise als Rollen in einem sozialen Feld. Themen wie Rang, Status, Privilegien und Macht werden erforscht und in lokale und globale Zusammenhänge gestellt (Mindell, 1997a, 1997b).

Auf der Erfahrungsebene der «*Traumwirklichkeit*» (2. Ebene) oder Emergenzebene werden Signale und Informationen in Form von subjektiven Erfahrungen als «lived experience» der Wahrnehmung zugänglich. In der Traumwirklichkeit begegnen sich unsere primäre Alltagsidentität und die aus dem unbewussten Hintergrundprozess aufsteigenden sekundären Prozesse in komplementärer Weise. An dieser Schnittstelle arbeitet die Prozessorientierte Psychotherapie daran, das reichhaltige psychische und somatische Erleben aufzugreifen, bewusst und somit der Konsensrealität zugänglich zu machen (Mindell, 2002b).

Auf der Erfahrungsebene der «*Essenz*» (1. Ebene), auch Präemergenz- oder Essenzebene genannt, geht es um minimale Signale, um präverbale Tendenzen. Entfalten wir diese Tendenzen, vermögen wir mittels des «Feinspürbewusstseins» eine dem Leben zugrundeliegende Wesensqualität oder Essenz zu erfahren – jenseits der Dualität und Diversität von Rollen und Persönlichkeitsanteilen, als eigentliche Einheits- oder Kohärenzerfahrung. Diese Essenzerfahrungen spiegeln nicht nur den Prozess, wie er im jeweiligen Augenblick auf einer tieferen Ebene abläuft, sondern erweisen sich als zentrale Ressourcen für den Umgang mit psychischen Problemen.

3 Praxeologie

Mindell entwickelte eine Praxeologie von Handlungsanweisungen mit dem expliziten Ziel, menschliche (phänomenologische, empirische) verbale und nonverbale Erfahrung nicht zu deuten, sondern präzise zu amplifizieren. Dies mit dem Ziel, marginalisierte Erfahrungsbereiche bewusst zu machen und zu integrieren. Prozessorientierte Interventionen wie die Amplifikation verstärken Signale in dem Kanal, in dem die (störende) Erfahrung wahrgenommen wird, bis sich der Klient:in Bedeutung und Sinn aus seiner:ihrer eigenen Erfahrung heraus zeigen und ausgegrenzte Energie bzw. Erfahrung dem Alltagsich wieder zur Verfügung steht (Gendlin, 1962; Mindell, 1982, 1985b, 2010). Der Fokus liegt auf der sinnesbasierten Wahrnehmung («sensory grounded experience»). Die Bedeutung der Erfahrung erschlisst sich der Klient:in mittels Amplifikation selbst. Die Therapeut:in unterstützt ihn:sie bei der Bedeutungsfindung durch Arbeit an den Grenzen der Wahrnehmung und Bewusstmachung dessen, was marginalisiert wird. Hinter dieser Haltung steht die Annahme der prozessorientierten Psychologie, dass Hinweise zur Lösung eines Problems grundsätzlich in dem Problem selbst zu finden sind. Deshalb fokussiert der prozessorientierte Ansatz auf die dem gesamten Prozess inhärenten Informationen – intentionale (willkürliche) wie nicht-intentionale (unwillkürliche) – und sucht diese zu entfalten.

3.1 Arbeitsmodell der Prozessorientierten Psychotherapie

Das Wahrnehmungsmodell der Prozessarbeit (s. Kap. 2.3) stellt den notwendigen theoretischen Rahmen zur Verfügung, um kritische Muster im unendlichen Fluss der Kommunikation zu identifizieren. Die prozessorientierte Praxis und ihre Handlungsanweisungen leiten sich aus der Wahrnehmung von Inhalt (Was) und Prozess (Wie) personaler Erfahrungen ab, wie sie die Klient:in erlebt und sie gleichzeitig interaktiv zwischen Therapeut:in und Klient:in in jedem

Moment reflektiert und entfaltet werden. Aufgrund seiner Funktion liegt die Deutungshoheit bei der Therapeut:in qua Rang und Kontext. Als Beobachter:in kann er:sie nicht neutral sein, jedoch Rang-und Machtunterschiede in jeder Situation ansprechen und mitreflektieren (s. Kap. 1.2.7).

Abbildung 3 veranschaulicht das Arbeitsmodell, das der prozessorientierte Therapeut zur Wahrnehmung und Hypothesenbildung anwendet.

Der «Prozess» oder das von einer Beobachter:in (Metakommunikator:in) wahrgenommene Feld der Erfahrung wird als Kontinuum in Kategorien von

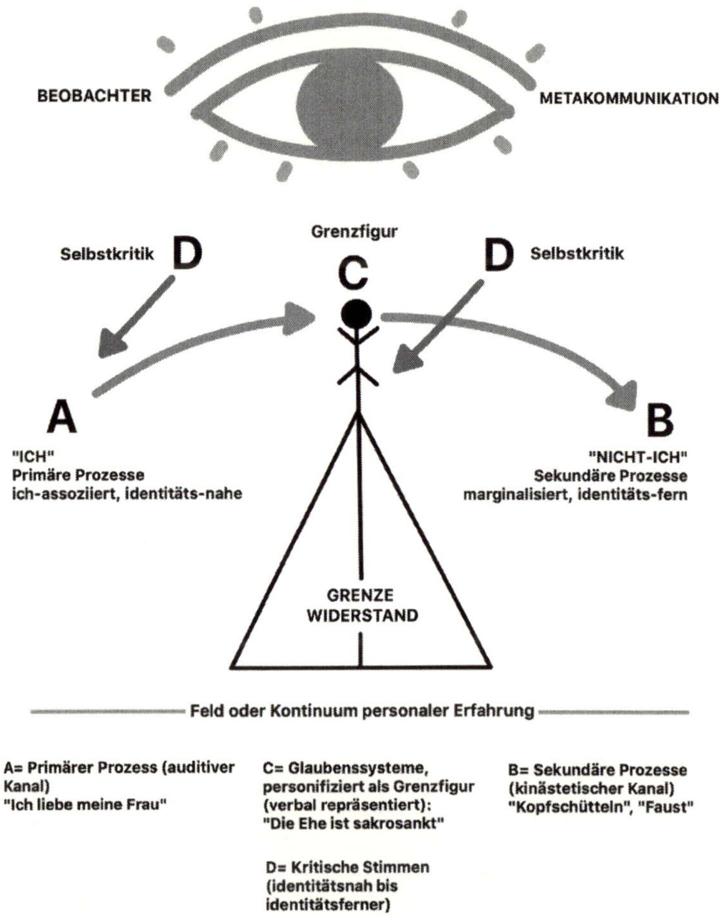

Abb. 3: Das Arbeitsmodell der Prozessorientierten Psychotherapie (FG-POP/IPA/Hauser)

Nähe und Ferne zur momentanen Identität dargestellt. Elemente des Modells sind: A) Primär- und B) Sekundärprozesse, C) Grenzen (personifiziert als Grenzfiguren mit assoziierten Glaubenssätzen, welche die primäre Identität schützen) und D) selbstkritische «Stimmen» als Selbstkritik, Selbstherabsetzung, Schuldzuweisung und Selbstbeschämung, die sich ebenfalls auf einem Kontinuum von mehr oder weniger identitätsnah oder -fern, mehr oder weniger harsch, verletzend oder vernichtend bewegen.

In der Praxis gestaltet sich das Vorgehen wie folgt:

1. Aus der Menge der Kommunikationssignale und zugehörigen Wahrnehmungskanäle werden Signalmuster in die Prozessstruktur im Sinne einer Hypothese eingeordnet (primäre Prozesse, sekundäre Prozesse, Grenzen). Die so unterschiedenen Signalmuster oder Cluster von Signalen entsprechen den wahrnehmbaren Äusserungen verschiedener Persönlichkeitsanteile oder Teilpersönlichkeiten (s. Kap. 3.1.1).
2. In der therapeutischen Auseinandersetzung werden diese Persönlichkeitsanteile miteinander in Beziehung gebracht, sodass dem Bewusstsein der Klient:in die Gesamtheit der Erfahrung zugänglich wird, welche die zuvor ausgegrenzte mit einschliesst.

   Erfahrungen, die marginalisiert werden *und* die entsprechenden Marginalisierungsprozesse (wie und warum die Klient:in Erfahrungen wegschiebt) werden erforscht. Die störenden Erfahrungen werden präzise und sinnesorientiert in den Signalen und ihren Wahrnehmungskanälen verstärkt und mit bewusstseinsnäheren Erfahrungen verknüpft, sodass sich ein erweiterter, sinngebender Erlebenskontext öffnet. Dazu werden Wahrnehmungsgrenzen und die damit verbundenen Annahmen, Glaubenssysteme und Ängste bearbeitet und soweit bewusst gemacht, dass Widerstände durchlässiger werden (wo es das Strukturniveau[7] erlaubt). Sekundäre Prozesse sind störende, den Lebensfluss und die Kohärenz der Erfahrung irritierende Ereignisse. Es gilt für diese subjektiven Erfahrungen der betroffenen Person Platz zu schaffen, ohne der Klient:in Werte oder Interpretationen über das Erleben aufzudrängen (Hockley, 2000). Dabei ist ganz besonders zu beachten, dass je nach Schweregrad der Störung, des Strukturniveaus und der Fähigkeit zur Metakommunikation Grenzen unterschiedlich ausgeprägt sind. Es gibt ein Kontinuum von leicht/permea-

7 Das *Strukturniveau* bezeichnet den Entwicklungsstand der psychischen Funktionen und der Persönlichkeitsstruktur eines Menschen. Die Beschreibung des Strukturniveaus einer Persönlichkeit und die Diagnose von Strukturpathologien stellt eine wichtige Grundlage der aktuellen Psychodiagnostik dar.

bel über mittel/rigide (neurotisches Niveau) und stark/dissoziativ (Persönlichkeitsstörungen) bis hin zu Umbildungen mit wahnhaften Zügen.

3. Neu erschlossene Erfahrungen werden mit der bewussten Einstellung verwoben beziehungsweise mit dem Ziel der Kohärenz der Erfahrung ins Alltagsich integriert (s. Kap. 3.1.3).

3.1.1 Identifikation von Prozessstrukturen

Zusätzlich zur psychiatrischen Diagnostik ist das Merkmal prozessorientierter Diagnostik, dass sie nicht nur während des Erstgesprächs, sondern auch während der einzelnen Therapiestunden fortlaufend erfolgt. Die «Prozessstruktur» als Hypothese über die Erfahrungsmuster und deren innere Repräsentationen («Kanäle») gibt der Therapeut:in einen «Leitfaden» an die Hand, aus dem sich Handlungsanweisungen beziehungsweise Interventionen zur Entfaltung einer marginalisierten Erfahrung herleiten (Mindell, 1993a). Mit dieser Prozessstruktur-Analyse lassen sich bewusstseinsnahe und bewusstseinsferne Prozessteile und die entsprechenden Signale in den jeweiligen Wahrnehmungs- und Repräsentationssystemen unterscheiden. Aus der sich daraus ergebenden Prozessstruktur leitet die Therapeut:in den nächsten Interventionsschritt ab. Das geschieht durch Amplifikation emergenter Signale in den entsprechenden Wahrnehmungsmodalitäten beziehungsweise durch Darstellung und Interaktionen von Rollen (Teilpersönlichkeiten).

Insbesondere gilt es, die sich offenbarenden Inkongruenzen, die sich im therapeutischen Beziehungssystem (wie auch in Beziehungen schlechthin) in Doppelsignalen manifestieren, zu entfalten, bis ihre Erfahrung bewusster wird. Doppelsignale entstehen an Grenzen unserer Identität, an denen Erfahrungen abgespalten werden. Das passiert dann, wenn wir zwei Erfahrungen gleichzeitig haben, eine, mit der wir uns identifizieren und eine, die wir marginalisieren. Da marginalisierte Erfahrungen für ein Gegenüber deutlicher wahrnehmbar sind als für die Sender:in, ist das Aufgreifen und Bearbeiten dieser Doppelsignale im therapeutischen Prozess zentral.

Ziel der Arbeit ist das Bewusstmachen der Totalität unserer Erfahrung im Hier und Jetzt des intersubjektiven Geschehens von intentionalen und nicht-intentionalen Signalen. Die Arbeit mit Doppelsignalen ist damit ein Königsweg zum Unbewussten, ein Schlüssel zur Totalität der Erfahrung durch Bewusstmachen der Information in zuvor blockierten Bereichen.

Bei der Strukturanalyse wird zwischen kurz-, mittel- und langfristigen Prozessstrukturen unterschieden:

Identifikation von kurzfristigen Prozessstrukturen anhand von Sprache, Paralinguistik und nonverbalen Signalen

Kurzfristig zeigen sich Muster der Erfahrung im Hier und Jetzt der Sitzung in Inhalt und Prozess, also in Sprache, grammatischen Strukturen, Syntax, Paralinguistik und nonverbalen Signalen:

- *Sprache:* Inhalt, Syntax, Aktiv- oder Passivform, Triangulationen, Negationen oder Agens der Handlung dienen der Identifikation der Prozessstruktur. Verben indizieren den Kanal, in denen primäre und sekundäre Erfahrung fliesst.
- *Paralinguistische Merkmale* wie Pausen, Stottern, Stocken, Murmeln, Zögern, Seufzen, Räuspern, Ironie, Sarkasmus sowie auffällige Submodalitäten des auditiven Kanals wie Tempo, Melodie, Tonfall, Tonhöhe, Rhythmus, Laustärke können auf sekundäre Prozesse hinweisen (Arye, 2001a).
- *Nonverbale Signale:* in Bewegung (Körper- und Augenbewegungen), Propriozeption (Spürerfahrungen, Fühlen) sowie Beziehung (nicht-intendierte Kommunikationssignale oder Doppelsignale, Signale von Übertragung- und Gegenübertragung). Die Bedeutung der nonverbalen Signale ist offen. Sie erschliesst sich der Klient:in aus der Entfaltung des Prozesses und des Kontextes von Bedeutungen im Zusammenhang mit langfristigeren Mustern («Traumfiguren») und Mythen (Lebensmythos).

Identifikation von mittelfristigen Prozessstrukturen anhand psychologischer Muster und der Beziehungsebene

Die Sender:innen von Signalen, die in der unmittelbaren Kommunikation wahrgenommen werden, sind Teilpersönlichkeiten, die wir als Figuren oder Komplexe bezeichnen:

- *Komplexe* und *Traumfiguren*: Cluster von zusammengehörigen Signalen, die über längere Zeit bestehen mit zustandsähnlichen Charakteristika. Die Totalität von Signalen über verschiedene Wahrnehmungskanäle ergibt eine (Teil-)Identität, zum Beispiel einen Löwen aus einem Traum. Personifizierte Aspekte (gefühlsbetonte Komplexe, die sich als Teilpersönlichkeiten manifestieren) entsprechen beispielsweise einer positiven Mutterfigur, einer negativen Vaterfigur.
- Nonverbale Signale tragen Bedeutungen auf einer über den Inhalt der Kommunikation hinausgehenden *Beziehungsebene* in sich. Sie zeigen sich in Form von Nähe und Distanz, von Intimität, Freundschaft oder Feindschaft sowie Ironie, Sarkasmus, Witz und so fort.

Identifikation von langfristigen Prozessstrukturen anhand des Lebensmythos und Bindungsstils

Über das Beziehungsverhalten erschliessen sich Bindungsstile. Diese zeigen sich meist nonverbal und deuten auf die Art des Bindungstypus hin: sicher, unsicher-vermeidend, unsicher-ambivalent, desorganisiert-chaotisch. Eine Klient:in, die zu Beginn der Sitzung auf dem äussersten Rand des Stuhls der Therapeut:in gegenübersitzt, rückt im Verlauf der Sitzung immer weiter in den Stuhl zurück und schafft auf diese Weise Distanz. Die Therapeut:in fühlt sich in der Gegenübertragungsreaktion subtil verletzt oder irritiert als Reaktion auf den ambivalenten Bindungsstil der Klient:in, der sich in deren Körperhaltung manifestiert.

Grundtendenzen und -anlagen im Leben eines Menschen, der sogenannte Lebensmythos, zeigen sich in Kindheitsträumen und ersten Erinnerungen (Jung, 1987). Auch Mindell (1985b, 1993a) bezieht sich auf ein organisierendes Prinzip, das neben Träumen unsere Körper-, Beziehungs- und Welterfahrungen strukturiert. Kindheitsträume, erste Erinnerungen und emotionale Schlüsselerfahrungen werden als zentrale Muster der lebenslangen Wandlungsprozesse verstanden («Mein ganzes Leben geht das schon so!»). Sie wiederholen sich in verschiedenen Lebensabschnitten in ähnlicher Struktur und sind darum für den therapeutischen Prozess besonders bedeutsam. Da sie grosse affektive Energie besitzen, sind sie als Treiber von Wandlungsprozessen nutzbar. Eine solche Schlüsselerfahrung aus der Kindheit zeigt das folgende Beispiel:

> Eine heute 30-jährige Frau schildert, wie der Vater der Familie eröffnet, er trenne sich von der Mutter. Das zehnjährige Kind, von der Mutter vorgeschickt, bittet ihn unter Tränen zu bleiben. Er bemerkt kalt, dass ihre Gefühle ihn nicht beeindruckten und verlässt das Haus. Sie erinnert sich an die schmerzhafte Abweisung, während sie sich an den Heizkörper anlehnt. Aktuell in Beziehung zu ihrem Partner erfährt sie sich immer mal wieder als kühl und distanziert, dem Bedürfnis nach Nähe und Verbindung misstrauend. Eine psychodramatische Inszenierung dieser Schlüsselszene bringt sie in Kontakt mit ihrer Not, ihrer Trauer und Wut sowie einem Gefühl von Wärme, mit dem sie das innere traumatisierte Kind trösten kann.
>
> Fallbsp. 1: Lebensmythos (Hauser, pers. Beob., Zist Penzberg, 2020)

Die Arbeit am Mythos eröffnet Klient:innen den Zugang zu marginalisierten Erfahrungsaspekten und erschliesst einen persönlichen Sinn. Denn gerade in der Verzweiflung mancher Klient:innen schwingt die existenzielle Sinnfrage mit. Eine tief humanistische Position kann aufzeigen, dass der Mensch nicht allein durch sein Schicksal bestimmt, sondern frei ist, sich seinem Schicksal zu stellen (Frankl, 1959, 1984, 2008).

3.1.2 Prozesse entfalten

Das Entfalten der Erfahrung folgt dem sinnesbasierten Erleben («sensory grounded experience»), ein Prozess, der durch das verbale und nonverbale Feedback der Klient:in kalibriert wird. Prozesse zu entfalten bedeutet also, sich in derjenigen Sinnesmodalität auf sie zu beziehen, in der sie ausgedrückt werden (s. Diamond & Jones, 2004b). Das aus der Systemtheorie übernommene Konzept beschreibt Feedback als Information, die die homöostatischen und selbsterneuernden Prozesse eines Systems reguliert. Sowohl positives als auch negatives Feedback liefert Informationen, die auf den nächsten Entfaltungsschritt des Prozesses hinweist.

Entfaltet werden Erfahrungen, die marginalisiert werden *und* die entsprechenden Marginalisierungsprozesse, also bspw. Angst und Furcht vor Neuem und die zugehörigen Annahmen und Überzeugungen, welche die Erfahrung nicht zulassen bzw. ausgrenzen. Die Entfaltung jener Erfahrungen erfolgt achtsam über die Grenzen der bekannten identitätsnahen Konstrukte hinaus, bis sich ihre Bedeutungen der Klient:in spontan zeigen.

Um marginalisierte Erfahrungen so vollständig wie möglich erfahrbar zu machen, werden verschiedene Techniken der Amplifikation beziehungsweise Verstärkung angewendet. Die Idee der Amplifikation eines unklaren oder schwachen Signals bis dessen Bedeutung erkennbar wird, geht auf die Informationstheorie zurück. Im psychotherapeutischen Bereich wird Amplifikation implizit oder explizit oft angewendet, beispielsweise in der Psychologie Jungs (Kast, 1990) oder in der Gestalttherapie (Schneider, 1981).

Wahrnehmungen beziehungsweise Signale werden in der Sinnesmodalität, in der sie wahrgenommen werden, mit kanalspezifischen Amplifikationstechniken unterstützt und verstärkt, das heisst:

- Bilder durch Visualisierungen. Beispielsweise Bilder grösser machen, heranrücken, Nah- oder Ferneinstellung, Farbe oder Form hervorheben, Schärfe einstellen, Details amplifizieren, gegebenenfalls skizzieren, zeichnen oder malen.
- Bewegung durch Bewegung. Spontane Bewegungen wie Zittern, Wiegen und anderes bewusst machen, kleine Bewegungen vergrössern, Bewegungen sich durch alle Extremitäten und den ganzen Körper ausbreiten lassen.

Zu verschiedenen Interventionen und Amplifikationstechniken für Bewegungsprozesse siehe Amy Mindell (1986).

- Spüren und Fühlen durch Mitspüren und Mitfühlen. Der Erfahrung Raum und Zeit geben, Spürwahrnehmungen entfalten durch achtsamkeitsbasiertes Fokussieren auf den Körper, Gefühlen durch achtsames Erlauben Raum geben.
- Sprechen verdeutlichen durch genaues Zuhören und Nachfragen. Submodalitäten des auditiven Kanals verstärken, Tempo, Rhythmus, Tonhöhe, Timbre, Melodie usw. (Arye, 2001a).
- Beziehungssignale bewusst in die therapeutische Beziehung einbringen, interpersonelle Wahrnehmungen verstärken und direkt ansprechen, Feedback einholen und geben. Gegenübertragungsreaktionen einbringen (Mindell, 1987a).
- Erfahrungen in der Welt einbringen als mögliche Aspekte des persönlichen Prozesses (Amy Mindell, 1997). Synchronizitäten, Geisterrollen, Ereignisse in Arbeits- und Berufskontexten sowie gruppendynamisches Geschehen aufgreifen, darstellen und in Interaktion bringen.

Darüber hinaus kann eine Wahrnehmung in einem bestimmten Kanal in anderen Sinneskanälen ausgedrückt, sozusagen in andere Modalitäten übersetzt und damit vollständig erfahren werden («multichanneled experience», Diamond & Jones, 2004b, S. 64). So kann zum Beispiel eine Spürerfahrung zunächst in Bewegung übersetzt werden, dann in Gefühl und schliesslich in ein Beziehungsgeschehen.

Andere wichtige Methoden der Entfaltung verschiedener Prozessteile sind das szenische Gestalten mit Vertretern (Moreno, 1946, 1947, 1987) oder Variationen des Rollenspiels (Perls, 1969, 1979, 1982) unter Einbezug von Ansätzen der System- und Familientherapie.

Zur Illustration der Entfaltung einer marginalisierten Erfahrung dient an dieser Stelle folgendes kurze Beispiel:

> Ein Klient klagt über einen sauren Magen. Auf der Ebene der Diagnostik in der allopathischen Medizin könnte sich dies als Ausdruck einer Übersäuerung erweisen und als gastroösophagealer Reflux erklärt werden. Auf der Ebene des subjektiven Erlebens wird der saure Magen nach aufmerksamem Spüren als starkes Brennen, das von einem immensen Feuer ausgeht, wahrgenommen. Diese subjektive, traumähnliche Erfahrung des Magenschmerzes im propriozeptiven Kanal wird vom Klienten mit spontanen Handbewegungen sowie gleichzeitig

lauter und «feuriger» werdender Stimme amplifizierend beschrieben. Die Erfahrung entfaltet sich somit natürlicherweise auch im Bewegungskanal und im auditiven Kanal. Dabei kommt es zu Momenten von Zweifeln, Angst, Nervosität, Verwirrung und Verlegenheit. Diese Phänomene sind Anzeichen dafür, dass eine Grenze erreicht wurde und die Alltagsidentität der Person direkt durch den träumerischen Vorgang herausgefordert wird. Dies wird als ein wichtiger, kritischer Moment der beginnenden Identifikation mit der Erfahrung oder mit einer der im Prozess aufgetauchten Figuren verstanden. Im beschriebenen Beispiel ist eine temporäre Identifikation mit dem Element Feuer erreicht, als der Klient aus der Rolle des Feuers heraus sagte: «Ich verbrenne alles, was mich in meiner Kreativität bremst!»

Fallbsp. 2: Amplifikation marginalisierter Erfahrung (Amy Mindell, 2002b)

Es hätte aber auch, je nach Feedback des Klienten, eine lineare Diskussion über biografische Ereignisse (Familienwerte, traumatische Ereignisse usw.) entstehen können, oder ein Rollenspiel mit miteinander interagierenden Figuren und ihren unterschiedlichen Einstellungen zur Kreativität (Schupbach, 2002, S. 360). Damit ist auch verständlich, dass mit Entfaltung kein drehbuchartiger Ablauf beschrieben oder vorgegeben werden kann. Es handelt sich vielmehr um ein variables, interaktives und feedbackgeleitetes Geschehen.

Weitere Beispiele für das Entfalten von Erfahrung werden den verschiedenen Kapiteln der einzelnen Störungsbilder beschrieben.

3.1.3 Integration neuer Erfahrung

Notwendige Voraussetzungen für die Integration marginalisierter Erfahrung in das Alltagsich sind ein bewusst erfahrener Kontakt mit sekundären Prozessen durch die Verkörperung von Schemata oder Mustern von Signalen (Persönlichkeitsanteilen), die Auseinandersetzung mit Glaubenssystemen an der Grenze der Identität sowie mit internalisierten selbstkritischen Stimmen; die Reflexion über den eigenen Rang und assoziierte Privilegien; Erfahrungen von vertieften Qualitäten von Prozessen (Essenzerfahrungen). Schemata bezeichnen nach Young et al. (2005) dauerhafte, meist ungünstige Muster von Gefühlen, Gedanken und Erinnerungen, die das Verhalten in einer konkreten Situation steuern. Diese Schemata können sich auf einen selbst (Selbstschemata) oder auf Beziehungen zu anderen Menschen (Beziehungsschemata) beziehen.

Die genannten, verschiedenen Schritte werden nicht linear, sondern zyklisch, auf dem Weg der Individuation immer wieder durchlaufen. Integration bedeutet, dass der störende Sekundärprozess als Erweiterung des Primärprozesses erfahren wird. Dieser Prozess kann zu folgenden Veränderungen führen: neue Sichtweisen und Perspektiven auf die Leidensgeschichte; neue Kommunikations- und Verhaltensmöglichkeiten; Loslösung von internalisierten und unterdrückenden Schemata aus der Herkunftsfamilie; neue kreative Schaffenskraft; die Erfahrung einer neuen Kohärenz, die sich im täglichen Leben auswirkt und Teil des Lebensstils wird.

3.2 Veränderungsprozesse in Sitzungen

Die Psychotherapie-Prozessforschung kommt zu zentralen Aussagen über die Struktur psychotherapeutischer Prozesse, die mit der sogenannten Prozessstruktur, so wie sie die Prozessorientierte Psychotherapie versteht, kompatibel sind. Die Psychotherapie-Prozessforschung untersucht, was, wann und wie veränderungswirksam in der Sitzung getan werden kann (Greenberg, 1983a, 1983b; Greenberg et al., 1994; Greenberg & Goldman, 2018; Greenberg & Pinsof, 1986; Elliott, 1983, 1991; Marmar et al., 1984; Mahrer, 1985, 1988, 1996; Mahrer & Nadler, 1986; Gendlin, 1986; Hill, 1990; Fiedler, 1995). Es werden Episoden in den Sitzungen erforscht, um herauszufinden, welche Momente zu «Vehikeln des therapeutischen Wandels» werden (Rice & Greenberg, 1984, S. 7).

Diese «Veränderungsmuster» – wichtige, entscheidende Episoden zwischen Klient:in und Therapeut:in – werden von Psychotherapeuten auf der Grundlage des klinischen Verständnisses erkannt (Elliott, 1983; Sharbanee et al., 2018). Ein potenzieller Veränderungsmoment besteht aus vier Komponenten:

1. der Problemmarkierung der Klient:in,
2. der Intervention der Therapeut:in,
3. der Antwort der Klient:in und
4. dem unmittelbaren Ergebnis während der Sitzung (Greenberg & Pinsof, 1986, S. 6).

Das prozessorientierte Wahrnehmungsmodell ist das theoretische Konstrukt, das hilft, die empirischen Beobachtungen zu strukturieren und wichtige Erfahrungsmuster zu identifizieren, die prozessorientierte Interventionen begründen. Psychotherapie-Prozessforschung

> «zielt darauf ab, sinnvolle Muster zu isolieren, wobei es sich zunächst auf den menschlichen Integrator als das beste Screening-Instrument zur Mustererkennung stützt [...]. Solche Ereignisse oder Episoden werden zu besonders mächtigen Organisatoren des Veränderungsprozesses, weil sie ein systematisches Studium der Therapeutentechniken erlauben, die zu solchen Übergängen führen» (Marmar, 1990, S. 266).

Die Identifizierung typischer Interaktionen erlaubt einen tieferen Einblick in das, was Therapeut:in und Klient:in genau tun und wie sich diese Interaktionen auf die Veränderung der Klient:in beziehen. Ein theoretischer Rahmen unterstützt die Therapeut:in, den Fluss der Kommunikation zu interpunktieren und kritische Episoden aus der Masse der Beobachtungen zu isolieren. Die Unterscheidung in Sequenzen und bedeutsame Momente der Veränderung stützt sich auf eine rational-empirische Strategie (Rice & Greenberg, 1984). Um Anfangs- und Endmarkierungen von Prozessen bestimmen und Signale emergenter Prozesse wahrnehmen zu können, bedarf es einer Art «Prozessdiagnose» (Leijssen, 1998, S. 125), wobei sich theoriegeleitete und entdeckungsorientierte Ansätze ergänzen (Mahrer, 1988, 1996). Für die Erkennung von Mustern hat der Beobachter eine zentrale Rolle, denn «das beste Instrument zur Mustererkennung [ist] der menschliche Integrator» (Rice & Greenberg, 1984, S. vi).

> «Die Komplexität des Prozesses erfordert, dass die zu untersuchenden Phänomene innerhalb eines festgelegten theoretischen Rahmens angegangen werden, um die intensive Analyse der Daten zu leiten. Dieser Ansatz nimmt sowohl die kognitive Landkarte des Forschers als auch die Beobachtung der empirischen Realität als wichtige Quellen für die Wissenschaft in Anspruch» (Greenberg & Foerster, 1996).

Der prozessorientierte Ansatz liefert der Therapeut:in über die *Prozessstruktur* eine Art Landkarte, die ihn:sie über kritische Ereignisse in der Sitzung informiert (s. a. Mahrers erfahrungsorientiertes Kategoriensystem in diesem Kapitel):

1. Beschreibung von (Problem-)Zuständen und dazugehörigen Signalen (Primärprozesse),
2. emergente Signale, zum Beispiel Doppelsignale (s. Kap. 3.1.1) (Signale von Sekundärprozessen),
3. veränderte oder neue Seinszustände (Sekundärprozesse),
4. Prozessbifurkationen («process splits») wie sie beispielsweise an den Grenzen der Identität oder um Selbstkritik herum erscheinen (Grenzen und selbstkritische Stimmen).

Mögliche Teilschritte in der Abfolge sitzungsinterner Veränderungsprozesse sind:

1. Verlagerung der Wahrnehmung nach innen,
2. Vertiefung des Erlebens mittels Körper- und Beziehungsprozessen,
3. Arbeit mit intervenierenden Prozessen (Beziehungsprozessen; interner Aufteilung der Erfahrung durch Schuld, Scham, Selbstkritik, Entwertung, Widerstand),
4. Arbeit an der «Grenze» (Mindell, 1993a),
5. Überschreiten der Grenze in einen neuen (veränderten) Erfahrungszustand,
6. Sein im veränderten Zustand und
7. Integration des Erlebens und Transfer in extra-therapeutische Kontexte.

Mahrers experienzieller Ansatz versucht in jeder Sitzung die Erfahrung eines neuen Persönlichkeitszustandes zu ermöglichen (1988, 1996). Sein *«erfahrungsorientiertes Kategoriensystem»* für Ereignisse in der Sitzung basiert auf qualitativer Methodik und umfasst vier zentrale Kategorien (*kursiv* sind die Entsprechungen in der Prozessorientierten Psychotherapie angegeben) (Mahrer & Nadler, 1986, S. 13):

1. Die Klient:in stellt (berichtend, beschreibend) Material zur Verfügung, das aussagekräftig ist und sich auf das persönliche Selbst und/oder die zwischenmenschlichen Beziehungen bezieht.
   = *Primärer Prozess, Beschreibung von Identifikationen mit Problemzustand (s. Kap. 3.1).*
2. Die Klient:in kommuniziert auf eine Weise, die durch eine bestimmte Stimmqualität und/oder Reichtum der gesprochenen Worte gekennzeichnet ist.
   = *Auftreten emergenter Signale, zum Beispiel als Doppelsignale (s. Kap. 2.3).*
3. Die Klient:in manifestiert einen qualitativ neuen und anderen Persönlichkeitszustand, der auf eine radikale Veränderung oder Transformation der substanziellen Persönlichkeit hinweist.
   = *Auftreten eines sekundären Prozesses und dessen Entfaltung bis zu seiner vollständigen Verkörperung (s. Kap 3.1).*
4. Die Klient:in drückt starke Gefühle im Kontext von extratherapeutischen Szenen und Situationen aus, die neu oder entfernt, real oder fantasiert, innerlich oder äusserlich sein können.
   = *Transfer in den aussertherapeutischen Kontext nach Üben, beispielsweise im Rollenspiel (Anh. D).*

In Anlehnung an die «Aufgabenanalyse» (Greenberg, 1983a; Rice & Saperia, 1984; Shanbanee et al., 2018) und Mahrers «erfahrungsorientiertes Kategoriensystem» (1996) untersuchte Hauser (2001, 2004) «veränderte Bewusstseinszustände», welche Abhängige mittels Substanzen suchen. Mit Körper- und Bewegungsarbeit werden vergleichbare Zustände induziert und deren gesundheitsförderndes Potenzial ermittelt (s. Kap. 4.4).

In prozessorientierten Sitzungen werden neue Erfahrungen ermöglicht. Die Manifestation eines «qualitativ neuen und anderen Persönlichkeitszustandes» bezieht sich – in der Sprache der Prozessarbeit – auf Sekundärprozesse. Die emergenten Signale dieser neuen Seinszustände werden unterstützt und entfaltet. Durch diese Transformation über den Alltagszustand hinaus erweitert die Klient:in ihre Selbsterfahrung. Er:sie erlebt ganz konkret eine Aktivierung des eigenen Potenzials, eine im Körper und in Beziehung erfahrene Ressource, die es in den Alltag zu integrieren gilt.

3.3 Dem Prozess folgen und den Prozess führen

Prozessorientierte Psychotherapie hat ein dialektisches Verhältnis zu Führen und Folgen im Prozessgeschehen. Die empathische Einstimmung (attunement) und Akzeptanz sind zentrale Haltungen: Die Therapeut:in *folgt* der Klient:in durch fein abgestimmtes Beachten seines:ihres verbalen und nonverbalen Feedbacks. Um der Klient:in stimmig zu folgen, orientiert sich die Therapeut:in an Signalen, auch an subtilen Mikrosignalen, in den verschiedenen Wahrnehmungsmodi. Seine:ihre Haltungen sind Gefühlsfähigkeiten (Metaskills), sein:ihr Werkzeug die Wahrnehmung. Diese richtet er:sie nicht allein auf die Klient:in, sondern ebenso nach innen auf die eigenen Gefühls- und Verhaltensreaktionen, die er:sie im Austausch mit der Klient:in wahrnimmt. Die Therapeut:in *folgt* dem Prozess, der sich zwischen den Protagonist:innen zu entfalten sucht und unterstützt die Bewusstwerdung von marginalisierten Anteilen. Er:sie *führt* den Prozess, indem er:sie relevante Ereignisse in den Sitzungen erkennt und veränderungswirksam entfaltet und indem er:sie die Klient:in an seinen:ihren Grenzen und Widerständen verharren lässt, interpersonale Konflikte angeht, die Auseinandersetzung mit kritischen Stimmen führt und Zugang zu neuen Seinszuständen schafft, die intrinsische Ressourcen bilden.

3.4 Gestaltung der therapeutischen Beziehung als Grundlage therapeutischen Handelns

Die therapeutische Beziehung wird in der Prozessorientierten Psychotherapie – in Übereinstimmung mit den Ergebnissen der Psychotherapieforschung – als einer der zentralen Wirkfaktoren der Behandlung wahrgenommen. Das Aufbauen und Aufrechthalten einer tragfähigen und vertrauensstiftenden Beziehung bildet die Arbeitsgrundlage auf dem Weg von unsicheren, ambivalenten oder desorganisierten hin zu verlässlichen Beziehungsmustern. Das «unmittelbare Körper- und Handlungsgeschehen» in der therapeutischen Interaktion ist die «Wirkungseinheit» (Geißler & Heisterkamp, 2013), die eigentliche therapeutische Behandlung, die der Herstellung einer vertieften Beziehungsfähigkeit dient.

Besonderes Augenmerk wird während der Ausbildung auf das Machtgefälle gelegt, das der therapeutischen Beziehung inhärent ist. Ebenso wird die Dynamik beachtet, die durch die Konstellation multipler Rollen im Übertragungs- und Gegenübertragungsgeschehen in der therapeutischen Beziehung entstehen kann. Solche Phänomene und sich daraus ergebende Überlegungen zur Ethik und therapeutischen Technik sind Gegenstand von Forschung und Publikationen (Goodbread, 1997a, 1997b; Diamond & Jones, 2004a).

Die Qualität der therapeutischen Beziehung ist elementarer Bestandteil der Weiterbildung in Prozessorientierter Psychotherapie. Schon Jung (1979c, S. 123) bemerkte, dass therapeutischer Erfolg vom «Rapport», dem therapeutischen Vertrauensverhältnis, abhänge, «denn der Patient kann seine eigene innere Sicherheit nur aus der Sicherheit seiner Beziehung zur menschlichen Person des Arztes gewinnen». Für die Gestalttherapie sagt Büntig: «Der am Wesen orientierte Psychotherapeut befindet sich in der Ich-Du-Beziehung dem Patienten in unmittelbarer Ausschliesslichkeit gegenüber» (2013, S. 79). Mit diesem Wirkfaktor setzen sich angehende prozessorientierte Therapeut:innen intensiv auseinander. Dies trägt wesentlich zur Qualität der therapeutischen Beziehung in der Prozessorientierten Psychotherapie bei, wie das gute Ergebnis der Evaluation in der PAP-S Studie zeigt: «Das therapeutische Arbeitsbündnis wird von den Patienten im Schnitt auf einem hohen Niveau gesehen: Behandlungs- und Beziehungszufriedenheit bleiben durchgängig auf dem gleichen Niveau oder nehmen noch leicht zu» (Tschuschke et al., 2013, S. 15).

3.4.1 Metaskills: Gefühlshaltungen begründen therapeutische Handlungen

Die therapeutischen Haltungen, die sogenannten Metaskills (Amy Mindell, 1998), werden von prozessorientierten Psychotherapeuten im Laufe der Ausbildung weiterentwickelt und in der Berufsausübung gezielt eingesetzt. Diese

Grundhaltungen spiegeln das Menschen- und Weltbild der Therapeut:in und begründen und gestalten therapeutisches Handeln sowie zu einem wesentlichen Teil die therapeutische Beziehung.

> «Through their feelings and attitudes, therapists express their fundamental beliefs about life. These attitudes permeate and shape all of the therapist's apparent techniques [...]. I call these feeling attitudes ‹metaskills›» (Amy Mindell, 1995, S. 15).

Über die «idealen» Gefühle der Therapeut:in und Grundhaltungen wie Kongruenz, Empathie und unbedingte Wertschätzung (Rogers, 1957) hinaus bedeuten Metaskills die *«aktuellen, momentanen Gefühle»* der Therapeut:in im intersubjektiven Kontext der therapeutischen Situation.

«Die Aufgabe lautet, diese Einstellungen in der therapeutischen Situation bewusst zu machen und zu nutzen» (Amy Mindell, 1998, S. 23). Damit sind Gefühlshaltungen «Werkzeuge» oder Metafähigkeiten: Mitgefühl, Humor oder Verspieltheit können Spiegel unserer tiefsten Grundsätze über das Leben und den Menschen sein *und* darüber hinaus bewusst eingesetzt werden, um gezielt Tendenzen im unbewussten schöpferischen Prozess der Klient:in zu fördern und dem Bewusstsein zugänglich zu machen.

> «Metaskills are the ongoing, continuously unfolding, and emerging in-the-moment feelings and attitudes that are reflective of the most deeply held beliefs of the counsellor. If accessed in a naturalistic way, the enactment of these metaskills will bring the process to life in ways the use of techniques that are applied in a mechanical way cannot» (Cohen, 2004, S. 152).

Haltungen und Gefühle sind entweder prozessfördernd, indem sie den unbewussteren Klient:innenprozess unterstützen und in die Zukunft weisen oder eher hindernd, weil sie den problematischen Status Quo festigen. «Um wirklich kongruent zu sein, muss man wahrnehmen, was in einem selbst geschieht, auch wenn man denkt, es sei lächerlich und nichts weiter als der eigene Prozess. Man muss die eigenen Gefühle aufgreifen und sie als Metafähigkeiten benutzen» (Amy Mindell, 1998, S. 162f.). Zum Beispiel versank eine Therapeutin während der Arbeit mit einer depressiven Klientin, die auf alle Interventionen mit Widerstand antwortete, immer tiefer in ihrer eigenen Hoffnungslosigkeit. Als sie ihr hoffnungsloses Gefühl in die Sitzung einbrachte, lachte die Klientin befreit auf: «Wenn ich Sie so sehe, dann sehe ich mich selbst. Sie sehen zum Lachen aus, und ich möchte einfach Spass am Leben haben!» (ebd., S. 163).

3.4.2 Achtsamkeit und Gewahrsein

Achtsamkeit und Gewahrsein sind besonders wichtige veränderungswirksame Metaskills, auf deren Schulung in der Prozessarbeit grosser Wert gelegt wird. Östliche Achtsamkeitspraktiken werden von Mindell (1992) explizit in die Prozessorientierte Psychotherapie einbezogen. Ziel verschiedener Meditationsverfahren ist ein «ununterbrochenes Gewahrsein dessen, was innerlich und äusserlich geschieht» (ebd., S. 19). Gewahrsein wird dabei als ein natürlicher Zustand des Geistes verstanden. Dieser ist in der Regel von Denkprozessen überlagert. So ist das Üben von Gewahrsein ein prärationaler Prozess, der Zugang zu Offenheit, Weite, Klarheit und Rezeptivität ermöglicht und die Basis für Erkenntnisse, Einsichten und Veränderungsschritte bildet. Im Unterschied zu östlichen Meditationsformen sind in der Prozessarbeit «Ablenkungen» oder «Störungen» willkommen. Die Aufmerksamkeit richtet sich auf «das, was geschieht», auf Spannungen, Interaktionen, Emotionen, Körper- und Bewegungserfahrungen[8].

Prozessarbeit schult bewusst die Fähigkeit der Studierenden, Erfahrungen nicht nur wahrzunehmen, sondern gleichzeitig auch Bewusstsein beziehungsweise Gewahrsein darüber zu haben, *Wer* (neutraler oder einseitige Beobachter:in, beispielsweise Kritiker:innen), *Was* (Inhalt) und *Wie* (Prozess, Wahrnehmungskanal) wahrgenommen wird. Zentral ist dabei auch die selbstreferenzielle Dimension des Gewahrseins, eines Gewahrseins, das sich nicht nur der Erfahrungen, sondern auch seiner selbst bewusst ist. Die Schulung von Wahrnehmung und Gewahrsein findet in allen Wahrnehmungsmodalitäten statt und beinhaltet Erfahrungen aus der Ebene der Konsensrealität, der Ebene der Traumerfahrungen sowie Feinspürerfahrungen und Qualitäten der Essenzebene (Qualia).

Eine besondere Bedeutung haben dabei gedankliche und emotionale Prozesse und ihre erfahrbaren körperlichen Korrelate in Zusammenhang mit störenden oder schmerzhaften Erfahrungen. Der erfahrungsbasierte spürende und bewusste Zugang zu Störendem ermöglicht einen Zugang zur Metakommunikation. Die durch dieses Vorgehen erhaltenen Erkenntnisse sind körperlich-emotional verankert und Basis für die Integration in ein grösseres (erweitertes) Alltagshandeln auf der Ebene der Konsensrealität mit erweiterten Handlungsoptionen. Gleichzeitig wird dadurch auch der Prozess der Desidentifikation unterstützt. Schwierige Aspekte des eigenen Erfahrens können – über die

---

8 Wir danken Regula Nussbaumer, lic. phil., bei der Formulierung des Teilkapitels zum Thema Achtsamkeit aus prozessorientierter Sicht für ihre hilfreiche Unterstützung.

mentalen Prozesse von Wahrnehmung und Gewahrsein – als Teilpersönlichkeiten oder Rollen auf der persönlichen inneren Bühne erfahren, erkannt und benannt werden.

Die Erforschung störender und leidvoller Erfahrungen auf der Ebene ihres körperlichen Korrelates mittels der Lenkung von Wahrnehmung und Gewahrsein ermöglicht die Trennung der rationalen Konzeptualisierung der Erfahrung von der eigentlichen Erfahrung, wie sie sich über die Sinne manifestiert. Die Qualität der Erfahrung wird so unabhängig von individuell oder sozial bedingten Wertungen in ihrer Essenz wahrnehmbar und im Sinne der Integration von Sekundärprozessen in ein erweitertes Alltagsich integrierbar.

Mit der Haltung von Gewahrsein und Achtsamkeit ist eine Akzeptanz für alle inneren und äusseren Anteile, Standpunkte, Gefühle, Träume, Rollen und Menschen im Feld verbunden. Mit Gewahrsein und Achtsamkeit dem «Anderen» gegenüber werden marginalisierte Erfahrungen, Grenzen und Widerstände wertgeschätzt und in den Prozess einbezogen. Diese tiefe Akzeptanz kann korrigierende Erfahrungen vermitteln und zu sicheren Bindungen führen.

Metaskills entspringen einer Gefühlshaltung, die alle Prozesse, alle Erfahrungen und Bewusstseinszustände, ob zentral oder marginal, ob stark oder schwach, gleichermassen wertschätzt und an einen gemeinsamen Tisch einlädt.

> «Dieses menschliche Dasein ist ein Gasthaus. / Jeden Morgen ein neuer Gast. / Eine Freude, eine Depression, eine Niedertracht – / auch ein kurzer Moment von Achtsamkeit / kommt unverhofft als Besucher. / Begrüsse und bewirte sie alle! / Selbst wenn es eine Schar von Sorgen ist, [...] / Sei dankbar für jeden, der kommt, / denn alle sind zu deiner Führung / geschickt worden aus einer andern Welt» (Rumi, o. J.).

Mit einer solchen Haltung der Gastfreundschaft – in der Prozessarbeit auch *deep democracy* genannt – werden alle Erfahrungen gleichermassen willkommen geheissen, denn sie sind, wie in Rumis Gedicht, «alle zu deiner Führung geschickt worden aus einer anderen Welt».

3.4.3 Feedbackorientierung

Eine feedbackorientierte Beziehungsgestaltung ist das zentrale Instrument der Prozessorientierten Psychotherapie. Diese basiert – in Anlehnung an die Informations- und Kommunikationstheorie – auf der exakten Wahrnehmung der Klient:innensignale sowie der Selbstwahrnehmung der Therapeut:in. Die Interventionen passen sich nahtlos dem Feedback der Klient:in an. Mit positivem Feedback signalisiert die Klient:in (verbal oder nonverbal) ihre Zustimmung zu einer Intervention, in negativem Feedback zeigt sich wenig Energie und mangelndes Interesse für die vorgeschlagene Richtung. Manchmal signalisiert die Klient:in auch gleichzeitig und mit viel Energie ein Ja *und* Nein zur vorgeschlagenen Richtung. Diese Art von (Grenz-)Feedback zeigt, dass die Intervention die Klient:in unmittelbar an die Grenze ihrer bekannten Identität geführt hat. Es mag dies eine Grenze zu einem bestimmten Wahrnehmungskanal sein oder zu einer weniger bewussten und quasi-autonomen Teilpersönlichkeit. An dieser Grenze im Prozess des Werdens manifestiert sich ganz direkt und konkret das Veränderungspotenzial.

3.4.4 Aufträumen: Arbeit mit Gegenübertragung

Übertragungsphänomene wurden in den frühen Tagen der Psychoanalyse ausschliesslich als Übertragung der Analytiker:in auf die Analysand:in gedeutet und der Supervision zugewiesen. Seit Heimann (1950) wird die Gegenübertragung als «Resonanzboden» verstanden, als wichtiges Werkzeug für die Therapeut:in, um Informationen über die Erfahrungswelt der Klient:in zu gewinnen. Für eine Verankerung des Begriffs der «Gegenübertragung» in der psychoanalytischen Literatur bezieht sich die Prozessorientierte Psychotherapie unter anderem auf Searles (1979) und Odgen (1992). Jung sprach 1946 in *Psychologie der Übertragung* von der intensiven Verbindung zwischen Ärzt:in und Patient:in, die beide «alteriert» (Jung, 1979c, S. 182). Ihm zufolge liegt die Chance der Übernahme unbewusster Inhalte durch die Therapeut:in insbesondere darin, ihm:ihr konstellierte Inhalte bewusst zu machen (ebd., S. 188) – und, so ergänzt die prozessorientierte Sicht, dadurch der Klient:in sein Material in der Folge als ihres:seines gleichsam zur Verfügung stellen zu können.

Die Gegenübertragung als transaktionaler Prozess in der Psychotherapie wurde von Arnold Mindell (1985b, 1987b, 1993a) und Joe Goodbread (1997b) als «Dreaming-up» (Aufträumen) beschrieben, als signalvermittelte Reaktionen der Therapeut:in auf die Erfahrungen einer Klient:in, insbesondere auf dessen:deren Träume und nonverbalen Äusserungen. In seiner grundlegendsten Form wird die Therapeu:int zu einer «Traumfigur» der Klient:in: Er:sie fühlt und verhält sich wie ein Persönlichkeitsaspekt der Klient:in, den diese:r marginalisiert.

So wird zum Beispiel die aufbegehrende Natur einer Klient:in im therapeutischen Prozess als Reaktion auf einen kalten und autoritären Vater erforscht. Die

Klient:in rebelliert gegen eine Autorität, von der er:sie sich distanziert, worauf die Therapeut:in, die sich selbst als warmherzige und fürsorgliche Person identifiziert, ungewohnt scharf auf die Klient:in reagiert und ihn:sie dazu drängt, sich auf die Vaterfigur zu konzentrieren und sie gegen erhebliche Widerstände deutet (s.a. Kap. 3.5).

Die Therapeut:in wird «aufgeträumt», die Rolle des Vaters zu übernehmen (enactment[9]). Wenn er:sie sich sein:ihr unbewusstes Ausagieren der Vaterrolle bewusst machen kann, wird es möglich, dieses Phänomen im therapeutischen Kontext nutzbar zu machen. So kann die Therapeut:in ihre Fähigkeiten und Gefühlshaltungen einsetzen, um die Klient:in zu ermutigen, diesen bisher marginalisierten Aspekt seiner:ihrer eigenen Erfahrungswelt zu erforschen. «Aufträumen» tritt im therapeutischen Prozess immer dann auf, wenn die Klient:in Erfahrungen am Rande seines:ihres primären Prozesses erforscht (s. Kap. 2.2). Wird das Phänomen seitens der Therapeut:in nicht bewusst gemacht und in den Prozess eingebracht, kann sich der innere Konflikt der Klient:in in der therapeutischen Beziehung in wenig nützlicher Weise manifestieren.

Prozessorientierte Psychotherapeut:innen entwickeln ein differenziertes Bewusstsein dafür, wann sie den Traumprozess der Klient:in verkörpern. Dies ist am einfachsten, wenn die Therapeut:in in eine Rolle hineingezogen wird, die in starkem Kontrast zu seinem:ihren eigenen Selbstbild steht; die warmherzige und fürsorgliche Therapeut:in, die plötzlich beginnt, sich wie ein autokratischer Vater zu verhalten, wird den Kontrast zu seinem:ihrem normalen Verhalten erkennen und diese Figur im Material der Klient:in suchen. Schwieriger ist es, wenn die sekundäre Traumfigur der Klient:in dem gewohnten Verhalten der Therapeut:in sehr ähnlich ist; die warmherzige Therapeut:in, deren Klient:in von einem fürsorglichen Vater träumt, könnte sich so fühlen, als sei er:sie endlich von der Klient:in akzeptiert worden und die Möglichkeit übersehen, dass er:sie von einer warmen Vaterfigur aufgeträumt wird. Die Therapeut:in könnte dann eine Gelegenheit versäumen, der Klient:in zu helfen, sich selbst die Wärme zu geben, die er:sie nie von seinem:ihrem Vater erhalten konnte.

Über seine Wirksamkeit als therapeutisches Werkzeug hinaus kann das Wissen um den Prozess des «Aufträumens», das heisst, das Bewusstsein für diesen Vorgang und die Erfahrung damit, dazu beitragen, sowohl die Klient:in als auch die Therapeut:in vor unerwünschten und unnötigen Beziehungsverstrickungen zu schützen, die den therapeutischen Prozess behindern und sogar zu unethischem Verhalten führen können. In der Weiterbildung zum

9 Die «aufgeträumte Reaktion des Therapeuten» wird auch als «Enactment» bezeichnet (persönl. Mitteilung Prof. Agnes von Wyl).

Prozessorientierten Psychotherapeuten erhält dieses Phänomen viel Raum. Das «Aufträumen» und dessen Auslöser werden mittels Video-Signalanalyse untersucht und in Übungen erfahrungsorientiert erforscht (Übung 2, Anh. B).

3.5 Anwendung der Bindungstheorie in der Prozessorientierten Psychotherapie

Die Bindungstypologie und das Kernthema strukturieren viele Prozesse (nicht nur die mit den nächsten Bezugspersonen) so sehr, dass die Therapeut:in mit immer wieder ähnlichen, grundlegenden Prozessabläufen rechnen kann. Das heisst, wir erwarten in Abhängigkeit vom Bindungstyp das Auftauchen von spezifischen notwendigen Entwicklungsschritten (in der Sprache der Prozessarbeit: «Sekundärprozessen») und der dazugehörigen «Grenze», die mit Abwehr, Widerstand und den dahinterliegenden Ängsten zu tun hat. So fällt es zum Beispiel unsicher-ängstlich gebundenen Klient:innen besonders schwer, sich abzugrenzen und unabhängig zu fühlen. Gehindert werden sie durch die unbewusste Überzeugung, sie allein müssten den Kontakt zu anderen Menschen sicherstellen. Sich dann abzugrenzen löst die Angst aus, abgelehnt und verlassen zu werden. Das innere Bindungssystem dieser Klient:innen ist chronisch aktiviert (Bowlby, 1969, 1982; Grossmann & Grossmann, 2003) und infolgedessen das Explorationssystem deaktiviert. Eine Angstsymptomatik bezüglich der aktiven Gestaltung des eigenen Lebens ist zu erwarten. Diese Klient:innen benötigen für ihren Sekundärprozess, der als Exploration, Abenteuerfreude, Expansion, aktive Gestaltung bezeichnet werden könnte, besondere Unterstützung (s. Tab. 1).

Primärprozess	**Grenze**	**Sekundärprozess**
Nur ich kann Kontakt sicherstellen	Angst, zurückgewiesen/verlassen zu werden	Abgrenzung, Unabhängigkeit
Geringe emotionale Regulierung	Generelle Ängstlichkeit, Scham, leichte Verletzlichkeit	Sachlich, kooperativ sein
Opferidentität	Andere und sich selbst anklagen	Verantwortung übernehmen
Bindungssystem aktiviert	Keine sichere Basis, um in die Welt zu gehen	Explorationssystem aktiviert

Tab. 1: Prozessstruktur bei unsicher-ängstlich gebundenen Klient:innen

Bei unsicher-vermeidend gebundenen Klient:innen verhält es sich gewissermassen umgekehrt: Sie grenzen sich deutlich ab, kontrollieren sich stark und verhalten sich scheinbar unabhängig. Da das Explorationssystem aktiviert ist, suchen sie Abenteuer eher in äusseren Herausforderungen als in der Nähe zu einer Bezugsperson. Um Zugang zu ihren Bindungsbedürfnissen (Nähe, Hilfsbedürftigkeit, Emotionalität) zu finden, müssen sie starke, meist unbewusste Ängste überwinden, wie die Angst, von den Bedürfnissen anderer überwältigt zu werden oder sowieso nicht verstanden zu werden (s. Tab. 2).

Primärprozess	**Grenze**	**Sekundärprozess**
Unabhängigkeit	Angst, von Bedürfnissen anderer überwältigt zu werden	Nähe, Hilfsbedürftigkeit, Empathie
Kontrolliertheit	Ich werde sowieso nicht verstanden	Emotionalität
Explorationssystem aktiviert, Abenteuersuche	Angst, nicht wichtig für andere zu sein	Bindungssystem aktiviert, sich um Kontakt bemühen.

Tab. 2: Prozessstruktur bei unsicher-vermeidend gebundenen Klient:innen

Die Bindungstheorie wird in der Prozessarbeit über verschiedene Haltungen und Techniken umgesetzt, um Klient:innen in Richtung eines sichereren internen Arbeitsmodells in Bezug auf Bindung zu unterstützen. Dadurch wird eine Basis für mehr psychische Gesundheit gelegt und so verhindert, dass die unsicheren Bindungsstile an die nächste Generation weitergegeben werden:

- Frühkindliche Bindungserfahrungen werden in der Beziehung zum:zur Therapeut:in durch die Übertragung der Klient:in und die Gegenübertragung der Therapeut:in reinszeniert (s. dazu Wallin, 2016). Prozessorientierte Psychotherapeut:innen sind darin trainiert, verbale und nonverbale Beziehungssignale bei den Klient:innen und sich selbst zu beobachten und werden somit auf eine Reinszenierung aufmerksam. Beim Aufgreifen dieser Signale verzichten sie dabei auf die Deutungshoheit, weil diese Klient:innen im alten Bindungsmuster bestätigen könnten: «Immer hat die Bindungsperson recht und ich nicht. Ich kann nur rebellieren oder aufgeben.» Das verständnisvolle Explorieren schwieriger, störender Beziehungssignale unter Einschluss der Offenheit dafür, als Therapeut:in selbst Anlass oder Trigger dieser Reaktionen zu sein, führt zu einer korrigierenden emotionalen Erfahrung. Klient:innen entwickeln so ein neues inneres Arbeitsmodell einer sicheren Bindung.

- Prozessorientierte Psychotherapeut:innen beobachten nonverbale und körperliche Signale von Klient:innen sehr genau. Sie erkennen, wenn frühkindliche Anteile der Klient:innen getriggert werden, die in eine Zeit zurückreichen, als diese noch nicht über eine verbale Sprache verfügten. Implizite Erinnerungsspuren an die frühe Kindheit werden so aufgegriffen. Klient:innen kommen in Kontakt mit ihren kindlichen Grundbedürfnissen wie Sicherheit, Zugehörigkeit, Wert, Ausdrucksfähigkeit, Neugierde usw. ebenso wie mit der dazugehörigen Angst und den inneren Kompensationsmechanismen.
- Prozessorientierte Psychotherapeut:innen achten nach jeder Intervention auf das verbale und nonverbale Feedback der Klient:innen, sodass sich diese jeweils in ihrer Zustimmung, Ablehnung oder Ambivalenz ernst genommen fühlen. Ein Beispiel für eine bindungsrelevante Intervention (s. Fallbsp. 3) zeigt, wie der Klient in seinem Abgrenzungsbestreben unterstützt wird, indem ihm explizit erlaubt ist, sich vor intensiven Emotionen zu schützen. Diese Erlaubnis wird das Vertrauen in die therapeutische Beziehung stärken und es dem Klienten längerfristig erlauben, sich emotional zu öffnen.
- Psychotherapeutische Prozessarbeit arbeitet mit inneren, kleinkindlichen Anteilen, die bindungstraumatisiert sind. Der Zugang führt über implizite, körperliche Erinnerungen oder über konkrete Informationen über traumatische kindliche Situationen, die dazu geführt haben, dass die traumatisierten Anteile dissoziiert wurden. Infolgedessen wissen diese Anteile nicht, dass sie mittlerweile Teil eines erwachsenen Ichs sind. In der Behandlung wird das erwachsene Ich der Klient:in angeleitet, sich den kindlichen Anteilen einfühlsam anzunähern und ihnen ein neues, sicheres Bindungsgefühl zu vermitteln. Diverse neuere Ansätze in der psychotherapeutischen Arbeit mit inneren Anteilen konzentrieren sich darauf, eine neue innere Instanz aufzubauen als Ersatz für das ursprüngliche, unzuverlässige Bindungsobjekt. Siehe zum Beispiel «The Ideal Parent Figure method» (in Brown & Elliott, 2016) oder «Lifespan Integration» (Smith, 2017).

> Modell eines konkreten Vorgehens: Die Klientin vermutet eine oder weiss von einer prägenden Bindungssituation der frühen Kindheit (explizite Erinnerung ist nicht notwendig) oder empfindet sich selbst in einem emotional negativen Zustand (Angst, Einsamkeit, Hilflosigkeit, Scham) als sehr jung (für gewöhnlich auf Nachfragen der Therapeutin: «Als wie alt empfinden Sie sich in diesem Moment?»).

1. Erwachsenes Ich und kindliches-Ich bekommen je einen Platz im Raum.
2. Die Therapeutin fragt die Klientin (nur kurz in Kinderrolle, ansonsten im erwachsenen Ich), welche Unterstützung dem inneren Kind in dieser Bindungssituation fehlt. Unter Umständen macht die Therapeutin Vorschläge, welche Art von Unterstützung das kindliche Ich benötigen könnte (z.B. Schutz, Verteidigung, Trost, Verständnis oder die Zusicherung, dass es jetzt nicht allein gelassen wird). Dafür kann sie einen Moment lang selbst in die Rolle des Kindes wechseln, um ihre Gegenübertragung zu verstärken und differenzierter wahrzunehmen, was das kindliche Ich der Klientin in jenem Moment braucht.
3. Therapeutin und Klientin (erwachsenes Ich) modellieren gemeinsam die bisher fehlende unterstützende Figur und deren wesentliche Aussage.
4. Die Klientin formuliert diese Aussage, das heisst, sie versichert dem inneren Kind, dass die damalige Situation schon lange vorbei ist und sie es nun unterstützt. Sie kann auch imaginieren, mit dem inneren Kind in Körperkontakt zu treten.
5. Falls das erwachsene Ich sich nicht stabil genug dazu fühlt, wird eine imaginative Hilfsfigur entwickelt.
6. Die Klientin, kurz in der Rolle des inneren Kindes, wird angeleitet, die Unterstützung auf sich wirken zu lassen und zu beschreiben, wie sich ihr Zustand verändert.
7. Die Klientin wird zurück in die Rolle des erwachsenen Ichs geführt (Reorientierung in Raum, Zeit und Körper) und angeleitet, den abgelaufenen Prozess von dort aus zu verstehen.

4 Methodenspezifischer Umgang mit Störungsbildern

4.1 Depressive Störung

4.1.1 Klassifikation und Diagnostik

Als Leistungserbringer der öffentlichen psychiatrischen Gesundheitsversorgung orientiert sich das IPA an den diagnostischen Richtlinien gemäss aktuellem Stand der klinischen Forschung, das heisst am jeweils neusten ICD/DSM Manual[10]. Um die Diagnose einer depressiven Störung zu stellen, müssen die erforderlichen Kriterien einer solchen vorliegen. Bei der Diagnose der Depression ist zu beachten, dass sie eine sehr breite, relativ unscharf definierte Kategorie darstellt. Sie kommt sehr häufig als komorbide Störung vor, zusammen mit Angststörungen, somatoformen Störungen, Aufmerksamkeitsdefizit/Hyperaktivitätsstörung (ADHS), Sucht, Persönlichkeitsstörungen, komplexer Posttraumatischer Belastungsstörung (PTBS) usw. Man sollte beim Erstellen der Indikation in Betracht ziehen, dass die komorbide Störung unter Umständen erst nach einer Besserung der depressiven Symptomatik deutlicher zutage tritt. Depression erfordert deshalb auch ein sehr breites Spektrum an unterschiedlichen Interventionsformen.

Den angehenden prozessorientierten Psychotherapeut:innen wird empfohlen, bei Verdacht auf eine depressive Störung zur genaueren Diagnose das Beck-Depressions-Inventar (BDI) zu verwenden.

Die WHO sowie der ICD-11 unterscheiden bei depressiven Erkrankungen drei Leitsymptome und sieben Zusatzsymptome (ICD-10; Hell, 2018, S. 25–36). Leitsymptome sind

1. depressive Stimmung (während mindestens 2 Wochen);
2. der Verlust von Freude und Interesse und

10 Prozessorientierte Psychotherapeut:innen orientieren sich zur Diagnose der Störungsbilder am aktuellem Stand der klinischen Forschung sowie den diagnostischen Leitlinien des ICD-11 sowie des DSM-5.

3. ein verminderter Antrieb oder eine gesteigerte Ermüdbarkeit. Zusatzsymptome sind
   a) verminderte Konzentration und Aufmerksamkeit;
   b) vermindertes Selbstwertgefühl und Selbstvertrauen;
   c) ein Gefühl von Schuld und Wertlosigkeit (Schuldgefühle);
   d) negative und pessimistische Zukunftsperspektiven;
   e) Suizidgedanken;
   f) Schlafstörungen und
   g) verminderter Appetit.

Im Erleben der Klient:innen betroffen sind nach Hell (2012, 2018)
1. Denken (Denkhemmung und Grübelzwang);
2. Körper- und Raumerleben (Schwere und Erstarrung);
3. Zeiterleben (Hemmung und Stillstand); und
4. Beziehungserleben (Entfremdung und Leere).

Komorbiditäten: Zu beachten sind, wie bei jeder Diagnostik, allfällige komorbide psychische Störungen, vor allem Angststörungen, posttraumatische Belastungsstörungen, somatoforme Störungen und Persönlichkeitsstörungen sowie dissoziative Störungen.

Epidemiologie: 10–20 % aller Klient:innen, die wegen körperlicher Symptome einen Hausarzt aufsuchen, haben eine depressive Störung. Die Lebenszeitprävalenz für Depressionen liegt für Männer bei 10–15 %, für Frauen bei 20–30 % (Hell, 2018, S. 41). 2015 litten weltweit 4.4 % der Menschen an einer depressiven Erkrankung. Dies entspricht 10 % mehr als zehn Jahre zuvor (WHO, in aerzteblatt.de, 23.02.2017).

4.1.2 Ätiologie

Die Ätiologie der depressiven Erkrankung wird auf genetische Faktoren, biologische Vulnerabilitäten und familiäre Störungen, Verletzungen, Missbrauch und Vernachlässigung in der Kindheit sowie soziale gesellschaftliche Faktoren zurückgeführt. Die Krankheit wird in eine Ursache-Wirkung-Reihe eingeordnet mit dem Ziel einer stringenten Erklärung der Problematik und einer «best practice» der Behandlung.

Psychischer, physischer und/oder sexueller Missbrauch verletzt, beschämt und macht Menschen krank. Wenn der zugefügte Schmerz nicht ausgedrückt werden kann bzw. darf, manifestiert er sich in Körpersymptomen, Depressionen oder Substanzmissbrauch, welcher wiederum die Schmerzen weiter betäubt. Ohne sicheren Ort, eine konfliktfreie Zone, werden Menschen gefühlstaub. Der Gewalt schutzlos ausgeliefert, internalisieren sie die Täter:innen und handeln aggressiv gegen sich selbst und andere. Negative Gedanken, Gefühle von Wertlosigkeit und Minderwertigkeit werden zur Regel. Das Leben erscheint nicht mehr lebenswert. Suizidgedanken sind eine weitere mögliche Konsequenz. Daraus resultieren als mögliche Folgen Posttraumatische Belastungsstörungen und komplexe Traumafolgestörungen mit Depressionen, Angststörungen, Rückzug und Isolation, Schlafproblemen, unterdrückten Gefühlen, Scham und Schuldgefühlen sowie somatoforme Störungen (vgl. Mindell, 1997, S. 124f.; s. a. Gruen, 1997, van der Kolk, 2021).

Intentionalität der Störung

Ein wichtiger Aspekt des prozessorientierten Theoriemodells ist neben der Frage nach der Ätiologie einer Krankheit die Frage nach der Intentionalität der Störung, wodurch der klinische Blickwinkel ergänzt und erweitert wird. Aus der Frage nach dem «Wozu» erschliessen sich alternative Sichtweisen, zum Beispiel in Bezug auf die Sinnhaftigkeit einer Störung und damit verbunden konkrete Handlungsanweisungen für die Praxis.

> «Zwar ist bei depressiven Menschen auch nach einer umschriebenen Störung zu suchen, doch steht die Frage im Vordergrund, wie jemand in einer bedrohlichen Situation als eigenständiger Organismus reagiert und wie er sich neu organisiert. Dadurch bekommt die Depression ein anderes Gesicht. Sie wird nicht mehr primär oder gar ausschliesslich als ‹Fehler eines körperlichen Apparats› verstanden, sondern grundsätzlich als eine menschliche Möglichkeit gesehen auf eine innere oder äussere Problematik zu reagieren. Sie erscheint also nicht mehr als bloss destruktiver, zweckloser Vorgang, sondern potentiell auch als zweckvolle Vorkehrung des Organismus, der so Schlimmeres verhüten und in bedrohten sozialen Beziehungen Schutz zu finden vermag» (Hell, 2018, S. 19).

Voraussetzung dafür, sich auf die unbewussten Prozesse hinter dem Krankheitsgeschehen einzulassen, ist eine freundschaftliche Haltung dem Leiden gegenüber als Ausgangspunkt für die gemeinsame Suche nach Intentionen und Potenzialen. In seinem bekannten Bild der Depression als «Dame in Schwarz» zeigt C. G. Jung, dass es darum geht, die Depression einzuladen und ihr zuzuhören, was sie zu sagen hat (zit. n. Hell, 2018, S. 17; s. a. Kleespies, 1998). Mit dieser «Gasthaus-Haltung», einer der zentralen Gefühlshaltungen, die prozessorientiertes therapeutisches Handeln begründen (s. Kap 3.4.1 Metaskills), wird die Gesamtheit der Person eingeladen, ihre Lebensgeschichte im persönlichen, familiären und sozialen Kontext zu explorieren. Wie geht die Klient:in mit der depressiven Problematik um? Wie zeigen sich seine:ihre Betroffenheit und Reaktionsweisen in Beziehungen? Wie zeigt sich das einzigartige Leiden und die Reaktion der Klient:in? In welcher Weise sucht er:sie in der Erkrankung Schutz? Welche möglichen Entwicklungsrichtungen zeigen sich und wie können diese in den Alltag integriert werden? Welche Antwort auf die Sinnfrage verlangt die spezifische Situation der Klient:in ab?

> «Nicht ist hier die Not dem Notleidenden auszureden, sondern umgekehrt: Aufgestellt muss sie werden rings um ihn, wie ein Spiegel seines in die Irre der Lebensflucht ausgewichenen Daseins» (von Gebsattel, 1954, zit. n. Hell, 2018, S. 17).

Mit einem derartigen Spiegel wird das Muster erforscht, worauf die depressive Entwicklung energetisch (Jung, 1979b, 1981a), strukturell und systemisch eine verständliche und passende Antwort ist. Das aktuelle Geschehen wird mit «typischen Situationen», frühen Erinnerungen und lebensgeschichtlichen Noxen in Beziehung gesetzt. Mit der Einbettung der Depression in den Langzeitprozess mit seinen Herausforderungen und Entwicklungsmöglichkeiten – gerade auch im Kontext der Beziehungen der Klient:in – entdeckt diese:r das Geschehen als bedeutungsvoll und richtungsweisend. Werden die Schwierigkeiten der Klient:in im Spiegel des eigenen persönlichen Lebensmythos untersucht, der sich in frühen Kindheitsträumen (Jung, 1987) zeigt, offenbart die depressive Symptomatik ihre Bedeutung und ihren Sinn. Es zeigt sich, dass «etwas am Symptom richtig ist» und zugelassen werden soll. Steckt im Rückzug oder in der Agitation der Depression ein Versuch, das fragile Selbst zu schützen, Zugang zu finden zu nicht zugelassenen Gefühlen, zu Trauer, Angst, Aggression?

Über die Sinnhaftigkeit der Schwermut sagt Kierkegaard: «Es ist meine Überzeugung, mein Sieg über die Welt, dass ein Mensch, der die Bitterkeit der Verzweiflung noch nicht geschmeckt hat, die Bedeutung des Lebens verfehlt hat» (Kierkegaard, 1969, zit. n. Hell, 2018, S. 20). Die Freiheit des Menschen erlaubt ihm, sich seinem Leid zu stellen und durch seine Einstellung Sinn zu finden (Frankl, 1959, 1982, 2008).

Im prozessorientierten Modell stehen – gemäss dem energetischen Standpunkt von Jung (1979b, 1981a) – primäre und sekundäre Prozesse in einem kompensatorischen Verhältnis zueinander: «When one is depressed, energy flows out of consciousness into the unconscious, often into body symptoms.

Energy never disappears but transforms and may appear in dreams, inner and outer life» (Mindell, 1985b, S. 84).

Das prozessorientierte Theoriemodell geht über den energetischen Standpunkt hinaus hin zu einem Informations- und Strukturmodell: das heisst a) Bedeutungen marginalisierter Erfahrungen werden dem Bewusstsein zugänglich gemacht und b) aus den Strukturen des Prozesses (Prozessstruktur) lassen sich therapeutische Handlungsanweisungen ableiten, die wiederum darauf abzielen, marginalisierte Erfahrungsanteile zugänglich zu machen. Im klinischen Interview wird die Fähigkeit der Klient:in zu Metakommunikation und Selbstreflexion geklärt. Diese Fähigkeiten sind abhängig von der genetisch-biologischen Ausstattung der Klient:in und durch das Ausmass des erlebten (frühen) Missbrauchs beeinträchtigt sein können.

Die Prozessorientierte Psychotherapie integriert im Zusammenhang mit dem Störungsbild der Depression die ätiologischen Perspektiven anderer Theoriemodelle.

Analytische Theorien

Psychoanalytische Theorien gehen von frühen Entwicklungsstörungen aus, die zu Strukturdefiziten des Selbst führen. In der Ätiologie der Depression spielt eine fehlgeleitete narzisstische Entwicklung eine Rolle. Verlust oder Beeinträchtigung einer fürsorglichen und stabilen Beziehung in der frühkindlichen Phase führt zu Unlust-, Ärger- und Hassgefühlen. Auf dem Boden dieser «primären Wunde» entstehen starke Zuwendungsbedürfnisse, Abhängigkeitsgefühle, Trennungs- und Verlustängste mit Überanpassung und Gefühlen der Insuffizienz. Schuldgefühle (aufgrund der aggressiven Impulse) werden gegen das eigene Selbst gerichtet.

> «Psychodynamisch betrachtet spielt die adäquate empathische Erlebnisfähigkeit der Mutter [bzw. früher Bezugspersonen, Anm. des Verf.] in der Dualunion mit dem Kind eine entscheidende Rolle. Im gesunden Prozess der narzisstischen Entwicklung füllt sich das Selbst mit Inhalten und Gefühlen und rundet sich ab. Bei einer gestörten narzisstischen Entwicklung sind die integrierenden und umformenden Prozesse misslungen. Das Selbst rundet sich nicht ab: es entleert sich, wird inhaltslos und gefühlskalt. Es bleibt eine Lücke» (Morgenthaler, 1984, S. 31).

Depressionen finden sich auf allen Strukturebenen. Zentral ist der Grad der Integration, das heisst, auf welchem Niveau die misslungene Entwicklungsstörung angesiedelt ist.

- Auf neurotischem Niveau finden wir Beziehungskonflikte, die sich als Konflikte zwischen Persönlichkeitsanteilen manifestieren, zum Beispiel zwischen Erwachsenen-, Kind- und Eltern-Ich.
- Auf der Ebene der Persönlichkeitsstörungen finden wir ein lückenhaftes Selbst, mit mehr oder weniger dissoziierten Ich-Anteilen. Versuche der Stabilisierung und Selbstheilung mittels Impulsdurchbrüchen, Sucht, sexuellem Ausagieren, Risikoverhalten, Beziehungsstörungen, Alexithymie und anderen Verhaltensweisen.
- Auf der Ebene der Psychosen werden beschädigte oder fehlende Selbststrukturen traumartig (wahnhaft) vervollständigt.

Die Prozessorientierte Psychotherapie arbeitet je nach Strukturniveau konfliktbezogen, stützend oder mittels empathischer Spiegelung an Integration und Wiederaufbau beschädigter oder fehlender Selbststrukturen. Bei Strukturdefiziten stellt der veränderte Bewusstseinszustand die «Plombe» dar, die den fehlenden Persönlichkeits- oder Selbstanteil vorübergehend ersetzt. Im veränderten Bewusstseinszustand findet der impulsive Mensch momentane Entlastung, Sicherheit und Entspannung. (Techniken des Zugangs zur ersehnten Ganzheit werden im Kap. 4.4 vorgestellt).

Lerntheorie

Die kognitive Verhaltenstherapie (KVT) sieht in ihrem Theoriemodell dysfunktionale Kognitionen als Ursache von Depressionen. Die Konstruktion eines negativen Selbst- und Weltbildes wird als Folge von belastenden Erfahrungen durch zirkuläre Rückkoppelungsschleifen verstärkt. Es bildet sich die sogenannte negative kognitive Triade heraus. Diese besteht aus einem negativen Selbstkonzept, der negativen Interpretation der eigenen Erfahrungen in Beziehungen und mit der Welt und negativen Zukunftsperspektiven.

Kognitive Verzerrungen prägen Selbstbild und Realität: negatives Denken, falsche Schlussfolgerungen, Generalisierungen, Pars pro Toto-Denken, überhöhte Ansprüche usw. laufen als automatische Denkschemata ab. Diese Denkschemata erscheinen dem depressiven Menschen plausibel. Im therapeutischen Gespräch werden diese kognitiven Verzerrungen dekonstruiert. Als wissenschaftlich belegt gilt einerseits, dass Kognitionen Stimmung, Emotionen und körperliches Befinden beeinflussen. Andererseits gilt als erwiesen, dass negative Erfahrungen besser erinnert werden als positive, was evolutionär sinnvoll erscheint (swissinfo, 2009).

Die Prozessorientierte Psychotherapie bezieht durchaus die Auseinandersetzung mit kognitiven Verzerrungen in die Therapie der Depression mit ein. So werden kognitive Konstruktionen von Selbst- und Weltbild hinterfragt und korrigierend durch zielführendere Konzepte ersetzt. Aus prozessorientierter Perspektive umfasst die depressive Erfahrung jedoch mehr als kognitive Schemata. Diese Schemata werden als repetitive affektlogische Muster (Ciompi, 1982) betrachtet, die mehrdimensional repräsentiert sind: visuell, auditiv, propriozeptiv (im Körper), kinästhetisch (in Bewegungsabläufen), in Beziehung zu anderen Menschen, zur Gruppe sowie zur Welt. Entsprechend involvieren prozessorientierte Interventionen Repräsentationen von Erfahrung in allen Wahrnehmungskanälen mittels ganzheitlicher «Verkörperungen» von Persönlichkeitsanteilen mit ihren entsprechenden *emotionalen* Erfahrungen.

Systemische Theorien

Auch die systemischen (zirkulären, kybernetischen) Theorien fragen nach der Intention einer Störung. Sie verstehen die Depression der «identifizierten Patient:in» nicht aus der individuellen Psychologie heraus, sondern als Symptom des interpersonellen Systems, als Symptom, das aus dem familiären und gesellschaftlichen Kontext hervorgeht und kongruent dazu passt. Die Depression ist in dieser Sicht Ergebnis von Kommunikationsstrukturen und Machtverhältnissen des Systems. Die depressive Symptomatik der «identifizierten Patient:in» ist Komplement und Kommentar zur einseitigen Bewusstseinslage des Systems und eine Antwort auf das kommunikative und soziale Feld, dessen Teil sie ist (Watzlawick et al., 1967/1969). Wie die «identifizierte Patient:in» in der Familie verkörpern Randgruppen in der Gesellschaft die «Schatten der Stadt». Sie leben das, was von der Mehrheit marginalisiert wird (Mindell, 1989a).

Bindungstheorie

Die Bindungstheorie von John Bowlby (1969, 1982; Brisch, 2015; Grossmann & Grossmann, 2003), die auf Beobachtungen von Mutter-Kind-Interaktionen basiert, bildet einen wichtigen Baustein zur Ätiologie von Depressionen. Brown und Elliot (2016) fassen die Forschungsergebnisse über den Zusammenhang zwischen Bindungsstil und depressiven Erkrankungen zusammen. Shaver und Mikulincer (2007) haben über hundert Studien gefunden, die diesen Zusammenhang untersuchten. Nur drei davon stellten keinen signifikanten Zusammenhang fest. Vor allem scheint es einen starken Zusammenhang zwischen ängstlich-unsicherer Bindung und depressiver Symptomatik zu geben. Ebenso besteht eine Korrelation zwischen vermeidend-unsicherer Bindung und depressiver Symptomatik, jedoch weniger stark ist wie bei ängstlich-unsicherer Bindung. Riggs und Jacobvitz (2002) weisen in einer Untersuchung nach, dass insbesondere das Symptom der Suizidalität bei ängstlich-unsicherer Bindung deutlich häufiger vorkommt als bei vermeidend-unsicherer Bindung.

Es besteht ein auffälliger Zusammenhang zwischen der milden chronischen Depression und einem unsicheren vermeidenden Bindungsstil einerseits und der «kreativen» und «aggressiven Depression» und einem unsicheren ängstlich-besorgten Bindungsstil andererseits (Shaver & Mikulincer, 2007). Bei Menschen mit einem vermeidenden Bindungsstil kommt zu der Vermeidung von nahen Beziehungen und der Vermeidung des Zustandes der Hilfsbedürftigkeit bei einer Depression noch erschwerend hinzu, dass diese Klient:innen vermeiden, überhaupt einzusehen, dass sie depressiv und therapiebedürftig sind. Da diese Menschen aber auch häufig in der Lage sind, ihre Funktionalität im Alltag aufrechtzuerhalten, ist die Intensität und Häufigkeit der depressiven Symptomatik bei Menschen mit vermeidendem Bindungsstil geringer als bei jenen mit ängstlich-besorgtem Bindungsstil (Kobak et al., 1991, zit. n. Brown & Elliott, 2016). Menschen mit ängstlich-besorgtem Bindungsstil identifizieren sich eher als Opfer, und es fehlt ihnen die Möglichkeit, ihre Kraft und Aggression sinnvoll einzusetzen. Möglicherweise gibt es auch einen Zusammenhang zwischen psychotischer Depression und der desorganisierten Bindung als der schwersten Form von unsicherer Bindung.

4.1.3 Interventionen

Je nach Schweregrad der Depression drängen sich unterschiedliche Interventionen auf. In jedem Fall gilt es zu prüfen, ob das persönliche und berufliche Umfeld einzubeziehen ist und ob es einer Unterstützung durch Antidepressiva bedarf. Bei langandauernden und schweren Depressionen ist zudem eine somatische Abklärung notwendig. Die Zusammenarbeit mit Hausärzt:innen oder Psychiater:innen ist angezeigt. Wenn es auslösende Faktoren am Arbeitsplatz gibt oder eine Arbeitsunfähigkeit vorliegt, ist mit der Klient:in zusammen zu erörtern, ob aufklärende Gespräche mit der Arbeitgeber:in sinnvoll wären. Das Einfädeln zusätzlicher ambulanter Behandlungen (psychiatrische Spitex, Körpertherapien, Kreativitätstherapien usw.) kann unter Umständen einer stationären Behandlung vorzuziehen sein. Bei akuter Suizidalität kann der Einbezug von Angehörigen, anderen Therapeut:innen, Notfallpsychiater:innen oder der Polizei zwingend notwendig sein.

Die Handlungsanweisungen der Prozessorientierten Psychotherapie ergeben sich aus der präzisen Wahrnehmung und Unterstützung der Kommunikationssignale im intersubjektiven Feld. Mit der Fähigkeit, die Signale in den verschiedenen Wahrnehmungsmodi in identitätsnahe und identitätsferne Cluster (Persönlichkeitsanteile) zu gliedern, kann die Therapeut:in deren Entfaltung gezielt bis hin zur Integration als einer neuen Kohärenzerfahrung unterstützen. Im Schritt über die bekannte Identität hinaus identifiziert sich die Klient:in mit der störenden Erfahrung in direkter Rollenverkörperung und erlebt so die dazugehörigen Affekte, Emotionen, Empfindungen, Bewegungsmuster, Beziehungs- und Welterfahrungen. Mit der Entfaltung dieser «Figur aus dem Unbewussten» fliessen die Energien zurück ins Bewusstsein und enthalten Botschaften für das Ich, die im Alltag zu integrieren sind. Therapeut:in und Klient:in verweben diese Erfahrung des Unbewussten mit dem bewussten Alltagsich zu einer neuen Qualität angenäherter Gegensätze.

Die oberste Maxime prozessorientierten Handelns bildet die genaue Beobachtung des Feedbacks (s. Kap. 3.4.3): «I focus upon gaining positive verbal and non-verbal feedback from the client and have discovered that this occours most frequently when I let his process and my momentary situation define the so called ‹therapy situation›» (Mindell, 1985b, S. 31f.). In die gleiche Richtung zielt: «Wir haben den Menschen, der vor uns steht, nur dann korrekt wahrgenommen, wenn er oder sie völlig mit unseren Beobachtungen einverstanden ist» (Mindell, 1989a, S. 33).

Die aufmerksame und exakte Beobachtung der Signale im intersubjektiven Feld und die Ausrichtung von Haltungen und Interventionen am Feedback der Klient:in ist zentral bindungsrelevant. Mit diesen Techniken der Feineinstimmung arbeiten prozessorientierte Therapeut:innen unmittelbar an der Bindung, hin zu lebendigen Beziehungserfahrungen und gegen den depressiven Rückzug, die Isolation und Unsicherheit.

Kindliche Grundbedürfnisse wie Sicherheit, Dazugehörigkeit, Wert, Ausdrucksfähigkeit, Neugierde usw. werden bei frühen Bindungsproblemen vernachlässigt oder unterdrückt. Die entmutigte, depressive Klient:in ist von diesen Bedürfnissen besonders stark abgeschnitten. Die Einstimmung der Therapeut:in stellt den Kontakt zu diesen elementaren Bedürfnissen wieder her und die Bindungssymptomatik kann bis zu einem gewissen Grad korrigiert werden. Das kann implizit durch die Qualität der therapeutischen Beziehung (s. Kap. 3.4) wie auch explizit durch Thematisierung der therapeutischen Beziehung geschehen. So werden auch Beziehungsmuster und unbewusste Bewältigungsstrategien leichter behandelbar, wie zum Beispiel das Vermeidungsverhalten bei unsicher gebundenen Menschen, deren Abwehrstruktur die therapeutische Behandlung deutlich erschweren kann.

An dieser Stelle soll ein Beispiel für eine kurze, bindungsrelevante Intervention, wie sie in der psychotherapeutischen Prozessarbeit häufig angewendet wird, den prozessorientierten Ansatz näher erläutern:

Th.: «Wollen Sie mir sagen, was Sie so traurig macht?»
Kl.: «Hmm, ja» (senkt den Kopf und dreht ihn etwas zur Seite, sieht den Therapeuten nicht mehr an, darüber hinaus ist keine Bewegung mehr wahrnehmbar, der Klient scheint den Atem anzuhalten).
Th.: «Vielleicht wollen Sie es im Moment lieber nicht erzählen?»
Kl.: «Ja doch schon ...» (sieht den Therapeuten weiter nicht an)
Th.: «Manchmal möchte ein Teil etwas erzählen und ein anderer möchte nicht. Für mich ist beides völlig in Ordnung.»
Kl.: Sieht den Therapeuten nun direkt an und holt tief Luft: «Eigentlich möchte ich jetzt wirklich noch nicht darüber reden.»
Th.: «Ja, ist gut so.» (lächelt den Klienten warm an)

Fallbsp. 3: Bindungsrelevante Intervention 1 (Heidelberg, pers. Beob., Winterthur, 2020)

Die Klient:innen werden darin unterstützt, Ich-Anteile, die mit Symptomen verbunden sind, bewusst wahrzunehmen und genau zu beobachten. Ich-Anteile, die sich unsicher, ängstlich, ambivalent, verstrickt oder vermeidend in Beziehungssituationen verhalten, werden so besser verstanden. Mit dem Verstehen von wesentlichen Beziehungsmustern nimmt die Fähigkeit zu, sich von getriggerten Reaktionen so weit zu distanzieren, dass es den Klient:innen möglich wird, Zugang zu eigentlich vorhandenen Ressourcen zu finden, die ihr Beziehungserleben regulieren können.

Indem die Therapeut:in und das erwachsene Ich der Klient:innen direkt in einen nonverbalen und verbalen Kontakt zu frühkindlichen bindungstraumatisierten Anteilen treten, erfahren diese ein neues Gefühl von Sicherheit im Hier und Jetzt. Dies ermöglicht, die ursprünglichen Bindungserfahrungen zu relativieren.

Das folgende Beispiel zeigt, wie sich dieses Vorgehen in der Praxis gestaltet:

Kl.: «Ich mache alles falsch, niemand mag mich.»

Th.: Beobachtet den kindlich klagenden Tonfall. «Tut mir leid, dass Sie das so empfinden. Wie alt fühlen Sie sich, wenn Sie das sagen?»

Kl.: «Weiss nicht.»

Th.: «Wenn Sie einen Moment selbst auf Ihre Stimme und Ihre Gefühle achten …»

Kl.: Schweigt einen Moment lang, sagt dann: «Vielleicht fünf.»

Th.: Vermutet, dass die Gefühle der Klientin auf ein noch jüngeres bindungstraumatisiertes inneres Kind zurückgehen, arbeitet aber trotzdem weiter mit der subjektiven Alterswahrnehmung der Klientin: «Dann ist es im Moment Ihr inneres 5-jähriges Kind, das sich so fühlt.»

Kl.: Nickt.

Th.: Was braucht das 5-jährige Kind in diesem Moment?

Kl.: «Trost!»

Th.: «Wer könnte den Trost jetzt spenden?»

Kl.: «Ja Sie!»

Th.: «Das würde ich gerne. Und zusätzlich frage ich mich, ob Ihr erwachsenes Ich das nicht auch könnte.»

Da die Klientin auf diese Frage ein gemischtes, ambivalentes Feedback gibt, nimmt der Therapeut an, dass das erwachsene Ich der Klientin in diesem Moment nicht stabil genug ist, um Trost spenden zu können und fragt daher nach einer imaginativen oder erinnerten Hilfsfigur, der das leichtfallen würde. In der Folge erarbeiten Klientin und Therapeut gemeinsam ein Bild, eine Gefühlsqualität und eine Aussage der Hilfsfigur gegenüber dem 5-jährigen inneren Kind. Ohne dass die Klientin sich ganz mit dem kompetenten, mitfühlenden erwachsenen Ich identifizieren muss, was in dem Moment noch eine Überforderung wäre, kann sie so doch erleben, wie es sich anfühlt zu trösten und getröstet zu werden. Sobald die richtige Qualität und Aussage gegenüber dem kindlichen Ich gefunden ist («Ich mag Dich. Du bist völlig in Ordnung.»), gibt die Klientin ein deutliches positives Feedback (Lächeln, ein erleichtertes Ausatmen).

Fallbsp. 4: Bindungsrelevante Intervention 2 (Heidelberg, pers. Beob., Winterthur, 2020)

4.1.4 Vier Hauptarten der Depression im prozessorientierten Verständnis

Die Psychotherapeutische Prozessarbeit unterscheidet vier Hauptarten von Depressionen, die kreative, die normale aggressive, die milde chronische und die psychotisch extreme Depression:

1. Menschen mit einer *kreativen oder transformativen Depression* erleben sich deprimiert, finden jedoch aus ihrer Verstimmung heraus, indem sie die blockierte Energie in kreatives Handeln umzusetzen vermögen.
2. Menschen mit *aggressiver Depression* beschreiben sich als depressiv und nennen viele der bekannten Symptome. Sie sagen beispielsweise, sie seien niedergeschlagen. Eine wichtige Frage dabei kann sein: Wer oder was drückt die Klient:in nieder? Wenn er:sie sich mit dieser niederdrückenden Kraft identifiziert, kommt häufig die unterdrückte Kraft und Aggression an die Oberfläche. Es ist dann die Aufgabe der Therapeut:in, der Klient:in zu helfen, diese Kraft zu integrieren, damit er:sie sich nicht mehr als Opfer einer niederdrückenden Kraft empfinden muss.
3. Menschen mit einer *milden chronischen Depression* identifizieren sich nicht mit der Depression und versuchen ihr funktionierendes Alltagsich um jeden Preis aufrechtzuerhalten. In diesem Fall ist es wichtig, den Klient:innen zu helfen, ihren Zustand körperlich, emotional und kognitiv genau wahrzunehmen und sich einzugestehen, dass sie nicht mehr weiterwissen. Erst dann werden sie wirklich offen für therapeutische und andere Hilfen sein und eine Chance haben, versteckte Ressourcen zu nutzen.
4. Menschen mit *psychotischer Depression* fehlt die Funktion, die eigenen extremen Zustände beobachten zu können. Sie sind diesen Zuständen vollständig ausgeliefert. Eine Möglichkeit einer psychologischen Intervention besteht darin, dass die Therapeut:in den extremen Zustand vollständig besetzt (s. Fallbsp. 6 & 7). Wenn er:sie den Pol des extremen Zustandes übernimmt, wird die Klient:in vorübergehend in ein normaleres, rationaleres Ich kippen («Flip-Flap»). Bei schweren Formen der Depression ist der Ansatz in der psychotherapeutische Prozessarbeit, die Klient:in unter Einsatz von Psychopharmaka zu behandeln.

Eine scharfe Trennung der verschiedenen Formen von Depression ist kaum möglich. Die WHO unterscheidet depressive Episoden darum einzig aufgrund ihres Schweregrades (leicht, mittel, schwer) und ihres Verlaufs (einmalig, rezidivierend). Ähnlich unterscheidet die Prozessarbeit vier Hauptarten von Depressionen aufgrund von Schwere und Verlauf. Das zentrale Unterscheidungsmerkmal ergibt sich aus der Selbstbeschreibung der Person, aus der sich konkrete Handlungsanweisungen ableiten.

Im Folgenden werden die jeweiligen Interventionen der Prozessorientierten Psychotherapie zu den verschiedenen Formen vorgestellt.

Interventionen bei normaler (kreativer oder transformativer) Depression

Mit Jung unterscheiden wir eine normale (kreative oder transformative) Depression von schwereren Formen (zit. n. Kleespies, 1998, S. 42; s. a. Mindell, 1989a). Depressive Verstimmungen können den Individuationsprozess stimulieren und in einem kreativen Veränderungsprozess zur Integration von neuen Verhaltensweisen führen. Die Klient:in grenzt sich beispielsweise von Selbstkritik («das kannst Du nicht») ab und behauptet sich gegen Niedergeschlagenheit und Rückzugstendenzen. Die Libido ist in diesen Fällen energetisch stärker mit positivem Selbstwert verbunden und bleibt nicht an unbewusste Motive gebunden, wie dies bei mittelschweren Depressionen der Fall ist. In kreativen Prozessen wird die «Held:innenreise» bestanden, der «Schatz» gehoben, der danach dem Ich in der Wandlung als neue Energie zufliessen kann. Um diesen Transformationsprozess zu unterstützen, werden in der Praxis Signale, die weiter vom Alltagsich entfernt sind (Spürerfahrungen, emotionale Reaktionen, Träume, Bewegungen, Töne, Beziehungserfahrungen usw.), kreativ entfaltet und ins Selbstbild integriert.

In einem Praxisbeispiel einer normalen (kreativen) Depression zeigt sich dieses Vorgehen wie folgt:

> Ron, ein Klient in mittlerem Alter, leidet unter Depressionen. [...] Als ich in meine Praxis komme, sitzt er bereits am Boden und sagt zu mir, dass ich mich offensichtlich sehr glücklich fühle. Über sich selbst hingegen meint er, er sei deprimiert. Als er seinen depressiven Zustand schildert, bemerke ich, dass seine Stimme aussergewöhnlich melodiös klingt, wie ich das bei ihm bisher nie wahrgenommen habe. Er geht jedoch nicht auf meinen Kommentar über seine Stimme ein und will, dass wir an einem Traum arbeiten. Er schildert seinen Traum wie ein Märchen: «Es war einmal ein Flötenspieler, der liebte seine Flöte über alles [...]. Meine Verbindung zur Flöte war wie die Verbindung zwischen Stoff und Seele». Ich bemerke seine unverhohlene Freude am Erzählen. Obwohl er sehr deprimiert ist, folgt er meiner Einladung und berichtet detailliert über den Flötenspieler und seine Flöte. Dabei

imitiert er (unbewusst) einzelne Bewegungen des Flötisten. Während er sich voller Hingabe bewegt und ich ihn zum Spiel ermuntere, verwandelt er sich in den Flötenspieler und beginnt, eine wunderschöne, traurige Melodie zu singen. Am Ende sagt er, dass er sich sehr glücklich schätze. Sein Leben sei bedeutungsvoll und er fühle sich nicht mehr deprimiert, da er mit seinen tiefsten Gefühlen in Kontakt gekommen sei.

Fallbsp. 5: Kreative Depression (Mindell, 1993a, S. 43, Übers. d.V.)

Interventionen bei normaler (aggressiver) Depression

Diese Form der klinischen Depression ist dem unsicher-ambivalenten Bindungstyp zuzuordnen. Die Klient:innen sind besorgt, klagen über ihre Lebenssituation, ihre Arbeitssituation oder ihre Partner:innen. Typischerweise fühlen sie sich als Opfer und lokalisieren den «niederschlagenden Aspekt» ausserhalb ihrer selbst. Die Klient:innen beschreiben sich als depressiv. Sie nennen eine Anzahl assoziierter Symptome wie mangelnde Leistungsfähigkeit, verminderten Antrieb, Verlust von Freude und Interesse, bedrückte Stimmung, Gefühle von Niedergeschlagenheit, negative pessimistische Gedanken, mangelndes Selbstvertrauen, Gefühle von Wertlosigkeit und Schuld, Schlaf-, Appetitlosigkeit und Suizidgedanken.

Der so deprimierte Mensch scheint im Körperausdruck «geknickt», er «lässt den Kopf hängen». Der ganze Körper, besonders Kopf, Schultern und Rücken scheinen von einer Last niedergedrückt. Die Prozessstruktur bei der normalen (aggressiven) Depression kann folgendermassen beschrieben werden: Die Patient:in identifiziert sich damit, depressiv zu sein, sich schwer und niedergeschlagen zu fühlen, es nicht zu schaffen oder es nicht wert zu sein, versteinert und wie tot zu sein. Dies ist bewusstseinsnah und wird absichtsvoll verbal und nonverbal mitgeteilt. Gleichzeitig gibt es im inneren System der Patient:in komplementär dazu Anteile, mit denen sie sich nicht identifiziert und die nur indirekt, unwillkürlich ausgedrückt werden. Dies sind Persönlichkeitsanteile, die aktiv und aggressiv unterdrücken, deprimieren, beschweren, niederschlagen, entmutigen, entwerten, beschämen, Suizid nahelegen. Zwischen diesen Anteilen, mit denen sich die Patient:in identifiziert («Primärprozess») und denen, mit denen sie sich nicht identifiziert («Sekundärprozess»), liegt eine Grenze, die überwunden bzw. bearbeitet werden muss, damit sich die Patient:in nicht mehr nur als depressives Opfer erlebt sondern Zugang zu Kraft, Energie, Gewissheit und Handlungsfähigkeit findet (s. Tab. 3).

Ich (primärer Prozess)	**GRENZE**	**Nicht-Ich (sekundärer Prozess)**
Bewusstseinsnahe Inhalte		bewusstseinsfernere Inhalte
Intentionale Kommunikation		nicht-intentionale Kommunikation
Willkürliche Signale		Unwillkürliche Signale
Identifikation		**Persönlichkeitsanteile, die die Klient:in**
Ich bin depressiv.		bedrücken, unterdrücken, deprimieren
Ich fühle mich schwer.		beschweren, belasten, ihm eine Last sind
Ich fühle mich niedergeschlagen.		aggressiv angehen, niederschlagen
Ich schaffe «es» nicht.		mutlos machen, kritisieren
Ich bin es nicht wert.		anklagen, ihm Schuldgefühle einflössen, ihn beschämen
Ich bin wie versteinert, tot.		verachten, Rückzug und Suizid nahelegen

Tab. 3: Prozessstruktur bei der normalen (aggressiven) Depression (Mindell, 1989b)

Von oben nach unten sehen wir eine graduelle Zunahme der Symptomatik von leicht bis mittel hin zu schwer. Von links nach rechts finden wir ein Kontinuum von der Identifikation mit der «Opfererfahrung» (Ich bin depressiv) über die Grenzen der depressiven Identität bis hin zu weiter vom Ich entfernt liegenden Emotionen, Affekten, Empfindungen und Spürerfahrungen.

Im «Opfer-Aspekt» (Ich-Identität) erlebt die Klient:in das Resultat der (abgespaltenen) aggressiven, anklagenden und beschämenden Selbstanteile. Die Grenzen der Identität sind verhärtet. Marker der Grenzen sind: «Es lohnt sich nicht, weil ...», «Ich bin es nicht wert, weil ...», «Ich habe schon alles probiert, es nützts nicht, weil ...», «Mein Leben ist sinnlos, weil ...», «Du wärst besser tot, denn ...» und Ähnliches mehr.

Fragestellungen können sein: Welcher Persönlichkeitsaspekt oder welche Kraft drückt die Person nieder? Versuchsweise kann die Klient:in angeleitet werden, die unterdrückende Energie darzustellen, beispielsweise als Bild, in Bewegung oder im Rollenspiel. In diesen Momenten kann er:sie sich unwillkürlich mit seiner marginalisierten Kraft und Aggression identifizieren. Im Prozess ermöglicht die Therapeut:in der Klient:in in der Folge Schritt um Schritt, diese Kraft immer deutlicher als seine eigene wahrzunehmen und schliesslich zu integrieren, sodass er sich nicht mehr als Opfer, sondern als wirkmächtiger Akteur erlebt.

In der normalen (aggressiven) Depression zeigen sich Doppelsignale in Inhalt, Verhalten und Stimme, in Beziehungen in Form von Widerstand und Konflikt sowie in der Gegenübertragung in Stimmungen, im Verhalten und in Gefühlen der Therapeut:in. Kompensatorisch zur Selbstbeschreibung, die oft die Form einer Klage oder Anschuldigung hat (niedergeschlagen, antriebslos, hoffnungslos, schwer) zeigen sich in Satzstruktur (Triangulationen, das Böse im Aussen und so fort) und in den nonverbalen Signalen der Gestik und Mimik, Körperbewegungen und -haltungen, Zeichen von Widerstand, Aggression und Kraft. Sie sind in Selbstkritik und Vorwürfen gegen andere ebenso enthalten wie in Schuld und Schamgefühlen.

In Inhalt, Satzstruktur, paralinguistischen und nonverbalen Körpersignalen der Klient:in sowie der Gegenübertragungserfahrung der Therapeut:in lassen sich identitätsnahe Erfahrungen und sogenannte Nicht-Ich-Erfahrungen oder «störende Prozesse» erkennen. Im Sinne der finalen (synthetischen) Betrachtungsweise von Jung bzw. Mindell werden diese von der Klient:in marginalisierten Prozesse eingeladen, sich deutlicher zu zeigen und daher amplifiziert. Dabei wird die Erfahrung von Schwere, Rückzug oder Stillstand bewusst verstärkt, zum Beispiel

1. im *Rollenspiel*
    - ➢ Der Konflikt wird im Rollenspiel dargestellt. Die Beziehung zwischen dem «deprimierten» und dem «niederschlagenden» Teil wird erforscht. Dabei wird die Klient:in unterstützt, sich mit der «drückenden» oder «niederschlagenden» Energie, dem «Depressor», zu identifizieren. Im Rollenwechsel vom «Opfer» zum «Täter» findet er:sie Zugang zur Energie und Kraft dieses Teils.
2. in der *Körperarbeit*
    - ➢ In Absprache und mit der expliziten Erlaubnis der Klient:in wird durch eine abgrenzende Handbewegung, ein leichter Druck gegen Arme oder Hände Widerstand geleistet. Dies kann die Klient:in unterstützen, mit verdeckten Ressourcen in Kontakt zu kommen.
    - ➢ Die niederdrückende Figur, die Last oder das Gewicht auf Kopf oder Schultern, kann durch sanften Druck auf Kopf oder Schulterpartie verstärkt werden, um Widerstand anzuregen.
    - ➢ Der Arm (Handgelenk) kann leicht geführt werden, bis Spannung spürbar wird, das heisst Widerstand erfolgt.
    - ➢ Die Klient:in kann, verbal oder körperorientiert, mit den Händen gestoppt oder unterbrochen werden, *wobei gleichzeitig* die Gegenwehr und der Widerstand der Klient:in unterstützt werden.
3. in der *Gegenübertragung*
    - ➢ Die Therapeut:in bringt Gegenübertragungsreaktionen ein, die sich als Laune oder Frustration zeigen, zum Beispiel bei wiederholt verspätetem Erscheinen. Die Klient:in wird unterstützt, seine:ihre (aggressiv gefärbten) Gefühle direkter auszudrücken.

Mithilfe dieser Techniken wird die Energie im Hintergrund («Depressor») erfahrungsorientiert so vollständig wie möglich entfaltet – durch Spüren, Fühlen, Bewegen, Stimme geben, in Beziehung bringen, Zeichnen oder mit Material darstellen, also durch Verkörperung (embodiment) und künstlerischen Ausdruck.

Dabei ist die Frage nach Richtung und Sinn des Prozesses wichtig. Was will sich in diesen Nicht-Ich-Erfahrungen zeigen? Was will jener Persönlichkeitsanteil, die sogenannte Traumfigur, zum Ausdruck bringen? Womit ist sie unzufrieden? Auf welchen anderen Persönlichkeitsteil reagiert sie? Welcher Anteil ist möglicherweise dagegen, diese Kraft zu benutzen? Wird diese Aggression verurteilt? Wenn ja, von wem? Welche Glaubenssysteme und internalisierten Glaubenssätze sind vorhanden? Wie kann dieser Anteil in den Alltag eingebracht und integriert werden?

Interventionen bei milder (chronischer) Depression

Menschen mit einer milden chronischen Depression identifizieren sich nicht mit einer depressiven Erkrankung («Mir fehlt nichts»). Sie versuchen ihr funktionierendes Alltagsich um jeden Preis aufrechtzuerhalten. Oft signalisieren Bezugspersonen, dass sie die Klient:in «nicht spüren» oder beklagen sich, dass er:sie nicht sagt, wie es ihm:ihr geht. Interventionen zielen darauf ab, Klient:innen zu helfen, ihren Zustand körperlich, emotional und kognitiv genau wahrzunehmen. Erst wenn es ihnen möglich wird, sich einzugestehen, dass sie nicht mehr weiterwissen, werden sie offen für therapeutische und andere Hilfe und damit für die Möglichkeit, versteckte Ressourcen zu nutzen.

Das klinische Bild der milden chronischen Depression ist leicht bis mittelgradig und entspricht typischerweise einer «Erschöpfungsdepression», meist ohne autoaggressive Suizidfantasien. Die Klient:innen, die oft einen unsicher-vermeidenden Bindungsstil haben, identifizieren sich mit Leistung, einem idealen Bild ihrer Persona, nach dem sie sich gestalten möchten, und mit einer gesellschaftlichen Norm, an die sie sich perfekt anpassen möchten. In dieser «Als ob» Haltung geben sich solche Klient:innen grosse Mühe «durchzuhalten».

Bei der milden chronischen Depression ist der Kontakt der Klient:in zu seinen inneren Erfahrungen abgerissen, der Bezug zu seinem:ihren «wahren Selbst» verloren. Eine innere «Autokrat:in», unterstützt von familiären und gesellschaftlichen Normen, weiss, was «richtig» ist und übt Kontrolle über den Lebensprozess aus (Shapiro, 2001, S. 76). Für die bewusste Einstellung zählt allein messbare Leistung und Erfolg. «Ich habe es wieder im Griff». So gesehen ist die milde chronische Depression das Resultat verdrängter und verleugneter Spürerfahrungen, Gefühle und Träume: «[A] mild chronic depression can result when personal history cuts a person off from the magic of non-ordinary reality» (ebd.). Gerade bei dieser Form der Depression liegen die Ressourcen in den Symptomen selbst, in den nicht zugelassenen Spürwahrnehmungen, Gefühlen und der bedrückten Stimmung im Hintergrund.

Die milde chronische Depression weist folgende Prozessstruktur auf: Die Klient:in identifiziert sich damit («Primärprozess»), dass es ihr ja eigentlich gut ginge, sie es schon allein schaffe oder ziemlich gut überstehe. Er:sie versucht um jeden Preis durchzuhalten. Oft nur durch nonverbale Signale oder durch einfühlsames Nachfragen zeigt sich der Sekundärprozess, womit sich die depressive Patient:in nur schwer identifizieren kann, nämlich ihre depressiven Gefühle, Trauer und Hilfsbedürftigkeit (s. Tab. 4).

Ich (primärer Prozess)	**GRENZE**	**Nicht-Ich (sekundärer Prozess)**
Bewusstseinsnahe Inhalte		bewusstseinsfernere Inhalte
Intentionale Kommunikation		nicht-intentionale Kommunikation
Willkürliche Signale		Unwillkürliche Signale
Mir geht es gut ... eigentlich ...		depressive Gefühle, Stimmungen
Ich hatte eine gute Woche, doch ...		Spürerfahrungen
Ich fühle mich ziemlich gut ...		Gefühle, Trauer, ...

Tab. 4: Prozessstruktur bei der milden chronischen Depression (Mindell, 1989a)

Die Klient:in schildert, sie fühle sich «eigentlich» gut und begründet dieses Befinden mit alltäglichen Erlebnissen. Seine:ihre Schilderungen wirken inkongruent. Es scheinen zwei Persönlichkeitsanteile zu existieren: ein Alltagsich, das angepasst an Normvorstellungen funktionieren will, sowie ein anderes Ich im Hintergrund, das müde, erschöpft, lustlos und ausgebrannt ist. Der bewusstseinsnähere Anteil der Person behauptet «ganz zufrieden» zu sein, der bewusstseinsfernere Anteil der Person signalisiert in Doppelsignalen Befindlichkeiten, Stimmungen, Gefühle, die «verborgen» unter der Oberfläche des Gesagten liegen.

Typische Doppelsignale sind zu erkennen in

- der Stimme: der Ton geht zum Satzende hin nach unten; die Stimmlage ist monoton; die Schilderung durchsetzt mit Pausen;
- der Haltung: Kopf- und Augenbewegungen, die nach unten tendieren (der Kopf ist nach unten geneigt, der Blick geht nach unten;

- der Bewegung: Beine wippen rastlos, sind in Bewegung oder auch verschränkt, verschraubt;
- der Beziehung: die Klient:in ist wenig interessiert, zeigt keine Bezogenheit zu der Therapeut:in.

Die Klient:in ist typischerweise mit seinem äusseren Leben beschäftigt, meist seinem:ihren Beruf, redet oft rational daher. Unbesetzt sind Körperwahrnehmung und Beziehung (wegsehen, abgewandt sitzen). Die Depression ist «sekundär», sie ist der Klient:in verborgen. Das Innenleben wird marginalisiert. Die Klient:in fühlt sich ganz in Ordnung, wäre da nicht dieser Mangel an «etwas», an Kontakt und Lebensenergie. Im nonverbalen Gestus zieht es ihn:sie gegen den Boden, nach unten. Therapie bedeutet hier eine Reise nach Innen und das Wiederherstellen des Kontaktes mit sich selbst und anderen.

Beim «Aufträumen», einer Form der Gegenübertragung (s. Kap. 3.4.4), nimmt die Therapeut:in die Unstimmigkeit zwischen der intentionalen Kommunikation und unwillkürlichen Signalen wahr. Bei der konkordanten Gegenübertragung schätzt er:sie die Klient:in vielleicht für seinen sozialen Rang, seine Kommunikationsfähigkeit und makellose Persona (Maske). Möglicherweise «blendet» ihn:sie der höhere soziale Rang der Klient:in. Bei der komplementären Gegenübertragung nimmt er:sie die depressive Verstimmung wahr, das heisst Konflikte, die niedergedrückte Stimmung, die nicht zugelassenen Gefühle wie Trauer, Leere, Angst, Isolation, Hoffnungslosigkeit, die Sehnsucht nach Kontakt.

Folgende Interventionen sind bei der milden chronischen Depression möglich:

1. Die Therapeut:in nimmt Stimme, Körperhaltung, -position und -bewegungen, Augenbewegungen, Veränderungen im Atem und so weiter wahr und lädt die Klient:in ein, seine:ihre Wahrnehmung darauf zu richten und seine Moment-zu-Moment-Erfahrung zu würdigen.
2. Unwillkürliche Signale und damit verbundene Erfahrungen werden verstärkt, indem die Klient:in aufgefordert wird, seine Wahrnehmung darauf zu fokussieren. Richten sich seine Augen nach oben, sagt die Therapeut:in so etwas wie: «Vielleicht sehen Sie etwas, wenn ja, schauen Sie ganz genau hin.» Neigen sich der Kopf oder die Augen leicht zur Seite: «Hören Sie etwas, wenn ja, hören Sie gut zu.» Wenn die Klient:in schluckt: «Jetzt haben Sie möglicherweise etwas Wichtiges gedacht/gemerkt/gespürt.» Richten sich Kopf oder Augen nach unten: «Ja, spüren Sie das mehr, ja … genau so …»

3. Körperwahrnehmungen werden mittels allgemeiner Körpertechniken wie autogenem Training, Atemübungen, progressiver Muskelentspannung, Grounding-Übungen, Yoga oder spezifisch prozessorientierten inneren Arbeiten (s. Anh. B, Übungen 1–4 & 6) verstärkt.
4. Durch körperorientierte Interventionen (die Klient:in in eine Decke hüllen, Schultern oder Arm berühren) werden Spürerfahrungen amplifiziert. Es ist dabei entscheidend, die Erlaubnis der Klient:in explizit einzuholen und jede Berührung anzukündigen: «Ich berühre jetzt das Handgelenk ...» (Feedback beobachten).

Ziel ist es, die Klient:in achtsam zu begleiten auf dem Weg zu einer vollständigen körperlichen Feinspürerfahrung oder emotionalen Erfahrung. Mit einem momentanen Loslassen von den vertrauten rationalen Denkformen und den emotionalen und körperlichen Erfahrungen, wird die Klient:in an die eigenen Grenzen stossen. Dabei ist es hilfreich, Fragen zu stellen wie «Wer ist möglicherweise dagegen, in diese innere Erfahrung einzutauchen?» oder «Wie genau wird Entspannung, Spüren, Fühlen, Loslassen und so weiter verurteilt?» und damit das Glaubenssystem und die internalisierten familiären und kulturellen Überzeugungen, die einer tieferen inneren Erfahrung entgegenstehen, bewusst zu machen und zu klären (für eine weitere Übung zur Arbeit mit Burnout siehe Übung 5, Anh. B).

Interventionen bei extremer (psychotischer) Depression

Menschen mit schwerer Depression empfinden Gefühle tiefer Hilflosigkeit, Schwere, Versteinerung oder Erstarrung. In Prozessorientierter Perspektive fehlt den Klient:innen mit psychotischer Depression die Funktion, die eigenen extremen Zustände beobachten und darüber metakommunizieren zu können. Sie erfahren Realitäts-«Umbildungen», zum Beispiel einen Schuldwahn, und sind diesen Zuständen ausgeliefert und mehr oder weniger vollständig mit der Erfahrung identifiziert. Wir vermuten einen Zusammenhang zwischen dieser Form der Depression und desorganisierten Bindungserfahrungen in der Kindheit.

Bei schweren Depressionen und Psychosen sind Psychopharmaka in allen Fällen zusätzlich zur Psychotherapie indiziert. Interventionen in extremen Bewusstseinszuständen wie schweren Depressionen mit und ohne psychotische Symptome beruhen auf der Verfügbarkeit und Zugänglichkeit der inneren Persönlichkeitsanteile der Klient:in, auf dem Grad der Fähigkeit zur Metakommunikation und zu adäquaten Rückmeldungen auf den therapeutischen Input. Wenn die Klient:in ausschliesslich eigenweltlich auf seine:ihre innere Geschichte bezogen ist, können sogenannte Flip-Flap-Interventionen die Klient:in entlasten, da sie ihm:ihr für einen Moment erlauben, seinen «normalen» Alltagszustand zu besetzen. Mit solchen Interventionen schaffen wir die Möglichkeit, Menschen in extremen Zuständen zu erreichen. Die Therapeut:in entfaltet dabei den Zustand (z.B. die Überzeugung, der Messias, eine Prostituierte oder vom Teufel beherrscht zu sein usw.), indem er in einer Form des Rollenspiels den Zustand übernimmt oder versucht, aus einer Rolle heraus mit dem Zustand zu interagieren. Übernimmt die Therapeut:in den extremen Zustand, hat die Klient:in die Chance, sich wenigstens vorübergehend mit seinem Alltagsich zu identifizieren. In *Schatten der Stadt* (1989a) schlägt Mindell vor, sich in den ungewöhnlichen Zustand empathisch einzufühlen und diesen in der gefühlten Intensität zu übernehmen, mit dem Ziel, den Klienten innerhalb der Beziehung den «normalen» Pol besetzen zu lassen.

Das folgende Beispiel zeigt eine Flip-Flap-Intervention bei einem Klienten mit schwerer Depression:

> Die Mutter bringt ihren depressiven 30-jährigen Sohn in die Praxis. Seine Diagnose lautet: bipolare Störung, gegenwärtig schwere depressive Episode mit teilweise psychotischen Symptomen. Komorbidität: Heroinabhängigkeit. Klient und Therapeut kennen sich seit zwei Jahren, und es besteht eine solide therapeutische Beziehung.
>
> Die Mutter führt ihren Sohn am Arm in die Praxis, der Klient bewegt sich langsam, wie in Zeitlupe, wirkt abwesend, aschfahl. Mutter: «Mein Sohn will in die Klinik! Er muss in die Klinik! Seit Tagen sitzt er apathisch zu Hause.» Der Klient redet mit matter, fast unhörbarer Stimme. «Ja, ich fühle mich hilflos und schwach … das Leben weicht aus mir … es nützt nichts mehr.» Der Therapeut erkundigt sich, ob er suizidal sei. Der Klient schüttelt den Kopf: «Nein, aber es geht einfach nicht mehr … Ich habe keine Kraft mehr …» Nach ein paar Minuten nimmt der Therapeut die depressive Energielosigkeit auf und lässt sich in einem «Anfall von Schwäche» langsam zum Klienten hinsinken. Da wacht der Klient plötzlich auf, packt den Therapeuten an den Schultern und sagt mit kräftiger Stimme: «Das kann es doch nicht sein (lacht laut auf)!» Mit leuchtenden Augen und kraftvollen Bewegungen führt er den Therapeuten zu seinem Stuhl und setzt ihn aufrecht hin: «So, geht es wieder?» Wie verwandelt in Ausdruck, Befindlichkeit, Stimme und Körperhaltung spie-

geln sich im Klienten augenblicklich Energie und Kraft. Daraufhin unterstützt der Therapeut den Klienten, den Zustandswandel bewusst nachzuvollziehen und mit der Kraft in Verbindung zu bleiben. Der Klient spricht mit normaler Stimme, offenen Augen, sein Ausdruck ist freundlich und gefasst. Er dreht sich zur Mutter: «Mutter, sei ohne Sorge, es geht mir viel besser, ich gehe heute nicht in die Klinik!» Wir vereinbaren einen Termin für den übernächsten Tag. Ich versichere ihm, für ihn da zu sein, wenn er mich in der Zwischenzeit brauchen sollte.

Fallbsp. 6: Psychotische Depression 1 (Hauser, pers. Beob., SPD Luzern, 1991)

Ein weiteres Beispiel einer Flip-Flap-Intervention bei einer Klientin mit psychotischer Depression:

Die Klientin, ca. 55-jährig, erscheint schwerfällig, bewegt sich langsam, spricht schleppend. Vor drei Jahren wurde sie von ihrer Arbeitsstelle entlassen, worauf sich die Depression entwickelte und die Klientin einen Suizidversuch unternahm. Als Hauptproblem nennt sie den Verlust ihres künstlichen Gebisses: «Ich versuchte ins Wasser zu springen, aber ich war nicht erfolgreich. Ich verlor dabei die Zähne [...]. Das Leben bereitet mir keine Freude mehr [...]. Wenn ich gute Zähne und meine alte Stelle zurückhätte, dann würde es mir gutgehen» (S. 112).

Die Klientin ist stark identifiziert mit Hoffnungslosigkeit und der Ablehnung dem Leben gegenüber. Im intersubjektiven Feld der Therapie ist derjenige Persönlichkeitsanteil der Klientin, der leben will, unbesetzt («Wenn, ... dann würde es mir gutgehen»). Je einseitiger die Klientin in ihrer Ablehnung ist, desto polarisierter erlebt sich der Therapeut in seinem Wunsch, sie ins Leben zurückzuholen. Je mehr die deprimierte Klientin von Hilfe hört, desto stärker polarisiert sich ihre ablehnende Haltung. In diesem Teufelskreis gefangen, verfestigen sich die Positionen mit dem Resultat, dass die Klientin in der Position der Depression festsitzt.

Th.: «Ich bin jetzt bereit zu gehen. Nichts hat funktioniert, nichts hilft. Ich will weggehen und allein sein und nachdenken. Leider können wir hier sowieso nichts tun. Schade.»

Kl.: «Nein, ich bin glücklich, dass Sie hier sind.»
Th.: «Wirklich?»
Kl.: «Ja, für mich sind Sie ein Fremder, und es war eine grosse Hilfe und eine gute Sache, dass ich über so intime Details mit Ihnen reden konnte. Ich fange sogar an, gerne über mich selbst zu sprechen.» (Sie kichert)
Sozialarbeiterin: «Das ist das erste Mal, dass ich sie je habe lachen sehen!»
Th.: «Geben Sie mir noch einen Kaffee, ich habe jetzt genug und will gehen.»
Sozialarbeiterin: «Sehen Sie keine Möglichkeit, ihr zu helfen? Bleiben Sie!»
Kl.: «Ja! Sehen Sie irgendeine Möglichkeit mir zu helfen? Jetzt wäre ich wirklich interessiert, wenn Sie mir etwas Hilfreiches sagen könnten!» (S. 115)

Fallbsp. 7: Psychotische Depression 2 (Mindell, 1989a)

Indem der Therapeut die Position der deprimierten und hoffnungslosen Klientin übernimmt, greift die Klientin den freien Pol auf und zeigt Interesse am Leben. In der weiteren Behandlung soll dieser Pol frei bleiben, damit die Klientin weiterhin diesen Persönlichkeitsaspekt besetzen kann. Dies gelingt am besten, wenn der Therapeut die deprimierten Aspekte verkörpert.

Im Umgang mit *suizidalen Tendenzen* stellt sich die Frage nach der Symbolik des Todeswunsches. Statt einer bewussten Loslösung wird der destruktive Prozess ausagiert. Je nach Strukturniveau der Klient:in kann der «Suizid» symbolisch im Sinne einer Bewusstseins- und Entspannungsübung im Hier und Jetzt entfaltet und erfahren werden als Qualität einer inneren Ruhe, von Frieden, Gelassenheit und Losgelöstheit. Im Sinne innerer Konfliktarbeit stellen sich die Fragen: Gegen welchen Selbstanteil richtet sich der Suizidwunsch? Was wäre anders, wenn die Klient:in tot wäre? Der Suizidwunsch (Todeserfahrung) kann den Wunsch (final) nach Loslösung vom Leiden bedeuten. Suizid bleibt eine Wahlmöglichkeit, Teil unserer Freiheit. Gleichzeitig ist (meist) klar, dass der Wunsch der Klient:in nach Therapie diesem Todeswunsch entgegensteht. An dieser Polarisierung zu arbeiten, bedeutet zu klären, ob und wie das therapeutische Setting die Wahl am Leben zu bleiben beinhaltet. Bei bestehender Suizidalität wird ein Non-Suizidkontrakt abgeschlossen.

4.2 Angst- und Panikstörung

4.2.1 Klassifikation und Diagnostik

Panikanfälle sind oft unerwartet auftretende heftige somatopsychische Zustände, begleitet von Unbehagen und Furcht, die scheinbar spontan auftreten. Panikanfälle werden diagnostiziert (nach DSM-5), wenn vier der folgenden dreizehn Symptome innerhalb von 10 Minuten erlebt werden:

1. Atemnot	8. Unwirklichkeits- und Entfremdungsgefühle
2. Schwindel, Benommenheit, Ohnmachtsgefühl	9. Kribbeln oder Taubheitsgefühle
3. Herzrasen, Herzklopfen und -stolpern	10. Hitzewallungen oder Kälteschauer
4. Zittern, Beben	11. Schmerzen, Engegefühle in der Brust
5. Schwitzen	12. Angst zu sterben
6. Erstickungsgefühle	13. Angst, verrückt zu werden oder die Kontrolle zu verlieren
7. Übelkeit, Gefühl Durchfall zu kriegen	

Eine Panikstörung, (ICD-10: F41.0) und (DSM-IV: 300.01), wird erst bei wiederholtem Auftreten von Panikanfällen diagnostiziert. Zu prüfen ist allerdings, ob die Panikattacke möglicherweise substanzinduziert ist, durch eine somatische Erkrankung (z. B. Schilddrüsenüberfunktion) hervorgerufen wird oder durch andere Angststörungen besser erklärt werden kann. Panikstörung und Agoraphobie treten oft gemeinsam auf, sind aber deutlich unterscheidbare Syndrome. Entsprechend ist differenzialdiagnostisch zu prüfen, ob eine Panikstörung mit oder ohne Agoraphobie vorliegt. Bei Vorliegen von Vermeidungsverhalten werden oft die Kriterien für Agoraphobie erfüllt, die diagnostische Notierung ist entsprechend «Panikstörung mit Agoraphobie» (ICD-10: F41.01); (DSM-IV: 300.02).

Eine Agoraphobie (ICD- F40.0) wird diagnostiziert bei Befürchtungen, das Haus zu verlassen, Geschäfte zu betreten, in Menschenmengen und auf öffentlichen Plätzen zu sein, mit Bahn, Bus oder Flugzeug zu reisen. Die Vermeidung der phobischen Situation steht oft im Vordergrund. Manche Agoraphobiker:innen erleben nur wenig Angst, da sie die phobische Situation meiden können.

Oft kommen mehrere Störungsbilder gemischt vor. Die häufigsten Differenzialdiagnosen sind: Spezifische Phobie (ICD-10: F40.2); Soziale Phobie (ICD-10: F40.1); Generalisierte Angststörung (ICD-10: F41.1); Zwangsstörung (ICD-10: F42.0-9); Posttraumatische Belastungsstörung (F43.0, F43.1); Konversionsstörung (ICD-10: F44.0-9); Hypochondrische Störung (F45.2); Somatisierungsstörung (F45.0); Depressive Episode (F32.x); Dysthymie (F34.1). Auch Persönlichkeitsstörungen können vorliegen.

4.2.2 Ätiologie

Eine umfassende Theorie der Angst steht bis heute aus. Die Panikstörung wird als multifaktorieller Prozess verstanden, bei dem sowohl biologische als auch Umweltfaktoren eine Rolle spielen. Vulnerabilitäten und zusätzliche Belastungsfaktoren aus der Herkunftsfamilie sind mitverantwortlich für die Störung.

Wie Hüther (2011) zeigt, führt Stress zu Veränderungen im Denken, Fühlen und Handeln der Klient:innen. Im Zusammenspiel zwischen dem zentralen Nervensystem sowie psychoendokrino- und psychoimmunologischem Prozessen wirkt Stress bei der Entstehung der Panikstörung entscheidend mit (Schmidt-Traub, 2000). Gemäss der Lerntheorie sind konditionierte Verknüpfungen von Reiz und Angst, verstärkendes Vermeidungsverhalten sowie Modelllernen (Bandura, 1976) ätiologisch relevant. Auf der Basis biologischer und genetischer Vulnerabilitäten bildet in dieser Sichtweise der körperliche Reiz den auslösenden Stimulus. Das «Teufelskreismodell» der Panikstörung (Margraf & Schneider, 1989) zeigt, wie körperliche Stimuli, die «wie aus dem Nichts» auftauchen, eine Kaskade katastrophisierender Rückkoppelungsprozesse auslösen: Intensive körperliche Aktivierung führt zu selektiver Wahrnehmung, was wiederum die Interpretation der Situation als Gefahr bestimmt, woraus Angst resultiert mit zunehmenden körperlichen Veränderungen (s. Abb. 4).

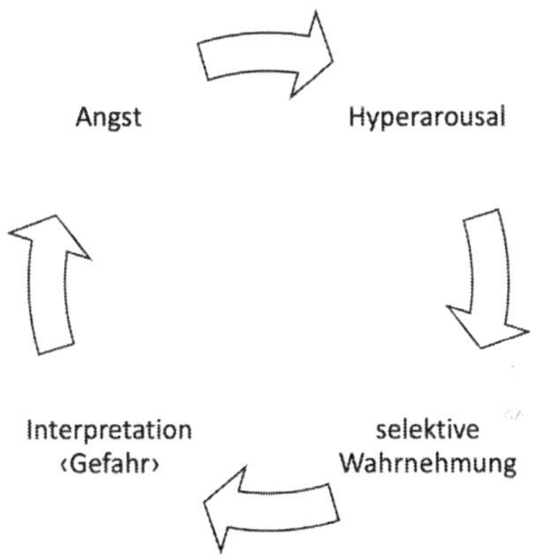

Abb. 4: Teufelskreismodell der Panikstörung (Margraf & Schneider, 1989)

In diesem Modell wird die Panikstörung allein aus der eskalierenden Interpretation von körperlichen Prozessen («Angst vor der Angst») hergeleitet.

> «Demzufolge konzentrierte sich die Therapie auf die Neubewertung der körperlichen Prozesse (Entkatastrophisierung) mit Unterstützung durch Verhaltensexperimente (Hyperventilationstest, Schwindelprovokation) und Exposition mit dem Ziel der Habituation (Erfahrung nachlassender Erregung bei Konfrontation)» (Wendisch, 2015, S. 122).

Während lerntheoretische Argumente, insbesondere das Modell- oder Beobachtungslernen (Bandura, 1976), einen wichtigen Platz in Entstehung und Therapie der Panikstörung haben, sind Parallelen zu analytischen interpersonellen Theorien unübersehbar. Die Forschungen zur Bindungstheorie zeigen überzeugend, dass in der Pathogenese der Panikstörung familiäre Vorbilder in den Herkunftsfamilien krankmachend wirken. Bowlby weist auf den Zusammenhang von Angst- und Panikstörungen und Bindungsproblematik hin (zit. n. Brisch, 2020, S. 249). Oft sind die Eltern selbst in eigenen ungelösten Konflikten um Autonomie und Abhängigkeit gefangen. Entsprechend lösen bei ihnen die Autonomiebestrebungen des Kindes Angst aus. Herkunftsfamilien von Angstklient:innen verhinderten die Autonomieentwicklung des Kindes durch Kontrolle und Verbote zum Schutz vor einer angeblich feindlichen Welt (Guidano & Liotti, 1983). Die elterlichen Verbote werden durchgesetzt durch Disziplinierung, Selbstmorddrohungen, physischen Rückzug der Bezugsperson und/oder Liebesentzug sowie körperliche oder psychische Erkrankung. Diese Konflikte zeigen sich mit grosser Regelmässigkeit in der biografischen Exploration von Klient:innen mit Angst- und Panikstörungen. Ebenso sind sie oftmals in typischen Schlüsselerfahrungen oder Modellszenen (Lichtenberg et al., 2000) verpackt. Schon Bowlby (zit. n. Brown & Elliot, 2016) ging davon aus, dass alle Angststörungen in einem Zusammenhang mit der Verfügbarkeit der primären Bindungsfigur und der Nähe zu ihr stehen. In einer umfangreichen Longitudinalstudie haben Sroufe (2005) nachgewiesen, dass ursprünglich unsicher gebundene Kinder in der Adoleszenz signifikant häufig unter Angststörungen leiden. Emmichoven et al. (2003) fanden, dass 43 % der Klient:innen mit Panikstörungen ängstlich-unsicher gebunden sind, 29 % vermeidend unsicher sind und 11 % einen desorganisierten Bindungsstil haben.

Aus den kommunikationstheoretischen Ansätzen wissen wir, dass Bestrafung und Verbote oft in Doppelbotschaften und Doppelbindungen verpackt kommuniziert werden, die das Kind verwirren und in seinem Autonomiebestreben hemmen.

Der tiefenpsychologisch und erfahrungsorientiert verankerte prozessorientierte Ansatz setzt sich von ausschliesslich verhaltensorientierten Konzepten ab. Allgemein steht die Entschlüsselung innerer Konflikte und typischer affektlogischer Muster sowie die Bearbeitung struktureller Defizite im Vordergrund der prozessorientierten Arbeit mit Panikstörungen. Ebenso zentral ist die Entfaltung von Körperprozessen mittels imaginativer Verfahren wie Körper-, Spür- und Bewegungsarbeit, um zur subjektiven Erfahrung von Kohärenz und Sinn im Zusammenhang mit der eigenen Lebensgeschichte zu gelangen. Aus finaler Perspektive stehen zudem immer die im Prozessgeschehen impliziten (verdeckten) Ressourcen im Zentrum der Arbeit. Wo für die Arbeit mit Panikstörungen relevant, werden Theorieansätze aus verschiedenen Therapierichtungen vermittelt, wobei in der Praxis erfahrungsorientiert gearbeitet wird.

Prozessarbeit verfolgt einen integrativen, multimodalen Ansatz, der sich eng an den Schilderungen der Klient:innen und ihrer subjektiven Erfahrung orientiert (s. a . Subic-Wrana et al., 2012). Die Prozessorientierte Psychotherapie erforscht sowohl die körperlichen Symptome per se (indem sie der Schwindelerfahrung folgt und erkundet, wohin sie die Klient:innen führt) als auch den energetischen Prozess in der Panikattacke selbst (Amplifikation der Erfahrung in allen Wahrnehmungsmodalitäten). Sie benutzt den Klient:innen und der Situation entsprechend paradoxe Interventionen, Umdeutungen und Symptomverschreibungen, durchleuchtet die biografische Geschichte der Klient:innen in Bezug auf zentrale emotionale Erfahrungen (bei Panik oft Konflikte im Zusammenhang mit einer elterlich induzierten Behinderung der Autonomieentwicklung) und durchsucht die typischen Muster in Kindheitsträumen und ersten Erinnerungen der Klient:innen (Lebensmythos) in finaler Perspektive nach Ressourcen und Entwicklungspotenzialen. Weitere allgemeine Interventionen sind Meditationsverfahren und Atemtechniken, Imaginations- und Bewegungsübungen, Methoden der Tiefenentspannung (z. B. Progressive Muskelentspannung, Autogenes Training) sowie Tagebucharbeit und Bibliotherapie (Lektüre).

Das folgende Fallbeispiel veranschaulicht die Bedeutung einiger dieser ätiologischen Komponenten:

> *Diagnosen:* Panikstörung (ICD-10: F41.0); akzentuierte Persönlichkeit mit histrionischen Zügen
>
> *Medikation:* Remeron 2x 30mg/die; Temesta 2x 1mg/die
>
> Der 55-jährige Klient schildert eine Symptomatik der Panikstörung und gleichzeitig einen repetitiven Kindheitstraum, der sich bis ins Erwachsenenalter wiederholt und vom Klienten ursächlich mit der Erfahrung der Panikattacken verknüpft wird. Der Kindheitstraum dient in der Folge der Therapie als Blaupause – als typische Szene –, die zur vertieften Bearbeitung des psychosozialen Hintergrundes der Panikstörung wiederholt bearbeitet wird.
>
> *Kindheitstraum:* Im Traum befindet sich der Klient in seinem Kinderzimmer in der Wohnung, die er mit seiner Mutter teilte, im Dunkeln, am ganzen Körper paralysiert, unfähig sich zu bewegen, in grosser Angst, mutterseelenallein, mit einem abgrundtiefen Gefühl der Isolation. So sehr er sich es auch wünscht, er kann sich nicht rühren, kann nicht auf das «Leben dort draussen» zugehen. Durch einen Spalt

unter der Tür nimmt er einen Lichtschimmer wahr, der vom Korridor her ins Zimmer dringt. Draussen vor der Tür vermutet er seine Mutter, die er im Traum weder hört noch sieht. Er weiss jedoch ganz klar: «Sie ist da» und empfindet dabei eine paralysierende Angst. Regelmässig erwacht er in Panik, schweissnass mit erhöhtem Puls, mit Druck auf der Brust, Beklemmung in der Herzgegend und Atemnot.

Entwicklungen des Kindheitstraumes während der Therapie: Der Kindheitstraum wandelte sich während der Therapie in unzähligen neuen Traumsequenzen und entwickelte sich weiter. Während seine familiäre Situation, sein psychisches Befinden und damit verbundene zentrale Konflikte in der Kindheit in jeder Sitzung thematisiert und exploriert wurden, veränderte sich der Traum Stück für Stück. In jede Stunde brachte der Klient eine neue Variation, eine Entwicklung des ursprünglichen Kindheitstraumes mit. In einem Traum konnte er sich rühren, im nächsten gelang es ihm aufzustehen, in einem anderen wiederum sich endlich in den Gang zu wagen. Als diese letzte Traumszene in einem Rollenspiel nachgespielt wurde, trat er zur Tür, öffnete diese und wagte erste Schritte in den Korridor. Ein tiefes Gefühl von Erleichterung empfindend, schritt er den Korridor entlang und traf zufällig auf eine kleine Gruppe von Menschen, die er kannte, die ihn herzlich begrüssten. Er erlebte sich wie ein aus grosser Not Geretteter, endlich in Sicherheit und wieder mit den Menschen verbunden.

Anamnese: In Südafrika aufgewachsen mit einer jüdischen Mutter, die nach dem Krieg nach Südafrika emigrierte. Die Grossmutter mütterlicherseits wurde vor den Augen der damals 12-jährigen Tochter in Holland von der Gestapo abgeführt. Der Klient kannte seinen leiblichen Vater nicht, dieser verliess die Mutter noch während der Schwangerschaft. Im Alter von vier Monaten gab die Mutter, finanziell in Not und als alleinerziehende Mutter überfordert, den Klienten in ein Kinderheim. Sie besuchte ihren Sohn wöchentlich und nahm – nach vier Monaten – das Baby wieder zu sich und einem neuen Partner zurück, der es wohlwollend aufnahm. Dieser Stiefvater verstarb nach wenigen Jahren an Krebs. In der Folge wuchs der Knabe mit der alleinerziehenden Mutter auf. Ein neuer Freund der Mutter (in getrennten Wohnungen) war dem Knaben ein strenger, liebloser und distanzierter Stiefvater, den der Knabe jedoch für seine grosse Intelligenz bewunderte.

Die Mutter erlaubte ihrem Sohn nicht, seine Autonomiebedürfnisse zu leben und drohte mit körperlichen und psychischen Beschwerden. Bis ins Studium hinein hatte der Klient weder Freunde noch Kontakt zu Mädchen. Er wurde ein ausgezeichneter Schüler, absolvierte ein Studium in Mathematik, anschliessend in Wirtschaft und Jura und wurde als Experte für Rechnungslegungsstandards in einem Grosskonzern erfolgreich.

Ätiologische Überlegungen: Die Panikstörung liegt in der Kindheitsgeschichte des Klienten begründet, die um seine traumatische Trennungserfahrung als Baby kreist, die er als «Todeserfahrung» und «ultimative Zurückweisung» beschreibt. Seine Symptome erlebt der Klient jahrzehntelang vor allem körperlich in Form von Schweissausbrüchen und erhöhtem Puls mit Herzrasen und Kribbeln am ganzen Körper, verbunden mit Ohnmachtsgefühlen – als Ausdruck eines ihm unbekannten Prozesses, den er erst im Alter von 50 Jahren als Angst und Panik deuten und damit als Äquivalente der Angst verstehen lernt. Damals, in einer der ersten Therapiestunden, öffnet ihm eine Deutung die Augen: «Sie fürchten Ihre Mutter». Der Klient ist einseitig mit seiner Ratio identifiziert. Im Kontakt zu sich selbst und anderen ist er von seinen Gefühlen, seinen Körper- und Spürerfahrungen dissoziiert, die er kaum wahrnehmen oder benennen kann. Mit den Paniksymptomen gehen Gefühle von Isolation, Einsamkeit und Verlorensein einher. Kompensatorisch zu seinen Gefühlen von Isolation und schmerzhafter Distanz zu den Mitmenschen entwickelte der Klient eine akzentuierte Persönlichkeit. Er erscheint im Kontakt exaltiert und dramatisierend. Detailliert und facettenreich schildert er seine Lebensgeschichte, betont emotionale Aspekte, lacht dazu oft verschwörerisch und geniesst die Aufmerksamkeit des Therapeuten. Der Klient wirkt durchaus unterhaltend bei überdurchschnittlicher Intelligenz und grossem Wissen.

Zentrale interpersonelle Verletzungen hatten die Abspaltung seiner Gefühlswelt mit Entwicklung einer Alexithymie zur Folge. Der Klient passte sich den mütterlichen Geboten an und verzichtete somit weitgehend auf Autonomie. Wahrnehmungslücken um die eigenen Gefühle und Bedürfnisse herum kompensiert der Klient durch hervorragende Leistungen als Schüler und Student und später im Beruf sowie als unterhaltender Selbstdarsteller.

Zur Finalität des Kindheitstraums und des Panikerlebens: Final zeigt sich in der Schlüsselszene des Kindheitstraumes ein Licht, wonach er sich sehnt. Dieses Licht ist einen Spalt breit und zieht ihn an. Es zieht ihn zur Mutter wie auch zu anderen Menschen (Beziehungen), die er zwar fürchtet, aber auch schmerzlich vermisst, wie auch den Kontakt zu anderen Menschen (Beziehung). Anfänglich paralysiert, unfähig, auf andere zuzugehen, folgt er im Laufe der Therapie zunehmend seinen Bedürfnissen und überwindet die Angstblockade. Das Licht deutet auf die «Welt dort draussen» und zeigt auf Entwicklungsmöglichkeiten durch die Wahrnehmung seines lebendigen Körpers, durch Bewegung und Beziehung, symbolisch zur Mutter (seiner eigenen Gefühlswelt) und zur Aussenwelt. Zentral im analytischen Prozess zeigte sich die Verwandlung der nur bösen Mutter in eine «sowohl böse als auch gute» Mutterfigur, eine integrierte Präsenz mit guten und schlechten Seiten. Gleichzeitig und entsprechend der zunehmenden Fusion der Mutterbilder veränderten sich seine Träume. Er empfand weniger Angst, lernte, sich zu bewegen, aufzustehen und auf die Tür zuzugehen, seinem Wunsch nach Beziehung zu folgen. Parallel dazu besetzte er seine Gefühle, empfand Schmerz über Zurückweisung, Trennung und den Verlust der Liebe, auch Wut über seine «Aussetzung». Mittels prozessorientierter Übungen verbesserte sich seine Körperwahrnehmung, womit sich seine Symptome Schritt für Schritt verringerten.

In der Angst erlebte der Klient bei genauer Exploration eine doppelte Erfahrung: Einerseits paralysierte ihn die Panik körperlich und hielt ihn in einer absoluten Unbeweglichkeit gefangen, andererseits erfuhr er eine ungeheuer machtvolle Energie im Körper, die er als «Elektrizität» und «Blitze» beschrieb. Im therapeutischen Prozess drückte er diese Energie in verschiedenen Kanälen aus: in Energieskizzen, in denen er die erfahrene Kraft mit Farben auf Papier schleuderte, er bewegte Elektrizität und Blitz körperlich bis hin zu einem schamanisch anmutenden Ritualtanz, in dem er die Panikerfahrung seinen Körper durchschütteln liess, wobei er sich rhythmisch bewegte und repetitiv Melodien summte.

Wieder später begegnete er im Traum einem Tiger: Die Energie der Panikattacke personalisierte sich als Tiger. In der Sitzung verwandelte er sich in die Tigerenergie, zeigte seine Krallen und brüllte mich aggressiv an, um in mir (seine) Angst auszulösen, was ihm durchaus gelang. In die nächste Sitzung brachte er ein Bild mit, das er folgendermassen kommentierte: «Ich umarme den Tiger und befreunde damit meine Tigerenergie, meine Panik. Von nun an werde ich meinen Tiger umarmen.»

> Gegen Ende der Therapie erlebte der Klient zunehmend grosse Dankbarkeit für seine Panik: «Ich hätte nie überlebt ohne meine Angst; meine Angst, ohne jeden Zweifel, rettete mein Leben». Diesen Satz wiederholte er monatelang wie ein Mantra. Er erlebte eine Wende in der Beziehung zu seiner Mutter und machte – auch in regelmässigen Telefongesprächen mit ihr – die Erfahrung, dass die Mutter ihn durchaus liebte. «Sie hat mich zu sich zurückgenommen, sobald es ihr möglich war, und mir ein gutes Leben ermöglicht. Sie machte ihr Bestes, überfordert zuerst, dann durchaus fürsorglich: sie war eine «good-enough mother!» In seinen Nachträumen fliegt er nun ohne Angst, wie ein Vogel, aus der mütterlichen Wohnung davon.
>
> *Status nach 5 Jahren Therapie:* Der Klient hat die Medikamente im letzten Jahr schrittweise reduziert und ist heute medikamentenfrei. Seine Angst zeigt sich in abgeschwächter Form ab und an. Der Klient erlebt jedoch keine Panikattacken mehr. Er wirkt deutlich gereift, stärker in Kontakt mit seiner Körperwahrnehmung und seinen Gefühlen. Er kann diese besser wahrnehmen, benennen und auch in die Beziehung zu seiner Frau und seinen Kindern einbringen. Mit seiner Ehefrau hat er, nach Jahren vollständiger Abstinenz, wieder regelmässig Sex, und seinen Kindern ist er ein aufmerksamerer und fürsorglicherer Vater.
>
> Fallbsp. 8: Panikstörung 1 (Hauser, abgeschlossene Therapie, 2020)

Der Entwicklungsvorgang der Persönlichkeit ist in Traumserien besonders akzentuiert, so auch im Beispiel dieses Klienten. Jung beschreibt diesen Prozess als «eine lange Traumserie», die «wie ein in planvollen Stufen verlaufender Entwicklungs- und Ordnungsprozess [erscheint]. Ich habe diesen in der Symbolik langer Traumserien sich spontan ausdrückenden unbewussten Vorgang als Individuationsprozess bezeichnet» (1979b, S. 319).

4.2.3 Interventionen

Folgende Interventionen sind für die prozessorientierte Behandlung von Panikstörungen häufig und typisch (Vassiliou, 2005) und werden nachfolgend erläutert:

1. Exploration der medizinischen Aspekte der Panikstörung.
2. Einbettung der Panikstörung in den Lebenskontext.
3. Erforschung der subjektiven Erfahrung der Panikattacken.
4. Wahl von Aspekten, die bei einer prozessorientierten Bearbeitung zu Sinnerfahrungen und einem vertieften Verständnis der Symptomatik führen können sowie Einstieg in den dynamischen Prozess.
5. Prozessorientierte Entfaltung dieser Aspekte und Einbettung der gefundenen Bedeutungen in den aktuellen Entwicklungs- und Lebenszusammenhang der Klient:innen.
6. Essenzebene: Feinspürende Wahrnehmung von Symptomatik und Hintergrundprozessen sowie Diskussion darüber, inwiefern Einsichten für Sinn und Ausrichtung im Leben bedeutend sein können.

Exploration der medizinischen Aspekte

Die Exploration der medizinischen Aspekte dient auch der somatischen Differenzialdiagnose. Dabei wird ausgeschlossen, dass die Paniksymptome als sekundäres Angstsyndrom hauptsächlich im Rahmen internistischer oder neurologischer Erkrankungen auftreten. Therapeutisch muss im Auge behalten werden, dass ein Widerstand, sich auf die medizinischen Aspekte einzulassen und diese zu diskutieren bedeutungsvoll sein kann und mit der Klient:in bearbeitet werden muss.

Einbettung in den Lebenskontext

Bei der Einbettung der Störung in den Lebenskontext werden sowohl die Umstände beim ersten Auftreten einer Panik als auch mögliche Muster, die das gegenwärtige Auftreten von Panikattacken begleiten und begünstigen, erfragt. Klient:innen beschreiben das Auftreten von panischer Angst anfänglich oft als aus heiterem Himmel kommend, mit nichts in ihrem Erfahrungs- und Erlebensbereich verbunden. Diese Erlebensweise ist in der Sprache der Prozessarbeit bewusster oder näher an der bestehenden Identität der Klient:innen. Im Rahmen der Erforschung des Lebens- und Erfahrungskontexts, der die Panikattacken begleitet oder ihnen vorangeht, ergeben sich oft spontan neue Einsichten und Perspektiven für die Klient:innen.

Wir erforschen damit gleichsam, welche Identität durch die Panikattacke gestört, unterbrochen oder beeinflusst wird. Wir können dies durch das Sammeln von Informationen über die folgenden Sachverhalte erforschen:

- Wie sehen die gewohnten Lebensumstände der Klient:in aus? Arbeit, Gesundheit, Finanzen, Beziehungen, Interessen usw.

- Wie fühlt die Klient:in in Bezug auf ihr Leben und die Richtung, in die es geht?
- Was hat sich im Leben der Klient:in ereignet, als die erste Panikattacke auftrat?
- Unter welchen Umständen ereignen sich Panikattacken aktuell oder eben nicht?
- Gibt es ein Muster, das damit verbunden ist?

Im folgenden Beispiel wird einerseits gezeigt, wie diese Einbettung der Panikerfahrung in den Lebenskontext exploriert werden kann. Zusätzlich wird auch damit begonnen, zur im nächsten Schritt beschriebenen Entfaltung der subjektiven Erfahrung überzuleiten (Vassiliou, 2005, S. 145–147).

> **Th.:** «Erzählen Sie mir von Ihren Erfahrungen mit Panikattacken.»
> **Kl.:** «Mmm ... umhm ...»
> **Th.:** «Sie müssen nicht ... nur wenn Sie können ...»
> **Kl.:** «Ich dachte eben an diese Zustände ... um ... ich denke ... der erste war der schlimmste überhaupt, denn danach kannte ich die Erfahrung sozusagen schon.»
> **Th:** «Wann hatten Sie die erste?»
>
> Die Klientin beschreibt detailliert den Kontext des ersten Anfalles und dann sinnesorientiert den allerersten Panikanfall.
>
> **Kl.:** «Der erste Zustand, den ich als Panik identifizierte, war vor einigen Jahren ... Ich war zu Besuch in meinem Heimatland. Es war Morgen. Es war ein oder zwei Tage nach meiner Ankunft. Ich wachte auf und erinnere mich, wie ich mich im Badezimmer wusch, und da fühlte ich plötzlich diese Enge in der Brust ... ein Gefühl von Sorge ... der Gedanke «ich muss mich auf die Couch legen.» Plötzlich ... huuuuu (hebt ihre Hand über den Kopf und bringt sie schnell und kraftvoll vor die Brust, während sie gleichzeitig mit einem Fuss auf den Boden stampft ...) überkam mich ein Gefühl von Terror, eine Angst, verrückt zu werden ...»
>
> Die Therapeutin folgt aufmerksam den Handbewegungen der Klientin, dann dem Stampfen des Fusses.

Kl.: «Und dann war es wie Terror ... und ich hatte keine Ahnung ... es gab *nichts* ... Ich wusste nicht, wovor ich Angst hatte. Dann, das Schlimmste war, als ich dachte: Was passiert mit mir? Werde ich verrückt? So fühlt es sich an, verrückt zu werden ...»

Th.: «Okay ...»

Kl.: «Meine Schwester war zu Hause. Ich ging zu ihr und sie legte ihre Hand auf meinen Rücken, während ich sagte: Ich weiss nicht, was mit mir los ist und zu erklären versuchte, doch sie verstand nicht und das machte mich richtig wütend. Dann begann ich zu weinen und das war's ... der Zustand war vorbei.»

Th.: «Ja, so richtig wütend werden!»

Kl.: «Ja, weil sie nicht verstand.»

Th.: «Ja, wieso verstehst Du mich nicht, Dummkopf?»

Kl.: «Ich erwähnte etwas über Beziehungen, die sich so richtig kalt anfühlten. Ich hatte noch keinen Kontakt zu Freunden zu Hause hergestellt.»

Th.: «Wow, dann kam das *plötzlich*, es war eine sehr *plötzliche* Erfahrung.»

Die Therapeutin hört der Beschreibung der Symptomerfahrung genau zu (Inhalt), nimmt den stimmlichen Ausdruck (Tonfall und paralinguistische Signale) sowie die nonverbalen Signale präzise wahr (Verhalten). Sie schlägt vor, in die Arbeit einzusteigen und direkt mit der Panikattacke zu arbeiten. Sie beachtet das Feedback der Klientin, die erwartungsvoll nickt. Die Therapeutin will sicher sein, dass alle Persönlichkeitsanteile der Klientin einverstanden sind, in die Erfahrung einzusteigen.

In einem Zwischenschritt fragt die Therapeutin nach der *normalen Alltagserfahrung* der Klientin, dem Alltagsich.

Th.: «Wohin gehen Sie in ihrem Leben dieser Tage?»

Kl.: «Ich weiss nicht, wohin ich im Leben gehen will.» («Ich weiss nicht» beschreibt einen Aspekt ihrer Alltagserfahrung, dabei geht sie rückwärts auf das Fenster zu ...)

Th.: «... ja dahin, rückwärts, ohne zu wissen ...»

Kl.: «... dieses Nichtwissen ... löst Angst aus.»

Fallbsp. 9: Panikstörung 2 (Vassiliou, 2005, Übers. d.V.)

Erforschung der subjektiven Erfahrung

Die Kriterien für die Diagnose einer Panikstörung betonen Elemente körperlichen Erlebens und damit verbundene Angsterfahrungen. Über die konkrete individuelle Erfahrung ist mit diesen kategorialen Ausprägungen noch wenig gesagt. Die genaue, an der Sinneswahrnehmung orientierte Exploration der konkreten, individuellen subjektiven Erfahrung der Panikattacke ist eine wichtige prozessorientierte Intervention. Gerade diese Intervention nimmt die steuernde und gestaltende Kraft des Bewusstseins und der Achtsamkeit mit in ein Geschehen, das sonst in seiner überwältigenden Kraft ausschliesslich in der Position des wehrlosen Opfers erfahren wird. Hier ist auch ein Wort zur Vorsicht angebracht: Das Beschreiben der genauen subjektiven Erfahrung in allen Details reaktiviert zumindest teilweise das konkrete physische Erleben während der Panikattacke. Eine einfühlsame Grundhaltung der Therapeut:in (Amy Mindell, 1998) ist hier besonders notwendig.

Ein Beispiel, wie die Therapeutin den Klienten einfühlsam unterstützen kann, sich an die Panikattacke zu erinnern, bis sie ein Gefühl dafür in ihrem Körper bekommt, ist im folgenden Abschnitt dargestellt (Vassiliou, 2005, S. 159):

Th.: «Können Sie sich erinnern?»
Kl.: (nickt und schliesst seine Augen)
Th.: «... an einen kleinen Teil des Panikzustandes? Können Sie sich ein bisschen an das Panikgefühl erinnern, den Panikzustand – gerade genug, damit Sie ein Gefühl dafür bekommen ...?»
Kl.: (steht still, Kopf nach unten geneigt, Augen geschlossen)
Th.: «... und vielleicht können Sie sogar ein bisschen davon in Ihrem Körper spüren, nicht so viel, dass es zu unangenehm wird, sondern gerade genug, um ein Gefühl dafür zu bekommen ...»
Kl.: (steht still, Kopf nach unten geneigt, Augen geschlossen)
Th.: «Ah ... hm ... spüren Sie es ein wenig?»
Kl.: (Nickt, hält die Augen noch immer geschlossen)

Fallbsp. 10: Panikstörung 3 (Vassiliou, 2005, Übers. d.V.)

Die Therapeutin sucht eine *Eintrittstür in den Prozess*, ihr nächster Schritt besteht darin, einen Zugang zur Erfahrung zu schaffen. Pausen schaffen Raum und erlauben dem Klienten, erneut Zugang zur Erfahrung des Zustands zu finden. Seine Signale lassen vermuten, dass er eine propriozeptive Erfahrung (körperliche Spürerfahrung) erlebt. Die Therapeutin hilft ihm tiefer in diese Erfahrung hinein.

Wahl von Aspekten der subjektiven Erfahrung und Einstieg in den Prozess

Alles, was Klient:innen vor, während und nach einer Panikattacke subjektiv erleben, besitzt das Potenzial, zu einem vertieften Verständnis von Sinn und Bedeutung der Panikattacke zu führen. Einstiegspunkte in dieses vertiefte Verständnis können gefunden werden, indem während der Beschreibung auf folgende Elemente geachtet wird:

- Was beschreibt die Klient:in als störend oder beängstigend, unbekannt oder geheimnisvoll, faszinierend oder wohltuend?
- Welcher Teil der Beschreibung weist die höchste Energiedichte auf? Ein Anstieg der Energie äussert sich als Intensivierung des Ausdrucks der Stimme oder Veränderung von deren Lautstärke. Auch plötzliche kurze Energieausbrüche in Bewegung oder Ton sind ein Hinweis.
- Wie wird die somatische, physische Erfahrung der Panikattacke durch Worte, Bewegungen und Töne illustriert?

Diese Fragen führen in der Regel zu sehr verschiedenen individuellen Beschreibungen. Welche Elemente als Eintrittspunkte für eine weitere Bearbeitung und Entfaltung gewählt werden, hängt scheinbar stark von der Wahl der jeweiligen Therapeut:in ab. Wie bei allen Interventionen der Prozessorientierten Psychotherapie bestimmt aber letztlich das Feedback der Klient:in die Richtung. Dort, wo im jeweiligen Moment in der Arbeit die grösste Energiedichte vorhanden ist, geht der Prozess weiter.

Bevor der nächste Schritt der Arbeit mit einem energetischen Moment beschrieben wird, sind in Tabelle 5 einige oft genannte subjektive Erfahrungen von Eintrittspunkten bei Panikattacken zusammengestellt (linke Spalte) und es wird aufgezeigt, wie die prozessorientierte Therapeutin damit arbeiten kann (rechte Spalte). Die Sammlung ist beispielhaft und nicht abschliessend. Sie illustriert eine Art des Denkens (Vassiliou, 2005, S. 165 u. 445).

Prozessorientierte Entfaltung und Einbettung in den Lebenskontext

Die Konzentration auf bestimmte Aspekte der Erfahrung von Panikattacken, also der Gebrauch von Eintrittspunkten durch Interventionen wie sie in der obigen Tabelle beschrieben werden, ist eine Form der Amplifikation dieser Erfahrung. Der dadurch in Gang gesetzte Prozess wird von der Therapeut:in unterstützt und gefördert. Das involviert vielfältige Anregungen, dem in Gang

Subjektive Erfahrung	Interventionsbeispiele zum Einstieg in den der Panikattacke zugrundeliegenden Prozess
Das Gefühl, verrückt zu werden	Die Therapeut:in bittet die Klient:in, sich vorzustellen, was er:sie tun würde, wenn er:sie «verrückt» wäre.
Das Gefühl, nicht zu wissen, wovor man Angst hat	Die Therapeut:in fragt die Klient:in, was das Schlimmste ist, das er:sie sich vorstellen kann.
Das Gefühl, keine Luft mehr zu bekommen	Die Therapeut:in könnte die Klient:in bitten, sich vorzustellen, was ihm:ihr die Luft nimmt oder ihn:sie bitten, zur Seite zu treten und sich dabei zu betrachten, wie es ihm:ihr schwerfällt, Luft zu bekommen und sich vorzustellen, wer oder was ihn:sie ersticken lässt.
Das Gefühl, bedroht zu sein	Die Therapeut:in fragt die Klient:in nach der schlimmstmöglichen Bedrohung.
Das Gefühl, der Tod stehe unmittelbar bevor	Die Therapeut:in bittet die Klient:in, sich vorzustellen, bereits tot zu sein und gibt Raum für die Erfahrung dieses veränderten Bewusstseinszustandes.
Die körperliche Erfahrung eines schnellen Herzschlags	Die Therapeutin bittet die Klient:in, den Herzschlag als Bewegung darzustellen.
Das physische Empfinden, im Brustbereich starr zu sein	Die Therapeut:in bittet die Klient:in, dieses Empfinden zu amplifizieren, also ganz zu erstarren, und diese Erfahrung zu erforschen.
Das Gefühl, «aufgedreht» zu sein	Die Therapeut:in bittet die Klient:in sich das Gefühl, «aufgedreht» zu sein, zu vergegenwärtigen und es in Bewegung auszudrücken.
Das Gefühl von Isolation	Die Therapeut:in bittet die Klient:in, die Aussenwelt im Moment bewusst auszublenden und sich auf die innere Erfahrung zu fokussieren.
Das Gefühl, ohne Warnung attackiert zu werden	Die Therapeut:in bittet die Klient:in, sich vorzustellen, wovon er:sie attackiert wird.

Tab. 5: Panikattacken – Interventionsbeispiele anhand der subjektiven Erfahrung (Vassiliou, 2005)

gesetzten Fluss der Erfahrung und Wahrnehmung zu folgen. Der Prozess der Entfaltung ist im Idealfall dann abgeschlossen, wenn die Klient:in zu einer spontanen Erfahrung von Sinn oder Bedeutung für sein:ihr Leben gelangt.

Nachfolgend wird ein Beispiel für die Entfaltung der subjektiven Erfahrung einer Panikattacke mit verschiedenen Stationen und den angewendeten Interventionen dargestellt (Vassiliou, 2005).

Intervention: Spürerfahrung und Bewegung mit den Händen modellieren

Th.: (Schlägt vor, dass die Klientin ihre Hände vor dem Körper zu einem Kreis formt und körperliche Spür- und Bewegungserfahrung je mit einer Hand ausdrückt)
Kl.: (Bringt die Erfahrung in ihre Hände, und ihr Körper beginnt sich leicht zu schütteln und zu zittern)
Kl.: (Unterbricht die Erfahrung ... und kichert) «Ich kann dieses Zittern nicht grösser und stärker machen!»

Fallbsp. 11: Panikstörung 4 (Vassiliou, 2005, Übers. d.V.)

Hier zeigt sich im Prozess Widerstand beziehungsweise eine Grenzerfahrung mit einem «Ja/Nein» zum vertieften Erfahren des Spür- Schüttelprozesses.

Intervention: Arbeit am Widerstand durch Kanalwechsel (von propriozeptiv zu visuell)

Th.: «Gehen Sie mit der Spür-Bewegungserfahrung an die Tafel und skizzieren Sie die Erfahrung.»
Kl.: (Nimmt Kreide und macht schnelle, scharfe Bewegungen und zeichnet wellenförmige Linien von oben nach unten.)
Th.: «Das ist intensiv! Tzzzz ... tzzzz ...» (wiederholt die kreischenden Geräusche der Kreide auf der Tafel).
Th.: «Okay, jetzt gehen wir rasch durch den Prozess, um es Ihnen leichter zu machen. Ist das in Ordnung?»

Fallbsp. 12: Panikstörung 5 (Vassiliou, 2005, Übers. d.V.)

Intervention: Kanalwechsel vom Bild zurück zur Bewegung

Th.: «Bringen Sie die krummen Linien, die Sie an die Tafel gezeichnet haben, jetzt in eine Körperbewegung.»
Kl.: (lacht und bleibt wie erstarrt stehen, sie trifft auf eine Grenze oder einen Widerstand)
Kl.: (bewegt ihre rechte Hand auf und ab, wie wenn sie den Boden mit der Faust schlagen wollte, dann lächelt sie): «Das ist die allergrösste Herausforderung!»

Th.: «Ich weiss (sanft). Das ist der allerschlimmste Moment von allen. Das ist die Grenze, die wir wirklich nicht überschreiten sollten (mit Lachen in der Stimme). Aber lassen Sie es uns trotzdem machen (mit festerer Stimme, bestimmtem Tonfall). Ich mache es mit Ihnen zusammen. (Die Therapeutin beginnt am ganzen Körper zu zittern).

Th.: So ...?»

Fallbsp. 13: Panikstörung 6 (Vassiliou, 2005, Übers. d.V.)

Bei dieser Arbeit an der Grenze erkennt die Therapeutin die Schwierigkeit der Klientin an, in die Bewegungserfahrung hineinzugehen. Sie benutzt Gefühlshaltungen wie Leichtigkeit und spielerischen Humor, «verbietet» der Klientin kurz und paradoxerweise, in die Erfahrung hineinzugehen und spielt ihr dann das Verhalten modellhaft vor. Alle diese Interventionen werden eingesetzt, um der Klientin über die Grenze zu helfen.

Essenzebene

Um aus konflikthaften Spannungsfeldern herauszukommen, kann die Klient:in unterstützt werden, die Essenz einer Erfahrung genauer wahrzunehmen. Er:sie wird ermutigt, länger bei einer Erfahrung zu verweilen, damit sich ihm:ihr eine essenzielle Qualität oder ein essenzieller Zustand erschliessen kann. Dieser in Worten schwer auszudrückende Vorgang soll anhand eines Auszugs aus einer Therapiesitzung illustriert werden (nach Vassiliou, 2005, S. 193):

Die Klientin sprach über eine lichtvolle Erfahrung, sagte dann aber, dass sie wieder zu ihren negativen Gedanken zurückgekehrt sei.

Th.: «Ja? Das ist auch okay, wir werden gleich darüber sprechen, aber können Sie noch einen Moment bei der Erfahrung des Lichts bleiben?»

Kl.: «Gut, mache ich ...» (Der Kopf geht etwas zurück und die Augen schauen nach oben, nach 15 Sekunden dreht sie den Kopf nach links). «Es ist schwierig für mich, das so auf der Stelle zu erfahren.»

Th.: «Sie haben es ein wenig gemacht vorhin, oder?»

Kl.: «Ja, ich meine ich kann für ...»

Th.: «Eine Minute?»

Kl.: «Ja ...»
Th.: «Wie war das vorhin?»
Kl.: «So etwa wie dieses traumartige Ding, von dem Sie manchmal sprechen, dasjenige, bevor man etwas denkt ...»
Th.: «Bevor Sie denken, ist dieses traumartige Etwas ...»
Kl.: «Ja, da gibt es dieses Gefühl des ‹Seins›, einfach zu sein irgendwie ...»
Th.: «Ein Gefühl, einfach zu ‹sein›, das ist eine sehr tiefe Erfahrung.»
Kl.: «Ja ...»
Th.: «Das Sie fühlen können ...»
Kl.: «Ja ...»
Th.: «Und ich verstehe, dass es schwierig ist, bei dieser Erfahrung zu bleiben.»
Kl.: «Richtig, ja, wie beim Meditieren ...»
Th.: «Das ist etwas, zu dem Sie vielleicht immer wieder zurückkehren sollten, einfach zu fühlen, sich dem Licht zu öffnen.»

Fallbsp. 14: Panikstörung 7 (Vassiliou, 2005, Übers. d.V.)

Das sanfte Beharren der Therapeutin, der Erfahrung des Lichts etwas mehr Raum zu geben, ermöglichte der Klientin einen Zugang zu einer meditativen Art des Seins.

Allgemeine Interventionen und Medikation: Wie bereits erwähnt, werden allgemeine Entspannungsverfahren eingesetzt, beispielsweise Meditationsverfahren, Atemtechniken, Imaginations- und Bewegungsübungen, Methoden der Tiefenentspannung (PMR, Autogenes Training) sowie Tagebucharbeit, Bibliotherapie und prozessorientierte innere Arbeit. Bei der Medikation kommen pflanzliche Antidepressiva und Beruhigungsmittel sowie Serotonin-Wiederaufnahmehemmer und unter Umständen für begrenzte Zeit Benzodiazepine zum Einsatz.

4.3 Somatische Belastungsstörungen

4.3.1 Klassifikation und Diagnostik

Für eine Diagnose der Somatischen Belastungsstörung gemäss DSM-5 (2018) müssen die drei Kriterien A, B (mind. 1) und C erfüllt sein:

A. Somatische(s) Symptom(e):
   - belastend oder zu Störungen des Alltagslebens führend

B. Psychologische Kriterien bezogen auf körperliche(s) Symptom(e):
   - übertriebene und anhaltende Gedanken über die Ernsthaftigkeit des Symptoms (kognitiv)
   - anhaltend hohes Angstniveau bezogen auf Gesundheit oder Symptome (emotional)
   - exzessiver Zeit- und Energieaufwand bezüglich der Symptome oder Gesundheitssorgen (Verhalten)

C. Symptombelastung ist persistierend (meist länger als sechs Monate)

Zusatzcodierungen betreffen Schmerz, Dauer und Ausprägung der Symptomatik: mit überwiegendem Schmerz (früher Schmerzstörung), andauernd (schwere Symptome länger als sechs Monate), Schweregrad (leicht (= 1 Krit. B), mittel (= 2 Krit. B), schwer (= 2 Krit. B plus multiple Symptome). Die körperlichen Symptome der somatischen Belastungsstörung können, müssen aber nicht mit einem medizinischen Krankheitsfaktor in Verbindung stehen. Wenn ein Krankheitsfaktor vorhanden ist, geht die Beschäftigung mit den Symptomen und Gesundheitssorgen deutlich über das übliche Mass hinaus.

Komorbidität von Somatisierungsstörungen mit affektiven Störungen, insbesondere generalisierten Angststörungen und Depressionen, ist besonders gross. Bis 50 % der Menschen mit dieser Diagnose haben eine Lebenszeitdiagnose von «Major Depression» (Simon & von Korff, 1991). Nach anderen Studien liegt die Komorbidität von somatoformen Störungen mit depressiven Störungen bei 75–90 %, mit Angststörungen bei 10–70 % (Ebel & Podoll, 1998).

Pharmakotherapien wirken bei Somatisierungen moderat. Studien belegen eine gewisse Wirksamkeit von Johanniskraut bei Somatisierung, Amitryptylin zur Schmerzreduktion (z. B. bei Fibromyalgie). Für eine langfristige Wirksamkeit von SSRIs fehlt die Evidenz (Woolfolk & Allen, 2007, S. 51).

Epidemiologische Daten zur Prävalenz der Somatisierungsstörung schwanken stark. Nach Heil (2019) liegt sie bei Erwachsenen ca. zwischen 5 und 7 %, wobei Frauen häufiger betroffen sind. In einer Übersichtsarbeit (EU-27 Staaten, Schweiz, Island und Norwegen) berichteten Wittchen & Jacobi (2011, S. 996–997), dass pro Jahr mehr als 30 % der Bevölkerung an einer psychischen Störung erkranken. Davon leiden 14 % an Angststörungen, 7,8 % an affektiven Störungen, 6,8 % an Depressionen, 4,9 % an somatoformen Störungen und 3,4 % an Störungen durch Alkohol. Mit Ausnahme von Substanzstörungen und Psychosen sind Frauen dabei zwei- bis dreimal häufiger betroffen als Männer. International wird die Prävalenz von somatoformen Störungen in der Allgemeinbevölkerung mit 9–20 % eingeschätzt. In Allgemeinarztpraxen werden 16–31 % der Konsultationen durch somatoforme Beschwerden verursacht. Es wird geschätzt, dass die Dunkelziffer höher liegt. In einer Multicenter Studie unter Einbezug von 20 psychosomatischen Kliniken mit über 100 000 Klient:innen zwischen 1998–2007 erfüllten 18,5 % die ICD-10-Kriterien für eine somatoforme Störung. Davon hatten über 90 % der Patienten mindestens eine, durchschnittlich 2,8 zusätzliche psychiatrische Diagnosen (Pieh et al., 2011).

Kosten verursacht durch Mehrfachdiagnostik, häufige Hospitalisierungen und Krankheitstage sind für die Versicherungssysteme hoch. Im ambulanten Bereich fallen im Mittel 14-fach höhere Kosten an als die durchschnittlichen Pro-Kopf-Ausgaben. Die stationären Kosten belaufen sich auf das Sechsfache. Klient:innen mit einer Somatisierungsstörung gehören damit zu den «high utilizern» des Gesundheitsversorgungssystems (Sauer & Eich, 2009).

4.3.2 Ätiologie

Die Interaktionen zwischen Körper und Geist, Emotionen, Beziehungen und Verhalten sind gerade im Fall von Somatisierungen rätselhaft und undurchschaubar. Es erstaunt daher wenig, dass es bis heute keine einheitliche wissenschaftlich belegte Therapie der Somatisierung gibt.

Somatisierungsstörungen sind gemäss dem biopsychosozialen Konzept (Engel, 1977; Egger, 2015) genauso wie andere Krankheiten ein multifaktorielles Geschehen, in dem körperliche, psychische und soziale Faktoren eng miteinander verwoben sind. Ätiologie, Symptome und Behandlung von somatischen Störungen sind «komplexe Gebilde mit multifaktoriell interagierenden Komponenten mit biologischen, psychologischen und sozialen Ursachen» (Cohen & Herbert, 1996; Woolfolk & Allen, 2007, S. 14).

Im DSM-5 (American Psychatric Association, 2018) werden alle somatoformen Störungsbilder neu unter dem Oberbegriff «Somatische Belastungsstörung und verwandte Störungen» (somatic symptom and related disorder, SSD) zusammengefasst und bisherige multisymptomatische Kategorien wie funktionelles Syndrom, Körper-Stress-Störung, psychosomatische Störung, Schmerzstörung, unterschwelliges somatisches Syndrom, Hypochondrie u. a. ersetzt. Es werden zudem Verhalten und psychologische Faktoren mitberücksichtigt. Es ist also für die Diagnosebildung von somatoformen oder psychosomatischen Störungen *kein Ausschluss somatischer Krankheitsprozesse mehr gefordert* (wie noch im ICD-10). Somatische Belastungsstörungen können dezidiert mit eindeutig diagnostizierten körperlichen Erkrankungen einhergehen:

> «Die neue psychosomatische Diagnose einer ‹somatischen Belastungsstörung› berücksichtigt das akkumulierte Wissen der letzten 20 Jahre zur Pathogenese, Aufrechterhaltung und Prognose von subjektiv belastenden Körpersymptomen. Somit wird offenkundig, dass sich die Psychosomatik im Praxisalltag mit körperlichen Symptomen jeglicher Ursache beschäftigt, die dadurch Krankheitswert erhalten, dass Patienten wegen symptombezogener dysfunktionaler Gedanken, Gefühle und Verhaltensweisen leiden und deshalb (übermässige) medizinische Versorgung in Anspruch nehmen» (von Känel et al., 2016, S. 192ff.).

Damit werden schwierig abzugrenzende polysymptomatische Somatisierungen, die um die ungeklärte Geist-Körper-Dualität kreisen, unter *einer* Diagnose zusammengefasst. Diese Vereinheitlichung entlastet von der Suche nach Ursachen und wirkt der Überbeanspruchung der medizinischen Versorgung durch Patient:innen entgegen, die mit multiplen somatischen Beschwerden Ärzt:innen herausfordern, immer neue Untersuchungen anzuordnen.

Die Prozessorientierte Psychotherapie erkennt an, dass Klient:innen unabhängig von der Entstehung der Symptome an verminderter Lebensqualität und anderen psychiatrischen Störungen wie Angst, Depression oder Sucht leiden. Diese Störungsbild ist verbunden mit einer exzessiven Beschäftigung mit dem Funktionieren des eigenen Körpers unter Einschränkungen der Arbeitsfähigkeit bis hin zur Arbeitsunfähigkeit. Aktives Zuhören, achtsamer Umgang mit negativen Gegenübertragungen und Entfaltung der Symptome, sodass der Klient in einen freundschaftlichen Dialog mit seinem Körper treten kann, sind vordringliche Ziele der therapeutischen Arbeit.

Während die psychosomatische Medizin bereits im 19. Jahrhundert vermutete, dass emotionale Faktoren die Ursache für somatische Störungen seien (Heinroth, 1818), stellte Freud in den «Studien über Hysterie» (1895) die These auf, dass Somatisierungen Ergebnis früherer emotionaler Traumata, später in der Triebtheorie, Folge intrapsychischer Konflikte seien. Damit verfestigte sich die Vorstellung, dass körperliche Symptome verdrängte Bewusstseinsinhalte zum Ausdruck bringen oder, dass emotionale Inhalte sich im Sinne einer Konversion in Körpersymptomen äussern. Hingegen vertrat Groddeck, gemeinhin als Vater der Psychosomatik betrachtet, die These, dass somatische Symptome nicht aus psychischen Inhalten hervorgehen, sondern aus einem «Es», welches die gemeinsame Quelle seelischer und körperlicher Erscheinungen darstellt (Groddeck, 1923/2004, zit. n. Giefer, 2011).

Auch C. G. Jung geht davon aus, dass «die Gesamtheit des Lebens, die Vielfalt unserer inneren und äusseren Welt auf einer *antinomischen* Einheit beruhe, die ebenso ‹physisch wie psychisch, und daher keines von beiden, sondern vielmehr ein Drittes, eine neutrale Natur [ist]» (Jung, 1984b, S. 316f.; s. a. Jaffé, 1987, S. 81f.). Physis und Psyche sind lediglich verschiedene Äusserungsformen oder «Austragungsweisen» (Boss, 1954) einer essenziellen Qualität. «Innere und äussere, psychische und physische Wirklichkeit sind Manifestationen einer und derselben strukturierenden Ordnung» (Jaffé, 1987, S. 81).

Seine Hypothese der «psychoiden Natur» des Archetypus deutet auf ein neutrales kollektives Feld, in dem Psychisches und Physisches gemischt in untrennbarer Einheit existieren, das heisst, «dass Materie und Psyche zwei verschiedene Aspekte einer und derselben Sache sind [...], Nicht-Psychisches sich wie Psychisches et vice versa verhalten kann» (Jung, 1979b, S. 241). So schlägt Meier für die Psychosomatik vor, psychosomatische Beziehungen unter dem Aspekt synchronistischer Phänomene zu betrachten (Meier, 1962).

Vor diesem Hintergrund postuliert die Prozessorientierte Psychotherapie (Mindell, 1985a), dass neben (und in der Entwicklung *vor*) den bildlichen Archetypen somatische Körper- und damit verbunden Beziehungserfahrungen strukturierenden Mustern folgen, in denen sich bewusste und unbewusste Bedeutungen manifestieren. Körper, Psyche und Beziehungserfahrungen gehen in dieser Sicht aus einer psychophysischen Matrix hervor, einer archetypischen Anlage. Die Vorstellung eines Individuationsprozesses passt nahtlos zu den Erkenntnissen der Kleinkindbeobachtung, wenngleich der Differenzierungsprozess bereits mit oder vor der Geburt einsetzt (Jacoby, 1998). Aus psychoanalytischer Sicht entwickeln und differenzieren sich auf angeborener Grundlage die motivationalen Systeme, unter anderem im Dialog mit frühen Bezugspersonen das Bindungssystem (Lichtenberg et al., 2000).

Aus prozessorientierter Perspektive sind körperlicher und psychischer Ausdruck Manifestationen *eines* Prozesses in verschiedenen Wahrnehmungskanälen. Für die therapeutische Praxis bedeutet dies, dass nicht nur Träume eine via regia zum Unbewussten darstellen, sondern auch Körper- und Beziehungssignale (Mindell, 1987a; Hohler, 2003). Die wahrnehmbaren verbalen und nonverbalen Signale in den Wahrnehmungskanälen bilden die Zugangswege zum Unbewussten.

4.3.3 Prozessorientierte Psychotherapie mit Körpersymptomen

> «Kann man sich dagegen mit dem Mysterium aussöhnen, dass die Seele das innerlich angeschaute Leben des Körpers und der Körper das äusserlich geoffenbarte Leben der Seele ist, dass die beiden nicht zwei, sondern eins sind, so versteht man auch [...] wie das Unbewusste zum Körper führt» (Jung, 1981b, S. 112).

Symptome drücken in prozessorientierter Sicht etwas aus, das die bewusste Einstellung nicht zulassen will oder kann. «Was täten Sie, wenn Sie könnten, was Sie wollten» und «Was würden Sie sich wünschen, wenn Sie sich was wünschen dürften, was Sie natürlich nicht dürfen, als Erwachsener» (Seemann, 2003, S. 101). Über Wunschfragen hinaus sucht die Prozessorientierte Psychotherapie der Klient:in die Bedeutung seiner Symptome direkt erlebnisorientiert zugänglich zu machen. Über die sinnesbasierte Wahrnehmung des Symptoms und seine körperorientierte, emotionale und interpersonelle Entfaltung, macht die Klient:in im Begreifen der essenziellen Bedeutung des Symptoms eine «vitale Evidenzerfahrung» (Petzold, 1996). «Das Symptom weiss es am besten» ist die unmittelbare Erfahrung des Potenzials, das in körperlichen Symptomen und Leiberfahrungen blockiert ist. Dabei weisen Symptome auf unvollständig wahrgenommene und unvollständig erfahrene Prozesse sowie auf Wahrnehmungsgrenzen hin, welche Emotionen, Gefühle und Beziehungserfahrungen blockieren. Dadurch wir die Erfahrung inkohärent. Oft sind es gesellschaftliche Normen, die Anteile unserer selbst ausgrenzen. Prozessorientierte Körperarbeit befreundet Symptome als Erfahrungsanteile unseres eigentlichen Selbst, und hilft die darin gebundenen Energien und Informationen freizusetzen, um sie in das Alltagsleben der Person zu integrieren (Bedrick, 2013, 2020; Morin, 2002b, 2014, 2019; Sedláková et al., 2020; Weyermann, 2006). Mit anderen Worten, in Körpersymptomen drücken sich dem Bewusstsein unzugängliche Strömungen aus, die im Moment stattfinden und Beziehungsverflechtungen und unausgedrückte Gefühle aufzeigen.

Prozessorientierte Körperarbeit setzt diese Erfahrungen und darin gebundene Energien und Informationen frei, um sie in das Alltagsleben zu integrieren. «Es scheint, dass der Körper durch jene sogenannten Symptome Informationen vermitteln will, die nur schwer in einer andern als der somatischen Sprache ausgedrückt werden können» (Mindell, 1985a, S. 18).

Das Konzept des Traumkörpers (Mindell, 1985a) bedeutet nicht nur die empirische Verbindung von Träumen und Körpersymptomen, sondern die «Totalität unserer Erfahrung» (Straub, 1990, S. 18), wie wir sie in willkürlichen und unwillkürlichen Signalen wahrnehmen. Anhand zahlreicher Beispiele aus der Praxis zeigt Mindell (1987a), dass Träume, Körpersymptome und Beziehungserfahrungen verschiedene Repräsentationen (Kanäle) ein und desselben Prozesses, Ausdruck einer einheitlichen strukturierenden Ordnung sind. Sie sind zwar in ihren «Austragungsweisen» verschieden, doch in ihren Bedeutungen *Spiegelungen eines gemeinsamen Sinns.*

Die prozessorientierte Arbeit mit Körpersymptomen (Mindell, 1985b, 1987a, 2006) geht auf die empirische Beobachtung von Bedeutungsentsprechungen zwischen Nachtträumen und Körpersymptomen zurück.

> «Genau wie wir in der Nacht träumen, haben wir im Verlauf des Tages Körpererfahrungen. Diese scheinen sich gegenseitig in ihren Bedeutungen zu spiegeln. Wenn wir einem Körpersymptom folgen – das heisst, wenn wir uns Zeit nehmen, ein Körpersymptom zu spüren und diese Erfahrung zu entfalten, dann finden wir die gleichen Bedeutungsmuster, die wir auch durch die Arbeit an Nachtträumen finden. Dieser spiegelbildliche Zusammenhang ist das Traumkörperkonzept» (Schupbach, 2000, S. 252).

Ätiologische Überlegungen in der Prozessorientierten Psychotherapie

Prozessorientierte Psychotherapie sieht den Nexus der Pathogenese von Körpersymptomen entsprechend ihrem Theoriemodell in marginalisierten Erfahrungen, blockierten Emotionen, Erinnerungen und Gedanken um Verletzungen und Vernachlässigungen. Symptome sind aus dieser Perspektive Manifestation blockierter, dem Bewusstsein unzugänglicher Informationen im Körper.

Die neurobiologische Forschung belegt eindrücklich, dass Emotionen nicht *Folge* von Kognitionen, sondern unabhängig und *vor* allen Kognitionen entstehen und Körperprozesse und Verhalten unbewusst beeinflussen. Prozessarbeit ergänzt den kognitiv-behavioralen Zugang zu Somatisierungsstörungen um die Arbeit mit Emotionen, die blockiert, nur teilweise oder nicht vollständig erfahren werden. Wie Woolfolk & Allen (2007, S. 73) betonen, eignen sich besonders humanistische Verfahren gut zur Lösung emotionaler Erfahrungen, da sie emotionsfokussiert und kathartisch arbeiten.

Die Traumaforschung (Levine, 1999; van der Kolk, 2021) zeigt, dass Trigger verdeckte traumatische Erfahrungen aktivieren und dabei Stress und Erregung auslösen. Diese Reaktionen (Flucht, Kampf, Totstellen) waren in der ursprünglichen traumatischen Erfahrung adäquat, bewirken jedoch mangels emotionaler Katharsis körperliche Symptome.

Als Folge nicht adäquater Beziehungserfahrungen in frühester Kindheit entwickeln Klient:innen Bindungsmuster, die mit Somatisierungsstörungen korrelieren. Dies ist besonders bei unsicher-ambivalenten und unsicher-vermeidenden Bindungsstilen der Fall (Waller & Scheidt, 2002). Diese Bindungsstile werden in der therapeutischen Interaktion unbewusst inszeniert und können – bewusst – als Übertragung- und Gegenübertragung bearbeitet werden.

Es ist hinlänglich bekannt, dass es einen Zusammenhang zwischen frühkindlichen Traumatisierungen, insbesondere sexuellem Missbrauch und Gewalt, und einer erhöhten Neigung zu Somatisierungsstörungen im Erwachsenenalter gibt.

So gibt es zum Beispiel zahlreiche Studien, die belegen, «dass ein erheblicher Teil der Fibromyalgie-Syndrom-Patienten in der Kindheit einem Familienklima ausgesetzt war, das von körperlichen Gewalterfahrungen und emotionaler Vernachlässigung geprägt war» (Egle & Zentgraf, 2017, S. 75). Nach Egle (2010) empfinden unsicher gebundene Menschen Schmerz als bedrohlicher und fühlen sich schneller in der Bewältigung des Schmerzes überfordert. Sie berichten über eine grössere Schmerzintensität und leiden generell unter mehr körperlichen Beschwerden. Kobak (1989/1993, zit. n. Brown & Elliot, 2016, S. 178) findet einen signifikanten Zusammenhang zwischen somatoformen Störungen und unsicherem Bindungsstil. Ebenso zeigt sich, dass unsicher-ängstlich gebundene Klient:innen mit somatoformen Störungen mehr Arztbesuche und weniger Hospitalisierungen verzeichneten, während bei den unsicher-vermeidend gebundene Klient:innen das gegenteilige Muster beobachtet werden konnte. Daraus lässt sich schlussfolgern, dass der Bindungsstil einen grossen Einfluss auf den Umgang mit körperlicher Symptomatik hat.

Unsichere Bindung und frühe Traumatisierung verursachen eine Störung der Emotionsregulierung. Das kann dazu führen, dass Emotionen nicht als solche wahrgenommen und verarbeitet werden und sich stattdessen in körperlichen Symptomen chronifizieren. Prozessarbeit verfolgt diese Spur gewissermassen rückwärts. Durch das sich gründliche Einlassen auf die direkte Wahrnehmung des körperlichen Symptoms kann sich der ursprüngliche Konflikt und die damit zusammenhängenden Emotionen wieder zeigen und einer Bearbeitung zugänglich werden.

Schliesslich stellt Stress einen wichtigen Faktor zur Ausbildung einer Somatisierungsstörung dar. Unausgedrückte Erregungsmuster und Emotionen bleiben im Körper gefangen, die Folge sind chronische Nackenverspannungen, Rückenschmerzen, Kopfweh, Migräne und ähnliche Beschwerden (s. a. Arbeitskreis PISO, 2012).

Prozessorientierte Psychotherapie bei Somatisierungsstörungen

Das Ziel der therapeutischen Arbeit besteht darin, Freundschaft zu schliessen mit den unwillkürlichen Körpererfahrungen und Symptomen (Weyermann, 2006) – in Evidenzerfahrungen Kontakt mit im Symptom enthaltenen Energien und entsprechenden Bedeutung zu erleben und diese in den Alltag zu integrieren im Sinne des Bewusstseins- und Individuationsprozesses. Grundlegende therapeutische Haltungen sind aktives Zuhören, Interesse an der Erfahrung und deren Wertschätzung, Akzeptanz und Einfühlung (s. Kap. Metaskills 3.4.1).

Bewusstsein und Wahrnehmung

- *Achtsamkeit und Wahrnehmung.* Wahrnehmungs- und Entspannungsübungen durch prozessorientierte innere Arbeit, allgemeine Techniken der Achtsamkeitsbasierten Stressreduktion. Behandlungen, die Stress reduzieren, wirken gegen Somatisierungsstörungen.
- *Fokus auf körperliche Spürerfahrungen und Emotionen.* Jedes Körpersymptom ist ein Stressor, der durch negative Rückkoppelungen verstärkt wird und zu einer chronischen Störung mit kognitiv-affektiver Symptomatik sowie Verhaltensproblemen führen kann. Darum ist es ein vordringliches therapeutisches Anliegen, die Klient:innen möglichst rasch aus den negativen (kognitiven, emotionalen, interpersonellen) Zirkeln, die seine:ihre Opferrolle festigen, herauszubringen durch achtsames Entfalten der emergenten Sinnes- und Spürerfahrungen und dahinterliegenden Gefühlen. Es gilt, die verdeckten Emotionen wahrzunehmen, zuzulassen, vertieft zu erleben und adäquat auszudrücken (verbal, affektiv, interpersonell).
- *Atunement und Resonanz in Beziehung.* Der Fokus liegt auf relationaler Stimmigkeit durch exakte Signal- und Feedback-Wahrnehmung, Anpassung therapeutischer Interventionen an die Befindlichkeitsschwankungen in der intersubjektiven Situation, Resonanz und Emotionsregulation im Sinne bindungsfördernder Entwicklung der Beziehung.
- *Einbezug der Partner:innen.* Symptomträger belasten die Beziehung. Der Einbezug der primären Bezugsperson sucht deren Unterstützung mit dem Ziel, das Vertrauen in den (gemeinsamen) Veränderungsprozess zu fördern. Körpersymptome können als Kommunikation des Gesamtsystems verstanden werden. Das bedingt die Bewusstmachung der primären Kultur der Beziehung einhergehend mit der Aufforderung zur Veränderung.

4.3.4 Interventionen

Allgemeine Interventionen

- *Exploration.* Frage nach vorhergehenden medizinischen Abklärungen und früherer Inanspruchnahme psychotherapeutischer Hilfe; Sammeln von Informationen über die Beschwerden, über den Zeitpunkt ihres Beginns, den Kontext ihres Auftretens, über Vorboten, Häufigkeit, Dauer und Intensität der Symptome, über Beschwerdefreiheit und ihre Kontexte; bestehende Hypothesen des Klienten abfragen

- *Entspannungsverfahren.* Atemtechniken, Entspannungsübungen (Progressive Muskelrelaxation, Autogenes Training), Techniken aus der Achtsamkeitsbasierten Stressreduktion, Visualisierungen, innere Arbeiten aus dem Repertoire der Prozessarbeit (s. Anh.)
- *Arbeit an Ressourcen.* Selbstwirksamkeit erhöhen durch Bewusstsein über eigenen Rang und Privilegien
- *Emotionen.* Fokus auf Spürerfahrungen, Emotionen und Affekte: Wahrnehmung und Ausdruck (Erfahrungen in allen Kanälen repräsentieren)
- *Arbeit an kognitiven Verzerrungen.* Wahrnehmung und Dekonstruktion von dysfunktionalen Gedanken
- *Arbeit mit Selbstkritik, Scham, Wertung.* Arbeit mit selbstkritischen Gedanken, Arbeit mit innerer Kritik, Auseinandersetzung mit Schamgefühlen und Bewertungen
- *Hausaufgaben* wie Tagebuch führen: Monitoring der Symptome

Prozessorientierte Interventionen

Der Beitrag der Prozessorientierten Psychotherapie zur Ermöglichung von sinnstiftenden Einsichten und Erschliessung der Ressourcen in der Arbeit mit Körpersymptomen liegt in den folgenden Interventionen, die als «Entfaltung einer Körpersymptomerfahrung» unterrichtet werden:

1. Raum schaffen für die subjektive Erfahrung des Symptoms.
2. Amplifikation und bewusste Wahrnehmung der Symptomerfahrung.
3. Spontane Erfahrung von Sinn durch vertieftes Verständnis des Symptomgeschehens als Teil von psychischer Entwicklung.
4. Schritt von einer passiv-erleidenden Opferperspektive zu einer aktiv-handelnden Erfahrung von Selbstwirksamkeit und Kraft.

Raum schaffen für die subjektive Erfahrung des Symptoms

Körpersymptome sind nicht nur in der Sichtweise der Prozessorientierten Psychologie störende, den Fluss des Lebens und die Kohärenz der Identität bedrohende Erfahrungen. Um eine möglichst exakte phänomenologische Beschreibung dieses marginalisierten subjektiven Körpersymptomerlebens zu erhalten, muss für die somatische Erfahrung der betroffenen Klient:innen zunächst Platz geschaffen werden. Verschiedene Interventionen werden angewendet, um die Wahrnehmung bezüglich des Symptoms zu erhöhen und Raum zu schaffen für das subjektive Erleben des Symptoms, ohne den Klient:innen Werte oder Interpretationen über das Symptom aufzuzwingen (Hockley, 2000). Die somatische

Erfahrung wird in den oben beschriebenen Kanälen wahrgenommen. Folgende Fragen können *sinnesbasierte somatische Informationen* zugänglich machen (Diamond & Jones, 2004b, S. 47; Wilde, 1999, S. 49):

- Wie wissen Sie, dass Sie (Symptom) haben? Fühlen Sie, hören Sie, sehen Sie etwas oder spüren Sie eine Bewegung?
- Was macht (Symptom) mit Ihnen?
- Wie würden Sie diese Erfahrung bei jemand anderem verursachen?
- Können Sie die exakten somatischen Empfindungen so beschreiben, dass ich sie nachvollziehen kann?

Amplifikation und bewusste Wahrnehmung der Symptomerfahrung

Um das Körpersymptom so vollständig wie möglich erfahrbar zu machen, werden verschiedene Techniken der Amplifikation angewendet. Die Idee der Amplifikation (Verstärkung) eines unklaren oder schwachen Signals bis dessen Bedeutung erkennbar wird, geht auf die Informationstheorie zurück. Im psychotherapeutischen Bereich wird Amplifikation implizit oder explizit oft angewendet, beispielsweise in der Psychologie Jungs (Kast, 1990; Mindell, 1987a) oder in der Gestalttherapie (Schneider, 1981). In der Prozessarbeit werden dabei Signale in entsprechender Intensität im gleichen Kanal, in dem sie wahrgenommen werden, mit kanalspezifischen Amplifikationstechniken verstärkt (s. Kap. 3.1.2). Die Erfahrung in einer Sinnesmodalität (z. B. Schmerz als Körperwahrnehmung wie Brennen oder Stechen) wird in einem anderen Kanal ausgedrückt, sozusagen «übersetzt». Die Übersetzung erfolgt von Kanal zu Kanal, bis die Erfahrung ganzheitlich repräsentiert ist. So wird beispielsweise eine propriozeptive Erfahrung (Brennen, Stechen) in ein Bild (Feuer, Messer), dann in Bewegung, darauf in ein Gefühl und schliesslich ein Beziehungsgeschehen umgewandelt («multichanneled experience», Diamond & Jones, 2004b, S. 64).

Spontane Erfahrung von Sinn durch vertieftes Verständnis des Symptomgeschehens als Teil von psychischer Entwicklung

Wenn sich in einem von der Therapeut:in gut gehaltenen Prozess die körperliche Abwehr von Emotionen lockert, ergeben sich Erfahrungen, bei denen Verstehen mit emotionaler Bewegtheit einhergeht, und die eine Klient:in oft tiefergehend erfassen und berühren. Hilarion Petzold hat diese Erfahrungen als «vitale Evidenzerfahrungen» bezeichnet (Petzold, 1996, S. 375). Damit hat er zutreffend jene für körperpsychotherapeutische Prozesse charakteristischen intensiven und verdichteten Erfahrungsmomente beschrieben, in denen ein integriertes Erleben des Körpers und der Emotionen sowie der damit verbundenen Bedeutungszusammenhänge zu vitalen Realisierungen (im Wortsinn) führt.

In diesen vitalen Evidenzerfahrungen, worin Fühlen, Denken und Empfinden multimodal integriert sind, können auch emotional fixierte Muster der Wahrnehmung, des Selbsterlebens und Bezogenseins assimiliert und schrittweise verarbeitet bzw. in ein Narrativ verwoben werden (mehr dazu im nachfolgenden Unterkapitel).

Im Rahmen ihrer Dissertation erforschte Weyermann (2006) mit 20 Maturand:innen eine prozessorientierte Intervention bei Körpersymptomen und wertete diese qualitativ und quantitativ aus. In Tabelle 6 sind zur Illustration solcher vitaler Evidenzerfahrungen und deren Verweben in ein Narrativ einige Beispiele aus der Studie (S. 90) angeführt.

Vitale Evidenzerfahrung **beschriebener Bezug**	**Bedeutung und praktische Umsetzung**	**Identität:** ***Selbstbeschreibung*** **Grenze zu:** ***Verhalten oder Eigenschaft jenseits der Begrenzung durch Identität***
[Symptom: chronische Müdigkeit] *konstante Wellen, Rhythmus* Das bringt mich dazu, Dinge stetiger zu machen, nicht so verzettelt, mehr nach Plan vorzugehen. Das ist auf die Schule bezogen, aber auch auf die Wochenenden. Damit ich besser den Überblick habe. Die Konstante fehlt mir.	Überblick gewinnen durch Rhythmisierung und Konstanz von Verhalten: Balancierung von schulischen und Freizeitaktivitäten	**Identität:** Ich bin nicht die, die sich jeden Abend hinsetzt und die Aufgaben für eine Woche im Voraus macht. **Grenze zu:** planen, konstantem Verhalten
[Symptom: Herpes] *Mich durchsetzen* Was ich eben lerne, ist, dass ich wirklich zu meiner Entscheidung stehe [gegen den Willen der Mutter]. Und dass ich meine Meinung sagen kann. Mich vor einen Menschen hinstellen und es ihm persönlich sagen [in der Familie]. Ich lerne zu meinen Entscheidungen zu stehen und meine Meinung zu sagen.	Unterstützung in den Lernprozessen hin zu Abgrenzung und Selbstbehauptung: Ablösung von der Mutter	**Identität:** Ich bin eher scheu und spreche nicht gern. Ich hatte immer viel Respekt vor meiner Mutter. **Grenze zu:** sich mit eigener Meinung durchsetzen und zu eigenen Entscheidungen stehen

Vitale Evidenzerfahrung **beschriebener Bezug**	**Bedeutung und praktische Umsetzung**	**Identität:** ***Selbstbeschreibung*** **Grenze zu:** ***Verhalten oder Eigenschaft jenseits der Begrenzung durch Identität***
[Symptom: Kopfschmerzen] *Schwingungen aufnehmen, kleine Details* Dinge, die ich mir vielleicht nicht eingestehe, oder was oder wer in mir Gefühle weckt. Dass ich es in mir selbst vielleicht gar nicht wahrnehmen möchte. Diese Qualität ist eigentlich das Gegenteil von mir. Ich müsste mich dann wohl ein wenig mehr mit mir selbst beschäftigen, statt immer nur vom einen ins andere zu rennen.	Dominanz von Aussenaktivitäten durch Selbstbesinnung balancieren	**Identität:** Ich renne beschäftigt vom einen ins andere. **Grenze zu:** einfach einmal zu Hause bleiben und herausfinden, was für mich gut ist.
[Symptom: Kopfschmerzen] *sich fallen lassen, träumerisch sein* Ich glaube, das kommt stark von zu Hause her. Von diesem immer arbeiten, von diesem mega Gasgeben. Und man muss sich rechtfertigen, wenn man sich ausruht. Nur schon zu Hause die Zimmertür zuzumachen von meinem Zimmer und für mich zu sein – nur schon das, nur schon die Tür zumachen ... und sie draussen lassen!	Unterstützung des eigenen Lebensstils gegen kollektiven Druck: leistungsorientierte Familienwerte	**Identität:** Auszuruhen braucht Rechtfertigung. Bezogensein und Arbeiten ist richtig. **Grenze zu:** Tür von meinem Zimmer zumachen und für mich sein.

Tab. 6: Vitale Evidenzerfahrung in der Arbeit mit Körpersignalen (Weyermann, 2006)

Schritt von einer passiv-erleidenden Opferperspektive zu einer aktiv-handelnden Erfahrung von Selbstwirksamkeit und Kraft

Wechsel von der Perspektive des Opfers zur bewussten Verkörperung der Energie des Symptoms.

Durch das Erleben von vitalen Evidenzerfahrungen oder auch die Verkörperung der subjektiven Symptomenergie (s. folgendes Beispiel) wird ein erster

Schritt zu einer Veränderung und Erweiterung der Identität oder des Selbstverständnisses möglich. Die Verkörperung der subjektiven Symptomenergie und das Erleben von Evidenz öffnen die Tür für eine neue Perspektive, da sich in der Kraft des Symptoms neue Haltungen und Verhaltensweisen zeigen, die für anstehende Entwicklungsschritte wegweisend sind.

Beispiel einer Arbeit mit einem Körpersymptom

Zur Veranschaulichung der Konzepte und der verschiedenen Entfaltungsschritte wird im Folgenden ein Beispiel für Prozessarbeit mit einem Körpersymptom geschildert:

> Ein Mann klagt aus seiner gewohnten Alltagsidentität heraus über sein schmerzendes Knie: «Mir geht es gut, aber mein Knie tut weh.» Diese Aussage sagt noch nichts Spezifisches über die Erfahrung selbst aus. Aufforderungen wie genau hinzuspüren oder der Erfahrung Raum und Zeit zu geben sowie bestimmte Fragen lenken die Aufmerksamkeit des Klienten auf seine somatischen Erfahrungen. Er beschreibt, dass es sich im unteren Teil des Knies seltsam eingerastet anfühle, in gewisser Weise krampfartig. Dies blockiere und hindere das Knie, sich frei zu bewegen. Während der verbalen Beschreibung dieser Empfindung formt eine Hand unbeabsichtigt einen Kreis mit einer zusammendrückenden Bewegung.
>
> Alle diese verbalen und nonverbalen Signale beinhalten sinnesbasierte Information. In diesem Beispiel zeigen sich die Signale in Bewegung oder in der kinästhetischen Modalität. Diese Äusserungen weisen darauf hin – im Sinne des weiter oben erläuterten Feedback-Prinzips –, welches der wirksamste Weg ist, um mit dem nicht intendierten, marginalisierten Erleben in Kommunikation zu treten. Die genaue und detaillierte Wahrnehmung der Erfahrung wird mit Amplifikationstechniken unterstützt.
>
> Dann wird der Klient mit dem schmerzenden Knie ermutigt, mit der einengenden Handbewegung, die seine kinästhetische Erfahrung im Knie widerspiegelt, zu experimentieren. Überraschend äussert er: «Genau, das ist wie ein Schraubstock!»
>
> Nun wird der Klient weiter ermutigt, die Hand als Schraubstock zu benutzen, sie noch stärker zusammenzudrücken und die Erfahrung des Knies zu intensivieren, indem er das Handgelenk des Therapeuten umfasst. Das Handgelenk des Therapeuten tritt an die Stelle des

Kniegelenks, womit der Klient seine gewohnte Identität und damit temporär auch die «Opferrolle» verlässt. Indem er unterstützt wird, das Störende in der Körpersymptomerfahrung zu explorieren und zu übernehmen – hier die Blockierung – findet ein Übergang statt zur «Kraft» des «Symptommachers» und damit ein Zugang zur Selbstwirksamkeit. Die so entstandene Polarität zwischen «Blockierung» (Symptommacher) und «frei beweglichem Knie» (Intention, Identität) kann nun weiter im Rollenspiel entfaltet werden.

Der Therapeut bewegt sein Handgelenk wie das üblicherweise frei bewegliche Knie im noch stärker einengenden Griff des «Symptommachers» hin und her und fragt dabei: «Was tust Du?» Der Klient (in der Rolle des Symptommachers) antwortet: «Halt still; ich will nicht, dass Du dich bewegst!» In der weiteren Entfaltung des Dialogs zwischen diesen Polaritäten taucht in dem Klienten spontan die Fantasie auf, eine Auszeit von seinem Beruf zu nehmen, um einem Forschungsinteresse nachzugehen.

In diesem Moment zeigt sich dem Klienten die ursprünglich im störenden Knie erlebte Blockade beziehungsweise deren Bedeutung (Stillhalten, Stopp) als neuer Aspekt der Identität und wie sich die neue Erfahrung in das Alltagsleben integrieren lässt.

Damit erhält das Symptom einen anderen Stellenwert als den des Störenden, Fremden oder Erschreckenden: Für den Betroffenen wird es damit zum Träger einer unterstützenden Qualität und dient als innere Führung beim organischen Wechseln zwischen Blockiertheit und Freiheit. Diese Einbettung in die spezifische Lebenssituation integriert den Sinn der inneren Erfahrung des Symptoms als Bereicherung und Ermächtigung.

Fallbsp. 15: Körpersymptom (Schupbach, 2002, S. 358ff. Übers. d.V.)

4.4 Abhängigkeitsstörungen

4.4.1 Klassifikation und Diagnostik

Um die Diagnose einer Abhängigkeitserkrankung zu stellen, müssen die erforderlichen Kriterien einer solchen vorliegen. Es ist aber anzumerken, dass die für Sucht entwickelten prozessorientierten Interventionsmethoden durchaus auch bei Individuen angewendet werden können, welche die Kriterien für das Vollbild einer Abhängigkeitserkrankung nicht erfüllen. Zu beachten sind, wie bei jeder Diagnostik, in jedem Fall mögliche komorbide psychische Störungen. Im Zusammenhang mit Abhängigkeitsstörungen muss vor allem auf das komorbide Vorliegen von Persönlichkeitsstörungen (Achse II bei DSM-5) und/oder eines Aufmerksamkeitsdefizit-Hyperaktivitätsstörung (ADHS) geachtet werden.

Den angehenden prozessorientierten Psychotherapeut:innen wird beispielsweise im Zusammenhang mit Alkoholabhängigkeit der Alcohol Use Disorders Identification Test (AUDIT) vorgestellt und zur Verwendung in der Praxis empfohlen (AWMF, 2021).

4.4.2 Ätiologie

Beim Störungsbild der Sucht orientiert sich die prozessorientierte Psychotherapie im Grundsatz am biopsychosozialen Modell (z. B. Egger, 2015) und am Diathese-Stress Modell (z. B. Perrez & Baumann, 2011). Es wird davon ausgegangen, dass Suchtentstehung ein multifaktorieller Prozess ist, bei dem sowohl biologische als auch Umweltfaktoren eine Rolle spielen und neben Vulnerabilitäten zusätzliche Belastungsfaktoren eine Störung mitverantworten. Der im Rahmen der Prozessorientierten Psychotherapie gelehrte und praktizierte Ansatz bezüglich Störungskonzeptionen und Interventionsmethoden ist integrativ. Die Arbeit an inneren Konflikten und zentralen emotionalen Schlüsselerfahrungen sowie die Bearbeitung struktureller Defizite sind zentral für die prozess- und erfahrungsorientierte Arbeit mit Sucht. Aus finaler Perspektive stehen immer die im Prozessgeschehen impliziten (verdeckten) Ressourcen im Zentrum der Arbeit. Wo für die Suchtarbeit relevant, werden entsprechend Theorieansätze aus anderen Therapierichtungen vermittelt und der Prozessorientierte Ansatz mit bindungsrelevanten Interventionen betont.

Zweckgerichtetheit (Finalität)

Abhängigkeitserkrankungen fordern die Gesellschaft heraus. Neben Prävention und Früherkennung, Schadens- und Risikominderung, gesetzlicher Regulierung und Vollzug sind aus Sicht der Prozessorientierten Psychotherapie multiple Ansätze in der Therapie von Suchterkrankungen nötig. Der erfahrungsorientierte Prozessansatz sucht die Erfahrung der Klient:innen präzise zu verstehen und sie zu unterstützen. Ebenso wird versucht, Sinn und Bedeutung des Suchtverhaltens im Sinne der Selbstmedikationshypothese als Coping-Strategie zu verstehen, innere Konflikte, Selbstwertprobleme, Strukturdefizite und Bindungsstörungen wenigstens kurzfristig auszugleichen beziehungsweise vermeintlich zu lösen. Da sich alle «Lösungsversuche» qua Substanzmissbrauch destruktiv gegen das eigene Selbst und seinen sozialen Kontext wenden, zielt prozessorientierte Arbeit auf die Integration des ersehnten Bewusstseinszustandes in das Alltagsich.

Prozessorientierte Psychotherapie bezieht sich auf C. G. Jungs Theorie des Unbewussten, das persönlich und kollektiv über das Verdrängte hinaus Quelle eines schöpferischen Prozesses und zu nutzender Potenziale ist (Jung, 1979a, 1981a). Jungs finale Perspektive ist besonders bei Abhängigkeitsstörungen von zentraler Bedeutung. Das süchtige Verhalten wird im Verständnis der Prozessarbeit als fehlangepasster Versuch gesehen, ein adaptives Ziel zu erreichen. Der von den Klient:innen angestrebte Zustand (z. B. die innere Leere zu füllen, sich mit anderen verbunden zu fühlen) ist adaptiv und sinnvoll. Jedoch versuchen die Suchtklient:innen diesen an sich wünschenswerten Zustand aus Mangel an Ressourcen oder Verhaltensalternativen mittels eines ungeeigneten Weges, der Substanzintoxikation, zu erreichen (Hauser, 1994). Der angestrebte Bewusstseinszustand ist bei jeder Klient:in anders. Doch ganz grundsätzlich beinhaltet er Potenziale, die sowohl für die Behandlung als auch den Genesungsprozess als Ressource genutzt werden können. Den Zusammenhang zwischen Suchtverhalten und der Suche nach einer antizipierten vollständigeren Persönlichkeit findet man bei C. G. Jung (1984a, S. 198). Sucht stellt für Jung den Versuch dar, mit der Ganzheit des Selbst in Kontakt zu kommen, also Lücken im Selbst zu füllen und Strukturdefizite auszugleichen. Für Mindell (1993b) ist Sucht der Versuch, mit fehlenden Aspekten des Selbst («missing piece of reality», ebd., S. 114) in Kontakt zu kommen. Prozessorientiertes Arbeiten mit Sucht entfaltet den ersehnten veränderten Bewusstseinszustand mit der Klient:in gemeinsam und sucht ihn mittels Beziehungs-, Körper- und Spürerfahrungen zu integrieren und im Alltag zu leben – auf dem Weg zu psychischer Ganzheit.

Analytische Theorien: Selbstmedikationshypothese von Khantzian

Die Selbstmedikationshypothese (Khantzian, 1997) geht davon aus, dass Substanzen eine ungenügend ausgebildete Ich-Abwehr ersetzen und dazu dienen, unangenehme psychische Zustände zu mildern. Beispielsweise stellt die soziale Phobie einen Risikofaktor für Alkoholabhängigkeit dar, das heisst, die anxiolytische Wirkung von Alkohol wird benutzt, um Spannungszustände in sozialen Situationen zu regulieren (z. B. Thomas et al., 2003). Die Selbstmedikationshypothese bildet eine fruchtbare theoretische Grundlage für die hier vorgestellten prozessorientierten Interventionen. Diese Interventionen nutzen, entfalten und vervollständigen Erfahrungen, wie sie Suchtklient:innen so verzweifelt suchen.

In «Altered States of Consciousness as a Complement in the Treatment of Addiction – a Process-oriented Approach» schreibt Hauser (2000, S. 173), dass wir gemäss Khantzian aus den Berichten der Klient:innen über ihre subjektiven Zustände viel lernen können, nicht nur über ihre Problemzustände, sondern über die kurzfristigen «Lösungen» durch bestimmte Substanzen. Er entdeckte eine unerwartete Lösung im Bericht eines Kokain-abhängigen:

> «Originally when I evaluated this man, I thought he was using the stimulating properties of the drug as an augmentor for his usual hyperactive, expansive manner of relating. He finally convinced me to the contrary when he carefully mimicked how he put down several lines in the morning, snorted it, and breathed a sigh of relaxation and then described how he could sit still, focus on his backlog of paper work, and complete it» (Khantzian, 1997, S. 437).

Wo Khantzian die Erfahrung der Klient:innen beschreibt, setzt Prozessarbeit ein. Prozessarbeit entfaltet die Beschreibung der Klient:in interaktiv und signalorientiert, mit psychologischen, körper- und beziehungsorientierten Mitteln. Dadurch wird der ersehnte veränderte Bewusstseinsszustand, also das innere Selbstpotenzial, im Bewusstsein verankert und führt das Individuum näher zu seiner psychischen Ganzheit. Die finale Sichtweise, so wie sie in der Prozessarbeit angewendet wird, als Entfaltung des inneren Selbstpotenzials, stellt ein zentrales Instrument prozessorientierter Arbeit mit Ressourcen dar.

Analytische Theorien: Bindungstheorie

Wie für Jung Erleben und Verhalten archetypische Wurzeln haben, spricht die moderne Säuglingsforschung von angelegten Organisationsformen. Lichtenberg et al. (2000) beschreibt diese zentralen Motivationssysteme unseres Erlebens und Verhaltens als «Grundplan für das Kleinkind-Umwelt-System», einen Plan, der in der ursprünglichen (archetypischen) Matrix angelegt ist. Wir finden hier eine gewisse Nähe zur Jung'schen Psychologie beziehungsweise ihrer Erweiterung, der Prozessarbeit, und modernem psychoanalytischen Denken.

Eines der zentralen Motivationssysteme ist das Bedürfnis nach Bindung und Zugehörigkeit. Die Bindungstheorie von John Bowlby (Bowlby, 1969, 1973, 1980, 1982; Brisch, 2015; Grossmann & Grossmann, 2003), die auf Beobachtungen von Mutter-Kind-Interaktionen basiert, bildet eine relevante Theorie zur Ätiologie von Suchterkrankungen. Aus dieser Sicht sind Abhängigkeitserkrankungen Ausdruck einer Bindungsstörung (Flores, 2001).

Die Bindungsforschung zeigte in zehn von zwölf empirischen Arbeiten einen relevanten Zusammenhang zwischen substanzgebundenem Suchtverhalten und unsicherer Bindung (durch Störung bei der Entwicklung von Ich-Strukturen durch frühkindliche Vernachlässigung) auf, was die Hypothese erhärtet, süchtiges Verhalten als möglichen Ausdruck einer zugrundeliegenden Bindungsstörung zu verstehen (Unterrainer et al., 2018).

Weitere analytische Theorien: Selbstpsychologie und Objektbeziehungstheorie

Aus psychoanalytischer Sicht stellt Suchtverhalten verkürzt gesagt den Versuch dar, einen affektiven Mangelzustand beziehungsweise eine Abwehrschwäche des Ich oder einen Strukturmangel des Selbst auszugleichen. Der Fokus liegt auf der frühen Beziehungsgeschichte der Klient:in in der Kindheit, die sich im Hier und Jetzt der therapeutischen Interaktion manifestiert. Kohut (1979) und Kernberg (1983) verstehen Sucht als Symptom einer Borderline- oder narzisstischen Persönlichkeit. Wurmser (1974) postuliert, dass Substanzen dazu benutzt werden, eine störende innere Autorität (z. B. eine «innere Kritikerin») zum Schweigen zu bringen.

In einer qualitativen Studie mit zwei heroinabhängigen Klient:innen (Einzelfall-Studie) kommt die prozessorientierte Psychotherapeutin van Felter (1987) in einer Antwort auf Wurmser zum Schluss, dass der heroininduzierte Bewusstseinszustand dysphorische Gefühle durch eine unbewusste Identifikation mit dem negativen Vater (innerer Kritiker) verringert und demzufolge die therapeutische Arbeit eine Integration der aggressiven Impulse verlangt. Eine Übersicht ätiologischer Theorien analytischer Provenienz von Freud bis Khantzian ist in ihrer Dissertation *Heroin Addiction – a Process-oriented Perspective* (van Felter, 1987) zu finden.

Systemische Theorie

Die systemischen Theorien verstehen substanzabhängige Klient:innen zirkulär als Teil eines grösseren interpersonellen Systems. Die Pathogenese der Störung entwickelt sich im Zusammenhang mit dem jeweiligen Kontext und nicht aus der individuellen Psychologie. Die Prozessarbeit geht davon aus, dass die psychische Gesundheit eines Individuums in direktem Zusammenhang mit seinen biologischen Voraussetzungen und seiner Umwelt (Lern-und Beziehungserfahrung und sozialem Kontext) steht. Dies sei sowohl auf der individuellen Mikro- als auch auf der gesamtgesellschaftlichen Makro-Ebene der Fall. Systemische Theorien verstehen das süchtige Verhalten eines Individuums als Ausdruck seiner einseitigen

Bewusstseinslage und damit als Antwort auf das kommunikative und soziale Feld, dessen Teil es ist (Watzlawick et al., 1967/1969; Bateson, et al., 1956/1984).

Aus der prozessorientierten Makroperspektive gehören schwer Süchtige zu den Randgruppen der Gesellschaft. Sie sind Aussenseiter:innen oder «Schatten der Stadt» (Mindell, 1989a; Goodbread, 1994, 2009). Ihr süchtiges Verhalten ist als Reaktion auf den jeweils vorherrschenden gesellschaftlichen Mainstream zu sehen.

Zusammenfassung

Die Prozessarbeit versteht Sucht als ein multifaktorielles Geschehen, das von einer möglichen biologischen Vulnerabilität, einer Schädigung in der Lern- und Beziehungsgeschichte und belastenden Lebensumständen ausgeht. Während die Prozessarbeit kausale Faktoren miteinbezieht und von einer Selbstmedikation im Sinne eines (scheiternden) Heilungsversuchs ausgeht, erweitert sie diese um die finale Perspektive. Im Begehren der Klient:innen spiegelt sich ihre Sehnsucht, vernachlässigte und marginalisierte Persönlichkeitsaspekte zu kompensieren und so die beschädigte Selbststruktur hin zu einer kohärenten Erfahrung von Ganzheit zu ergänzen. Süchtiges Verhalten wird immer auf mehreren Ebenen betrachtet: der individuellen, der interpersonellen (z. B. das familiäre Umfeld) aber auch der Systemebene (Makro-Ebene, z. B. die Gesellschaft).

4.4.3 Interventionen

Im stationären Setting einer Klinik werden die Suchtklient:innen medizinisch betreut und versorgt. Im ambulanten Setting werden sie in jedem Fall aufgefordert, sich medizinisch untersuchen zu lassen. Beim Vorliegen einer entsprechenden Motivation ist es angezeigt, einen Entzug und ein Anschlussprogramm (z. B. Entwöhnung, therapeutische WG) zu absolvieren oder sich einer Substitutionsbehandlung zu unterziehen. Prozessorientierte Suchttherapie kann also sowohl abstinenzorientiert sein als auch kontrollierten Konsum zum Ziel haben. Ein wichtiges Ziel ist in jedem Fall Bewusstheit über den ersehnten, mit dem Substanzkonsum kurzfristig und nur scheinbar erreichten Bewusstseinszustand und dessen Integration. Das vernachlässigte oder unvollständige Selbst indiziert mit dem (mithilfe des Suchtmittels) angestrebten Bewusstseinszustand, welche fehlenden Selbstaspekte zu ergänzen oder zu kompensieren sind. Integration heisst aus prozessorientierter Sicht, ohne Substanzkonsum die fehlenden Selbstaspekte wahrzunehmen, zu fühlen und in die Alltagspersönlichkeit zu integrieren.

Prozessorientierte Interventionen

Ausgehend von einigen zentralen Charakteristika von Suchtprozessen ergeben sich spezifische prozessorientierte Interventionen:

1. Sucht und die damit verbundenen veränderten Bewusstseinszustände entsprechen einer allgemeinmenschlichen Tendenz nach Transzendenz des normalen Alltagsbewusstseins (Weil, 1972). Sucht ist eine (fehlgeleitete) Suche nach Ganzheit (Jung, 1984a, S. 198). Der Bewusstheitszustand, der mit der Substanz induziert wird, gleicht (vorübergehend) einen fehlenden Teil im Selbst aus (Mindell, 1993b, S. 114) Intervention: Zugang zum erwünschten (veränderten) Bewusstseinszustand suchen (reaccessing the state).
2. Sucht ist der (maladaptive) Versuch, grausame, selbstverletzende innere Kritiker zu bekämpfen oder zu betäuben – oder, wie bei van Felter (1987), sich unbewusst mit der Kritiker:in zu identifizieren. Interventionen: Arbeit mit innerer Kritiker:in.
3. Aspekte jeder Sucht sind suizidale Tendenzen. Intervention: Arbeit an Suizidalität und suizidalen Tendenzen, Verstehen und Integration ihrer symbolischen Aspekte.
4. Sucht beziehungsweise die damit verbundenen veränderten Bewusstseinszustände sind «ansteckend»: Zum einen verleiten sie die Therapeut:in zu coabhängigem Verhalten, zum anderen lösen sie starke Gegenübertragungsreaktionen in der Therapeut:in aus. Interventionen: Einbringen der Gegenübertragung, Einbringen von Launen und der Gesamtheit der Gefühlsreaktionen.
5. Suchtklient:innen (in Behandlung) stecken in einer Ambivalenz-Zwickmühle: dem Wunsch nach Abstinenz und dem Wunsch nach Substanzkonsum beziehungsweise dem zwanghaften Ausagieren. Intervention: Motivationales Bearbeiten der Ambivalenz.
6. Arbeit mit störenden Affekten (aktuell und/oder biografisch verortet) wie Angst, Einsamkeit, Hilflosigkeit, Scham, Schuld, Leere, Aggression, die einem «kindlichen» Bewusstseinszustand entsprechen. Interventionen: Arbeit mit dem «inneren Kind», Entwicklung einer erwachsenen Unterstützerin, Desidentifikation beziehungsweise Zeugenbewusstsein.
7. Systemisch ist die «identifizierte Patient:in» der wichtigste Veränderungsimpuls für das System. Aus der Makroperspektive spiegelt die Randgruppe der Süchtigen als «Schatten der Stadt» (Mindell, 1989a) das gesellschaftlich Verdrängte und deutet insofern auf Veränderungsimpulse für den Mainstream hin. Intervention: Konfrontation des jeweiligen Systems mit diesen Veränderungsimpulsen und Integration derselben in das Gesamtsystem.

Die folgenden Interventionen sind Beispiele dafür, wie in der prozessorientierten Psychotherapie mit dem Thema der Suchtproblematik gearbeitet wird. Sie werden prozessual eingesetzt, signal- und feedbackorientiert und nicht in vorgeschriebener Reihenfolge. Die Therapeut:in beobachtet die verbalen und nonverbalen Signale der Klient:in und die eigene Gegenübertragung kontinuierlich. Daraus ergeben sich die Wahl und das Timing der Interventionen, die den individuellen Prozess der Klient:in im gegebenen Moment unterstützen und klären. Im Folgenden werden die wichtigsten Themenbereiche, die bei Abhängigkeitserkrankungen eine Rolle spielen, sowie die praktizierten Interventionen stichwortartig erläutert.

Reaccessing des veränderten Bewusstseinszustandes bei Suchtmittelkonsum

«Reaccessing» ist eine prozessorientierte Intervention, für deren Wirksamkeit im Rahmen einer Pilotstudie mit 13 heroinabhängigen Kient:innen Forschungsbelege vorliegen (Hauser, 2000, 2001, 2004). Die Studie verbindet auf pragmatische Weise einen quantitativen und einen qualitativen Ansatz. Der qualitative Teil basiert auf der «grounded theory» nach Glaser und Strauss (1998), der quantitative ist methodologisch ein A-B-Design: Die experimentelle Intervention wird mit einer neutralen Sitzung verglichen, sodass die Versuchspersonen ihre eigene Kontrolle bilden, was die interne Validität stärkt. Von 13 Heroinabhängigen wurden vor und nach einer Reaccessing-Intervention zwei Werte erhoben («Sense of Coherence», SOC-13, Antonowsky, 1979, 1984 und die «Experiencing Scale», Klein et al., 1969). Die Ergebnisse zeigen signifikante Verschiebungen in Richtung Gesundheit auf einem Gesundheits-Krankheits-Kontinuum, grössere Involviertheit in den therapeutischen Prozess und erhöhte Werte für «Self-Awareness».

Vorgehen: Die Therapeut:in fragt nach dem Versprechen, das beim ersten Impuls nach Konsum imaginativ als Sehnsucht nach einem bestimmten veränderten Bewusstseinszustand erscheint. Dieser wird als Persönlichkeitsaspekt der Klient:in verstanden, der entfaltet und vollständig verkörpert sein muss, damit seine tiefe Essenz integriert werden kann.

Die Therapeut:in beobachtet dabei die verbalen und nonverbalen Signale der Klient:in, achtet also auf die Art und Weise, wie der veränderte Bewusstseinszustand repräsentiert ist und unterstützt, vertieft und vervollständigt die angedeutete Erfahrung in den verschiedenen Wahrnehmungskanälen. Die Therapeut:in hilft der Klient:in, den veränderten Bewusstseinszustand genauer wahrzunehmen und zu verdeutlichen. Dabei kann die Therapeut:in der Klient:in die unbewussten Signale aufzeigen und sie bitten, diese zu verstärken (die Klient:in beginnt z. B. einen Teil des Körpers zu entspannen, die Therapeut:in fragt, ob die Klient:in diese Entspannung auf den ganzen Körper ausdehnen kann). Er:sie kann die Klient:in aber auch bitten, die selbst wahrgenommene Zustandsveränderung ganz zuzulassen. Eine weitere Möglichkeit an diesem Punkt besteht darin, dass die Therapeut:in in der Gegenübertragung einzelne Aspekte des veränderten Bewusstseinszustands wahrnimmt und diese der Klient:in mitteilt oder spielerisch zur Verfügung stellt. Zusammenfassend gesagt versucht die Therapeut:in also, die Wahrnehmung des veränderten Bewusstseinszustandes der Klient:in soweit wie möglich zu vertiefen, bis die Klient:in die Essenz dessen, was er:sie mit dem Suchtmittelkonsum sucht, bewusst wird. Die Therapeut:in klärt mit der Klient:in, welche Möglichkeiten bestehen, die grundlegende Sehnsucht nach Ganzheit, welche durch das Suchtmittel nicht vollständig und nicht nachhaltig befriedigt wird, besser und ohne Suchtmittel zu befriedigen (Hauser, 1994, 2000, 2004). Ein Beispiel (Transkript) einer Sitzung findet sich in Anh. A.

Arbeit an Selbstkritik

Hilfe bei der Verteidigung gegen innere Kritik

Die Klient:in bringt zum Ausdruck, wie unfähig, schlecht und wertlos er:sie sich fühlt. Die Therapeut:in klärt mit ihm:ihr, dass es eine innere Figur gibt, die ihn:sie kritisiert (erklärt psychoedukativ das Modell innerer Persönlichkeitsanteile (Teilpersönlichkeiten). Die beiden Rollen (Kritiker:in und Kritisierte:r) werden räumlich lokalisiert (2-Stuhl-Technik). Ein Dialog zwischen den beiden Rollen wird angeleitet. Dabei kann die Therapeut:in auch kurzzeitig eine der Rollen übernehmen, um die Wahrnehmung für die Zustände in den beiden Rollen zu differenzieren. Die Klient:in wird in der Rolle der Kritiker:in ermutigt, die Kritik direkt zu formulieren und eventuell körperlich auszudrücken. Anschliessend wird die Klient:in, nun in der Rolle der Kritisierten, ermutigt, seine:ihre Reaktionen auszudrücken. Dann wird er:sie angeleitet, eine dritte, neutrale Beobachterrolle einzunehmen und gefragt, wie er:sie aus dieser Rolle heraus die Situation versteht und welche Hilfe sinnvoll sein könnte. Falls die Klient:in sich als die Kritisierte nicht verteidigen kann, unterstützt die Therapeut:in ihn:sie dabei. Unter Umständen wird eine zusätzliche innere Helfer:innenrolle dafür eingesetzt. Das kann irgendeine Ressourcenfigur aus der Biografie oder eine Fantasie der Klient:in sein. Diese Hilfsfigur und die Therapeut:in unterstützen die Klient:in darin, sich deutlich gegen die Kritik zu verteidigen oder abzugrenzen. Dies geschieht verbal unter Einbezug des nonverbalen Ausdrucks (Stimmqualität, Körperhaltung, Bewegung). Zur Integration diskutieren Therapeut:in und Klient:in, wie diese neu gelernte Verteidigung beim Auftreten von Selbstkritik im Alltag eingesetzt werden kann.

Zur biografischen Aufarbeitung

Die Therapeutin interviewt die innere Kritiker:in hinsichtlich seiner:ihrer Biografie: «Seit wann kritisierst Du die Klient:in? Wer hat Dir das beigebracht? Was war der ursprüngliche Grund für die Kritik oder wer war die ursprüngliche Kritiker:in?» Therapeut:in und Klient:in diskutieren die Geschichte der inneren und äusseren Kritik: Inwiefern war die innere Kritik ursprünglich eine sinnvolle Anpassung? Welche Unterstützung hat damals gefehlt (z.B. Straub, 1990).

Zur Integration der aggressiven Energie der Kritiker:in

Wenn die Klient:in sich in der Rolle der Kritiker:in befindet, wird er:sie gefragt, wie sie es körperlich und emotional empfindet, in der Kraft der Kritikerin zu sein. Der Klient:in wird deutlich gemacht, dass diese Kraft auch sein:ihre Kraft ist, da die Kritikerin ja auch ein Teil von ihm:ihr ist. Die Klient:in wird ermutigt, diese Kraft unabhängig vom Inhalt der Kritik wahrzunehmen, auszudrücken (Körperempfindung, Haltung, Bewegung, Stimme, Bilder, in Beziehung) und symbolisch zu benennen (meine Soundso-Kraft). Zur Integration: Die Klient:in wird gefragt, in welchen Lebenssituationen er:sie diese Kraft konstruktiv einsetzen könnte. Die Therapeut:in spielt mit der Klient:in eine solche beispielhafte Lebenssituation imaginativ oder im Rollenspiel unter Einsatz der neuen Ressource durch (s.a. van Felter, 1987).

Arbeit mit offener oder verdeckter (unbewusster) Suizidalität

Suizidale Tendenzen und Suizidfantasien sind – neben einer eingehenden Klärung konkreter Vorbereitungen – auch symbolisch zu deuten (s. Kap. 4.1.4). Im Suizidwunsch steckt der Wunsch nach Erlösung von Leiden, ein Wunsch, der möglicherweise destruktiv ausagiert werden will. Lässt es das Strukturniveau der Klient:in zu, kann der «Suizid» prophylaktisch als achtsamkeitsbasierte Entspannungsübung im Hier und Jetzt entfaltet werden. Die Übung kann zur ersehnten inneren Ruhe, zu Frieden, Gelassenheit und Losgelöstheit beitragen. Voraussetzung ist, dass die Klient:in die Anleitung als Übung verstehen kann, als Anleitung zu einem entspannteren, guten Leben.

Im Sinne innerer Konfliktarbeit stellt sich die Frage: Gegen welchen Selbstanteil richtet sich der Suizidwunsch? Welche Hoffnungen verbinden sich mit dem Wunsch zu sterben? Was wäre gelöst und wer wäre erlöst durch den Tod? Was wäre danach anders? Suizid als Wahlmöglichkeit menschlicher Freiheit steht der Wahl der Klient:in nach therapeutischer Begleitung und Heilung (wenn auch nur scheinbar) entgegen. Die Klient:in begreift möglicherweise, dass er:sie einen Teil seiner:ihrer Identität loslassen muss, damit er:sie leben kann. Scheinbare Polarisierungen für und wider das Leben, Aspekte vieler Störungsbilder, werden im Verlaufe der Therapie bearbeitet und in eine losgelöstere Hinwendung verwandelt, das sowohl Leben als auch Tod umfasst.

Arbeit mit Gegenübertragung

Enttäuschung über ausbleibenden Therapieerfolg sowie stark marginalisierte und abgespaltene Affekte der Klient:in werden in der Gegenübertragung (konkordant oder komplementär) erfahren, beispielsweise Leere, Aggression, Kritik und Entwertung, Langeweile und vieles mehr. Die Prozessarbeit sucht diese Affekte bewusst, um sie der Klient:in zugänglich zu machen, nicht deutend und interpretierend, sondern in erfahrungsorientierter Weise. Die Therapeut:in kann diese Affekte bewusst darstellen («enactment» als Spiegel für die Erfahrung des Klienten) und die Klient:in dabei unterstützen, bei negativer Vaterfigur oder Entwertungstendenzen, dagegen anzugehen oder mit den Gefühlen, die sich durch die Therapeut:in manifestieren, mitzuschwingen. Hier geht es um Feinheiten des seelischen Austausches von Bedürfnissen, die im Hier und Jetzt der therapeutischen Interaktionen subtil zum Tragen kommen und durch diese fördernd modifiziert werden (Jacoby, 1998). Für eine ausführliche Diskussion der Gegenübertragung aus prozessorientierter Perspektive siehe Goodbread (1997b).

Motivationale Arbeit an der Ambivalenz-Zwickmühle

Charakteristisch für Suchtverhalten ist die sogenannte Ambivalenz-Zwickmühle. Der Prozess kreiselt zwischen dem Wunsch, den Konsum zu stoppen beziehungsweise zu reduzieren und dem Wunsch, das Suchtverhalten weiter auszuagieren. Die Klient:in drückt seine:ihre Ambivalenz offen verbal oder implizit im Verhalten aus, so zum Beispiel im Scheitern der bewussten Absicht nach Konsumreduktion oder Abstinenz. Die Arbeit besteht in einem Verdeutlichen der inneren Polarisierung und Spaltung durch explizites Darstellen der beiden gegensätzlichen Selbstanteile im Rollenspiel oder als Stegreiftheater mit Figuren («bösen» und «guten» Anteilen). Dabei werden wiederholt Vor- und Nachteile von Abstinenz und Integration des ersehnten Bewusstseinszustandes im Gegensatz zu einem möglicherweise noch bestehenden Verlangen nach Ausagieren des Substanzkonsums durchgearbeitet.

Trauma und Bindung (Arbeit mit dem inneren Kind)

Bei Suchtklient:innen muss man damit rechnen, dass mit dem Suchtmittel tiefe, bedrohliche Gefühle von Angst oder Leere kompensiert werden. Das zeigt sich zum Beispiel an folgender Szene mit einem kokainabhängigen Klienten:

> **Th.**: «Was passiert, wenn Sie bewusst darauf verzichten, etwas zu konsumieren, zum Beispiel am Abend, wenn Sie nach Hause kommen?»
> **Kl.**: «Dann tigere ich in der Wohnung herum und überlege mir, wen ich anrufen könnte.»
> **Th.**: «Und wenn Sie auch darauf verzichten?»
> **Kl.**: «Das halte ich nicht aus!»
> **Th.**: «Was genau halten Sie nicht aus?»
> **Kl.**: Senkt den Kopf, wartet eine Weile und sagt dann: «Ein Gefühl von völliger Leere. Ich bin wie ausgelöscht. In dem Zustand könnte man alles mit mir machen.»
> **Th.**: Will den Klienten nicht länger in diesem Zustand ausharren lassen, weil er befürchtet, dass sich der Suchtdruck verstärken könnte. Sein eigenes starkes Unwohlsein in der Gegenübertragung und gewisse Informationen über die Kindheit des Klienten lassen ihn eine frühkindliche Traumatisierung erahnen. «Ich verstehe, das ist sehr unangenehm. Sie müssen jetzt nicht länger in dem Gefühl bleiben!»
>
> Anschliessend hilft der Therapeut dem Klienten, sich im Hier und Jetzt zu reorientieren, den Kontakt zu seinem Körper zu spüren und das Interesse des Therapeuten an ihm wahrzunehmen.
>
> **Th.**: «Definieren wir einen Ort hier im Raum, an dem Sie einfach nur der Beobachter sind. Wenn Sie von hier aus mit Distanz denjenigen Teil von sich betrachten, der sich so leer fühlt, was, glauben Sie, würde ihm statt Kokain auch noch helfen?»
> **Kl.**: «Körperkontakt!»
>
> Fallbsp. 16: Intervention Sucht (Heidelberg, pers. Beob., Winterthur, 2009)

Arbeit mit dem sozialen Umfeld der Klient:in

Familientherapie

Die prozessorientierte Arbeitsweise kann auf Familien und Gruppen angewendet werden. Aus prozessorientierter Sicht repräsentiert die Klient:in einen marginalisierten Aspekt des Systems, zum Beispiel der Ursprungsfamilie oder der aktuellen Familie. Dabei kann es sich um ein Gefühl der Einsamkeit handeln, das in der Familie nicht ausgedrückt wird oder den Versuch, in einer sehr angepassten Familie Eigenständigkeit und Individualität auszudrücken. Radikal zukunftsgerichtet, versteht Prozessarbeit den Symptomträger als «messenger of change» (Reiss, 1993). Die Arbeit mit Familien wird als Gruppenprozess verstanden, in dem Rollen wechseln können. In Systemen mit «identifizierten Patienten» schaffen inkongruente Transaktionen eine «Unmenge von Signalen, die etwas ausdrücken, was nicht aufgegriffen wird» (Mindell, 1997a, S. 30). Die Symptomträger:in agiert diese unbewusst aus und wird zum Kanal für Entwicklungsmöglichkeiten des Systems. Ein Beispiel für eine prozessorientierte Arbeit mit einer Familie mit heroinabhängiger Tochter findet sich in Hauser (1994, S. 89).

Arbeit mit dem Familiensystem im Einzelsetting

Die Klient:in markiert symbolisch im Raum Plätze für seine:ihre Familienmitglieder und sich selbst. Die Therapeut:in leitet die Klient:in an, die an seinem:ihrem eigenen Platz steht, genau wahrzunehmen, wie er:sie sich fühlt und welche Reaktionen er:sie auf die anderen Familienmitglieder hat. Die Klient:in wird darin unterstützt, sich gegenüber den Familienangehörigen vollständiger und klarer auszudrücken, als sie das bisher in der Realität konnte. Bei genügender psychischer Stabilität der Klient:in leitet die Therapeut:in sie an, die Position anderer Familienangehöriger einzunehmen, vor allem jener, auf die er:sie vehement reagiert. Die Therapeut:in unterstützt die Klient:in wahrzunehmen, welche Aspekte der anderen Familienmitglieder (Verhalten, Zustände, Ressourcen) für ihn:sie selbst angenehm und nützlich sein könnten. Dieses Vorgehen zielt darauf ab, die Klient:in zu befähigen, sich von der ihm:ihr im Familiensystem zugewiesenen Rolle kraftvoll abzugrenzen. Ziel dabei ist es, einseitige Rollenzuschreibungen innerhalb der Familie aufzubrechen. Dadurch beginnen sich die Rollenverteilungen im System zu verändern, sodass die gesamte Familie aus einseitigen Rollenzuschreibungen herausfindet.

4.5 Borderline-Persönlichkeitsstörung

4.5.1 Klassifikation und Diagnostik

Die Borderline-Persönlichkeitsstörung ist ein komplexes Krankheitsbild, das anhand charakteristischer Verhaltensweisen und akzentuierter Persönlichkeitszüge diagnostiziert werden kann. Sie wird den Persönlichkeitsstörungen zugeordnet, welche sich gemäss ICD-10 durch schwere Störungen der Persönlichkeit und des Verhaltens der betroffenen Person auszeichnen, wobei diese nicht auf eine Hirnschädigung oder -krankheit oder eine andere psychiatrische Störung zurückzuführen sind. Persönlichkeitsstörungen erfassen verschiedene Persönlichkeitsbereiche und gehen mit seelischen und sozialen Beeinträchtigungen einher. Sie treten meist in der Kindheit oder in der Adoleszenz in Erscheinung und bestehen während des Erwachsenenalters weiter.

Das DSM-IV unterteilt die Persönlichkeitsstörungen in drei Hauptgruppen beziehungsweise Cluster: Gruppe A «sonderbar-exzentrisch», Gruppe B «dramatisch-emotional-launisch», sowie Gruppe C «ängstlich-furchtsam». Die Borderline-Persönlichkeitsstörung wird der Gruppe B zugeordnet, gemeinsam mit der histrionischen, der narzisstischen und der antisozialen Persönlichkeitsstörung. Das ICD-10 führt die Borderline-Störung in der Kategorie «Spezifische Persönlichkeitsstörungen» mit der Kodierung F60.31 als Form der «Emotional instabilen Persönlichkeitsstörung, Borderline Typ» zusammen mit dem impulsiven Typ (F60.30).

Zur Diagnose einer *emotional instabilen Persönlichkeitsstörung, impulsiver Typ*, müssen mindestens drei der folgenden Kriterien erfüllt werden:

1. Deutliche Tendenz, unerwartet und ohne Berücksichtigung der Konsequenzen zu handeln.
2. Deutliche Tendenz zu Streitereien und Konflikten mit anderen, vor allem dann, wenn impulsive Handlungen unterbunden oder getadelt werden.
3. Neigung zu Ausbrüchen von Wut oder Gewalt mit Unfähigkeit zur Kontrolle explosiven Verhaltens.
4. Schwierigkeiten in der Beibehaltung von Handlungen, die nicht unmittelbar belohnt werden.
5. Unbeständige und unberechenbare Stimmung.

Für die Diagnose einer *Borderline-Persönlichkeitsstörung* müssen ebenfalls mindestens drei der obengenannten Kriterien erfüllt sein sowie zusätzlich mindestens zwei der folgenden Eigenschaften und Verhaltensweisen:

1. Störungen und Unsicherheit bezüglich Selbstbild, Zielen und «inneren Präferenzen» (einschliesslich sexueller Präferenzen).
2. Neigung, sich in intensive, aber instabile Beziehungen einzulassen, oft mit der Folge von emotionalen Krisen.
3. Übertriebene Bemühungen, das Verlassenwerden zu vermeiden.
4. Wiederholt Drohungen oder Handlungen mit Selbstbeschädigung.
5. Anhaltende Gefühle von Leere.

Ein weit verbreitetes diagnostisches Instrument ist das SKID-II (Strukturiertes Klinisches Interview für DSM-V Achse II), welches einen Screening-Fragebogen und ein Interview umfasst. Es gilt darauf zu achten, ob es sich tatsächlich um ein überdauerndes und generalisiertes Muster von Auffälligkeiten handelt, das nicht nur im Rahmen einer umschriebenen Krise oder eines bestimmten Sozialkontexts auftritt. In den diagnostischen Prozess sollten möglichst fremdanamnestische Informationen einbezogen werden.

Komorbiditäten: Die Borderline-Persönlichkeitsstörung tritt häufig gemeinsam mit anderen psychischen Störungsbildern auf, zum Beispiel Depressionen, Angst- und Panikstörungen, Essstörungen und Alkoholabhängigkeit beziehungsweise anderen Substanzabhängigkeiten. Ebenso besteht oft eine Komorbidität mit weiteren Persönlichkeitsstörungen. In etwas 60 % der Fälle wird komorbid eine Posttraumatische Belastungsstörung und/oder eine dissoziative Störung diagnostiziert (Stiglmayr & Gunia, 2017).

Epidemiologie: Die Einjahresprävalenz der Borderline-Persönlichkeitsstörung beträgt 2 %, die Lebenszeitprävalenz 6 %. Dabei sind Frauen und Männer etwa gleich stark betroffen. Ein grosser Teil der Betroffenen kommt bereits in der Adoleszenz erstmalig in Behandlung. Studien weisen auf ein Risiko eines vollendeten Suizids von etwa sieben Prozent hin sowie eine sehr hohe Zahl an Suizidversuchen (etwa 66 %; Bohus, 2007).

4.5.2 Ätiologie

Die aktuelle Forschung geht hinsichtlich der Ursachen der Entwicklung einer Borderline-Störung von einer Kombination aus anlage- und umweltbedingten Faktoren aus. So gilt als Risikofaktor eine biologische Disposition zu einer erhöhten Sensibilität für emotionale Reize, einem erhöhten emotionalen Erregungsniveau sowie einer verlangsamten Rückkehr auf das emotionale Ausgangsniveau. Als neurobiologische Korrelate dieser postulierten emotionalen Hyperreagibilität finden sich bei Klient:innen mit Borderline-Persönlichkeitsstörung Veränderungen der Hypothalamus-Hypophysen-Nebennierenrinden-Achse, verringerte Volumina der Amygdala und des Hippocampus, eine verstärkte Aktivierung der Amygdala sowie eine eingeschränkte Verbindung zwischen präfrontalem Kortex und Amygdala (Krause-Utz et al., 2014; Herpertz et al., 2001; Minzenberg et al., 2007). Dabei wird kontrovers diskutiert, inwiefern diese biologischen Korrelate beziehungsweise Dispositionen genetisch bedingt sind oder ob neuronale Strukturen durch traumatische Erfahrungen in den ersten Lebensjahren verändert werden. Als gesichert gilt, dass frühe traumatische Lebenserfahrungen die Entstehung und Aufrechterhaltung der Borderline-Störung fördern. Besonders finden sich in der Biografie Betroffener häufig körperliche und sexuelle Gewalterfahrungen und/oder schwere Vernachlässigung. Durch das Aufwachsen in einem invalidierenden oder (lebens-)bedrohlichen Umfeld bleibt ein Erlernen effektiver Strategien zur Emotionsregulierung aus. Gefühle werden charakteristischerweise wenig differenziert und mehr als diffuse Anspannung erlebt, wobei als Folge grosser innerer Spannungen übergangsweise psychotische Symptome auftreten können. Um den Spannungsdruck zu lindern, greifen Betroffene auf dysfunktionale Regulationsmechanismen zurück: Selbstverletzung, Suizidalität, Essanfälle, Substanzkonsum, Hochrisikoverhalten oder Fremdaggressivität.

Borderline-Störung als Bindungsstörung

Prozessorientierte Psychotherapie erkennt die Bindungstheorie als wesentliche Erklärung für die Entstehung der Borderline-Persönlichkeitsstörung an. Es liegen zahlreiche Forschungsergebnisse vor, die einen Zusammenhang zwischen der Borderline-Störung und unsicherer Bindung beziehungsweise Bindungsstörung nachweisen. So fassen Barone et al. (2011) zusammen, dass die bisherigen Studien 50–80 % desorganisierte Bindung oder unsicher-ambivalente Bindung bei der Borderline-Störung gefunden haben. Der Zusammenhang mit unsicher-vermeidender Bindung wird als weniger stark angesehen. Das Adult Attachment Interview zeigt bei Borderline-Klient:innen signifikante Zusammenhänge mit den Kategorien «neglecting mother, rejecting father, pressure-to-achieve father, involving angry mother, derogating mother, idealizing father, involving angry father, passivity of thought process, and coherence of transcript» (Brown & Elliott, 2016, S. 206).

Die Borderline-Persönlichkeitsstörung wird daher zunehmend als eine Bindungsstörung aufgefasst. Frühe Bindungstraumata werden als wesentliche ätiologische Ursache angesehen.

> «Durch die bindungstraumatischen Umstände entsteht eine anhaltende Gefahrensituation, die eine Aktivierung des Bindungssystems erforderlich

> macht. In der Not wendet sich das heranwachsende Kind an die Bindungsfigur, die gleichzeitig die schädigende Person ist. Damit müssen auch Schutzimpulse aktiviert werden, die sich ebenfalls gegen die Bindungsfigur richten. Bindungsbedürfnisse und Schutzimpulse gegenüber der gleichen Person sind nicht kompatibel und müssen im Erleben getrennt werden» (Wöllner, 2014, S. 20).

In der psychotherapeutischen Behandlung manifestiert sich diese Unvereinbarkeit in plötzlichem, zunächst schwer nachvollziehbarem Umkippen im Beziehungsverhalten der Klient:innen. Bedürftigkeit, Anhänglichkeit oder Idealisierung kann in Distanzierung und Aggression umschlagen und umgekehrt. Starke und wechselnde Emotionen werden sehr leicht ausgelöst.

Aufrechterhaltende Faktoren aus der Perspektive der Prozessorientierten Psychotherapie

Aus Sicht des prozessorientierten Rangkonzepts ist Folgendes zur Borderline-Störung hervorzuheben: Das innere Wahrnehmungssystem der Borderline-Persönlichkeit hat, wie bereits erwähnt, im Rahmen früherer Konfrontationen mit Ausnahmesituationen eine meist deutlich erhöhte Reagibilität im Vergleich zum Wahrnehmungssystem der Therapeut:innen. Betroffene erleben sich aufgrund ihrer emotionalen Reagibilität oft anderen Menschen gegenüber unterlegen: «Warum gelingt es mir nicht, ruhig zu bleiben?» «Warum kann ich mich in der Schule oder bei der Arbeit nicht auf das Relevante konzentrieren?» «Warum werde ich aufgrund von Kleinigkeiten völlig frustriert?» «Warum habe ich ständig Streit mit anderen?» «Warum machen andere in der Therapie viel schneller Fortschritte?» Sie empfinden sich subjektiv als stark unzulänglich und ihrer Selbstkritik gegenüber ohnmächtig. Im prozessorientierten Verständnis von Rang und Privilegien (s. Kap. 1.2.7) identifiziert sich die Borderline-Persönlichkeit in gewissen Momenten mit einem niedrigen Rang. Die mit dieser Identifikation verbundene Anspannung, Verzweiflung und Ohnmacht kann wiederum Auslöser für selbstverletzendes Verhalten oder andere dysfunktionale Copingstrategien sein.

Bereits bei der Entstehung einer Borderline-Problematik in der frühen Kindheit ist von einer anhaltenden Erfahrung der Unterwerfung unter Autoritäten – und damit dem Erleben eines niedrigen Ranges – auszugehen: Das Kind erlebt sich als hilflos und ohnmächtig gegenüber missbräuchlichen Verhaltensweisen ranghöherer erwachsener Bezugspersonen. Die Prozessorientierte Psychotherapie schafft mithilfe des Rangkonzeptes psychoedukativ ein Bewusstsein für diese Zusammenhänge und unterstützt die Klient:innen, auch ihren eigenen – in anderer Hinsicht – hohen Rang zu erkennen. So wird im Zusammenhang mit der erwähnten hohen Reagibilität oft von «Street-power» gesprochen: Die Klient:innen mussten in so extremen äusseren Umständen überleben, dass sie fehlende Kohärenz unmittelbar wahrnehmen und ohne Verzögerung auf Signale der Bezugsperson reagieren können. Die Prozessarbeit unterstützt solche Klient:innen, indem sie diese traumatypische hypersensitive Wahrnehmung würdigt und als wahr und stimmig anerkennt. Dabei müssen die Therapeut:innen fähig sein, Inkohärenzen im eigenen Verhalten wahrzunehmen und sich diese ehrlich einzugestehen. Mit Interventionen dieser Art können die mit der Borderline-Störung verbundenen Selbstzweifel und Selbstentwertungen ansatzweise im Sinne von «Ihre Wahrnehmung ist richtig, Ihre Reaktion braucht Korrektur» korrigiert werden. Impulsivität und Aggressivität, denen die Klient:innen hilflos ausgeliefert sind, können final als Versuch verstanden werden, aus dem niedrigen Rang auszubrechen und sich als machtvoll zu erleben: Wer seine Gefühle ungefiltert zeigen kann, hat zum Beispiel gegenüber vorsichtigen, zurückhaltenden Menschen einen hohen Rang. Es stärkt die Klient:innen, wenn sie die Aspekte ihres hohen Rangs bewusst erleben und somit besser einschätzen können, was sie beim Gegenüber auslösen: die mit einem niedrigen Rang einhergehende Erfahrung der Ohnmacht.

Borderline-Persönlichkeiten erleben sich im Alltag häufig als unzulänglich und werden nicht selten real für ihre emotionale Reagibilität «sanktioniert», was zur Aufrechterhaltung schwieriger Beziehungsdynamiken beiträgt. Hilfreich ist in diesem Kontext die in der Prozessorientierten Psychotherapie vermittelte innere Haltung wertungsfreier Offenheit für alle Arten von Selbstverständnis, Identitäten und Selbstausdruck. Als «Schatten der Stadt» manifestieren randständige Menschen gesellschaftliche Prozesse, Gefühle und Impulse, die aus dem herrschenden Diskurs ausgeschlossen sind (Mindell, 1989a). Die Haltung, dass in alternativen Kommunikations- und Lebensformen Potenziale für gesellschaftliche und individuelle Veränderungsprozesse liegen, schafft die notwendige Vertrauensbasis als Voraussetzung für eine gelingende therapeutische Beziehung.

Psychiatrisch-psychotherapeutische Behandlung der Borderline-Persönlichkeitsstörung

Gemäss den Behandlungsempfehlungen der Schweizer Gesellschaft für Psychiatrie und Psychotherapie (SGPP) ist die ambulante Psychotherapie – gegebenenfalls übergangsweise ergänzt durch elektive (teil-)stationäre Programme – das

Behandlungsverfahren der Wahl bei der Borderline-Störung. Dabei liegt empirische Evidenz für klinische Verfahren der verschiedensten Schulen vor, worunter sich sowohl störungsspezifische als auch nicht-störungsspezifische Ansätze befinden.

In Einzelfällen, insbesondere bei akuter, ambulant nicht zu beherrschender Suizidalität, kann eine stationäre Krisenintervention nötig sein. Sie sollte einige Tage bis maximal zwei Wochen dauern. Auch bei akuter Suizidalität gilt ein offenes Behandlungssetting als empfohlen und sind Zwangsmassnahmen zu vermeiden (Euler et al., 2018).

Pharmakotherapie

Grundsätzlich gilt, dass es keine psychopharmakologische Therapie für Persönlichkeitsstörungen gibt, so auch nicht zur Behandlung der Borderline-Persönlichkeitsstörung. Der Einsatz von Medikamenten zur «off-label»-Therapie kann durch symptomorientierte Verbesserungen begründet sein (z. B. zur Verbesserung des Schlafes, der Depressivität, der Ängste oder Situationen mit akuter Suizidalität oder psychotischen Symptomen). Zur Behandlung von Impulsivität werden vermehrt neuere Neuroleptika wie zum Beispiel Aripiprazol eingesetzt.

Die Prozessorientierte Psychotherapie unterstützt, wenn indiziert, den Einsatz von Psychopharmaka und macht sich gleichzeitig für eine transparente Aufklärung der Klient:innen stark, sodass sie informierte und selbstverantwortliche Entscheidungen treffen können (Hall, 2013).

Dialektisch-Behaviorale Therapie und Mentalisierungsbasierte Therapie

Weit verbreitet ist die psychotherapeutische Behandlung der Borderline-Persönlichkeitsstörung mit der Dialektisch-Behavioralen Therapie nach Linehan (1996) und der Mentalisierungsbasierten Therapie (MBT) nach Bateman und Fonagy (2007). Bei beiden Ansätzen handelt es sich um hoch manualisierte und integrative Psychotherapien, die verschiedene Therapieformen miteinander verbinden. So basiert die Dialektisch-Behaviorale Therapie auf einer Kombination von Elementen aus der kognitiven Verhaltenstherapie, Elementen aus humanistischen Therapieverfahren, des Zen-Buddhismus und dialektischen Behandlungsstrategien. Die Dialektisch-Behaviorale Therapie stellt insbesondere den Umgang mit Anspannungszuständen in den Fokus.

Parallelen zur Prozessorientieren Psychotherapie bestehen im humanistischen Menschenbild, einer dialektischen Grundhaltung, der Förderung von Achtsamkeit und Gewahrsein sowie einer akzeptierenden Grundhaltung auch gegenüber schwierigen Erfahrungen. Mit ihrem Fokus auf der Entwicklung eines Bewusstseins für innere Signale entspricht die Prozessorientierte Psychotherapie dem Schwerpunkt der Dialektisch-Behavioralen Therapie auf dem Umgang mit Anspannungszuständen. In ihrem Konzept der veränderten Bewusstseinszustände (s. Kap. 1.2.8) spiegelt die Prozessorientierte Psychotherapie die Annahme der Dialektisch-Behavioralen Therapie wider, dass unter extremen Anspannungszuständen Distanzierungsprozesse kaum mehr möglich und konstruktive Lösungsstrategien kaum mehr zugänglich sind. Aus prozessorientierter Sicht gehen veränderte und extreme Bewusstseinszustände mit einem Verlust der Metakommunikation einher, der Fähigkeit, uns selbst und anderen etwas darüber mitteilen zu können, was wir erleben. Mit ihrer starken Signal- und Feedbackorientierung ermöglicht die Prozessorientierte Psychotherapie ein Erforschen der «Frühwarnzeichen» für beginnende Anspannung beziehungsweise veränderte Bewusstseinszustände: Ein Aspekt in der Arbeit mit Menschen, die zu extremen Zuständen neigen, besteht darin, das Bewusstsein für gefährliche Grenzen zu schärfen und gleichzeitig der Person genügend Spielraum zu lassen, um ihre Metakommunikation zu erhalten.

Psychoanalytische Theorien

Autor:innen der psychoanalytischen Tradition haben sich in besonderem Masse um die Erforschung der psychodynamischen Grundlagen der Borderline-Persönlichkeitsstörung verdient gemacht. Otto Kernberg (1983) trug entscheidend dazu bei, dass sich ein fest umrissenes Konzept der Borderline-Persönlichkeit verbreitete. Er nutzte die Objektbeziehungstheorie als Bezugsrahmen und beschrieb als Entstehungsursache der Borderline-Störung eine Fixierung während einer frühen Entwicklungsphase, in der noch eine Trennung von guten und bösen Selbst- und Objektvorstellungen besteht. So kommt es nicht zu deren Integration – sie bleiben gespalten. Als Folge davon kann die Klient:in sich selbst und andere immer nur als entweder gänzlich gut oder gänzlich schlecht wahrnehmen – ein heute störungsspezifisch oft als Schwarz-Weiss-Denken umschriebenes Phänomen, das sich während Therapien mit Borderline-Klient:innen in der therapeutischen Beziehung häufig signifikant bemerkbar macht.

James F. Masterson (1998) ging davon aus, dass Klient:innen mit Borderline-Störung im Kleinkindalter eine übermässige mütterliche Belohnung für Regression erfahren sowie einen Entzug der Zuwendung für Separation/Individuation. Er folgerte, dass das kleine Kind einen Konflikt erlebt zwischen seinem Drang nach Individuation und Autonomie einerseits und andererseits der Furcht vor dem Entzug der emotionalen Unterstützung durch die Mutter, den die Entwicklung der Autonomie zur Folge hätte. Das Kind erfährt die Loslösung als etwas, das dermassen intensive Verlassenheitsgefühle auslöst, welche als Begegnung mit dem Tod erlebt werden.

Ein besonderer Fokus der psychoanalytischen Therapie der Borderline-Persönlichkeitsstörung liegt auf der fortschreitenden Integration gespaltener Selbst- und Objektvorstellungen. Die wiederholte Projektion belohnender (guter) und entziehender (böser) Objektvorstellungen auf die Therapeut:in werden durch diese:n interpretiert und bringen der Klient:in allmählich das Vorhandensein dieser Teileinheiten in ihm:ihr selbst zu Bewusstsein. Gleichzeitig lässt das sich entwickelnde Bündnis zwischen Therapeut:in und Klient:in durch Introjektion neue Objektbeziehungen entstehen. Die Klient:in wird so auch fähig, die Trauerarbeit um verlorene Bilder (z. B. das der Mutter als «gänzlich gut») zu vollenden.

Mit den *Metaskills der Prozessorientierten Psychotherapie*, einer tiefen Akzeptanz und der Haltung einer vertieften Demokratie (s. Kap. 3.4.2), die alle Seiten und Phänomene achtet und schätzt, können prozessorientierte Psychotherapeut:innen besonders für Menschen mit einer Borderline-Störung ein Modell sein. Mit dem Fokus auf der sich stetig wandelnden Erfahrung zwischen verschiedenen Polaritäten erkennt die Klient:in, dass auch er:sie sich immer wieder in Erlebens- und Verhaltensweisen wiederfindet, die er:sie eigentlich ablehnt. Durch prozessorientierte Rollenspiele und das Übernehmen entgegengesetzter Polaritäten erlernen Klient:innen eine differenziertere Wahrnehmung ihrer selbst und anderer Menschen. Dies ermöglicht eine Integration von Teilen, die zuvor unvereinbar zu sein schienen. Prozessorientierte Interventionen (s. Kap. 3.1.2) eignen sich ebenfalls für die Arbeit mit – im psychoanalytischen Vokabular sogenannten – Abwehrmechanismen.

Analytische Psychologie nach C. G. Jung

Die Analytische Psychologie bezieht nicht allein frühe Entwicklungstraumata, sondern auch negative, numinose Energien in die Ätiologie der Borderline-Persönlichkeitsstörung mit ein. Die Destruktivität als Archetyp ist im Auge zu behalten, um nicht «das darin enthaltene Numinose zu unterdrücken und zu verkleinern» (Schwartz-Salant, 1991, S. 33). Klient:innen mit einer Borderline-Störung haben die Neigung, numinose Erfahrungen zu machen, da das kreative Unbewusste bei schwachen Ichgrenzen ins Bewusstsein einfliesst. Diese Fähigkeit der Klient:innen ist zu schätzen und ihre erneuernde Wirkung zu nutzen.

Analog dazu schätzen Prozessorientierte Therapeut:innen «unübliche» Signale, deren Entfaltung einen wichtigen Beitrag für den persönlichen Prozess leisten kann. Häufig werden auf diese Weise unbekannte persönliche Ressourcen entdeckt. Borderline-Klient:innen besitzen die Fähigkeit, emotionale Wahrheiten zu erkennen. Diese Art des Sehens mussten sie jedoch in den frühen Lebensjahren unterdrücken, weil sie diese Gabe als überaus gefährlich erlebt haben. Sie hätten dann zum Beispiel den Hass der Mutter wahrnehmen müssen. Die Aufgabe der Therapeut:in ist es daher, der Klient:in mit einer Borderline-Störung zu helfen, die «Gabe des Sehens» wieder bewusst einsetzen zu können.

Die *Prozessorientierte Psychotherapie* birgt hier ein besonderes Potenzial wegen ihres Fokus auf der Kommunikationstheorie. Klient:innen lernen, unterstützt durch die prozessorientierte Therapeut:in, innere und äussere Signale und die damit einhergehende Erfahrung bewusst wahrzunehmen und zu berücksichtigen, statt sie zu verdrängen (Diamond & Jones, 2004a, 2004b). Hierfür ist die sogenannte Grenzarbeit nötig, einer der zentralen Interventionsaspekte der Prozessorientierten Psychotherapie (s. Kap. 3.1 sowie methodenspezifische Interventionen, Anh. D). Da Borderline-Klient:innen gelernt haben, dass es gefährlich ist, innere Wahrnehmungen zu beachten und ernst zu nehmen, liegen Entwicklungsmöglichkeiten darin, die jenseits der Wahrnehmungsgrenze liegenden Fähigkeiten zugänglich zu machen. Den Übergang unterstützen prozessorientierte Therapeut:innen behutsam und feedbackorientiert, sodass Angst und Kompensationsmechanismen reguliert werden können. Gelingt es den Klient:innen, ihre Wahrnehmungen in Beziehungen einzubringen, kann dies zu einer deutlichen Steigerung der Beziehungsfähigkeit und -qualität führen.

Aus Sicht der *Analytischen Psychologie* sind Erfahrungen, die Therapeut:innen im Kontakt mit Borderline-Klient:innen machen, von besonderer Wichtigkeit:

> «Am schlimmsten ist die Erwartung des Therapeuten, angegriffen zu werden. Und dies nicht durch das, was der Patient sagt, sondern durch eine dahinterliegende hassende Energie, die sich von nichts Geringerem zu speisen scheint als von dem Wunsch nach der vollständigen Auflösung des Therapeuten. [...] Es kommt häufig vor, dass der Therapeut vor der Erfahrung des Chaos flieht und vor dem Schmerz, der vom Fehlen eines emotionalen Kontakts zum Patienten herrührt» (Schwartz-Salant, 1991, S. 51).

Für die Therapeut:in ist es gerade darum eminent wichtig, sich eigener Empfindungen und Reaktionen bewusst zu sein und diese in der Interaktion regulieren zu können.

In der Prozessorientierten Psychotherapie spielt daher die therapeutische Selbsterfahrung eine zentrale Rolle, was durch die hohe Anzahl der geforderten lehrtherapeutischen Sitzungen innerhalb der Weiterbildung erreicht wird. Die

Arbeit der angehenden Therapeut:innen an ihrem «Kernthema» schliesst eigene Missbrauchserfahrungen und Vernachlässigungen selbstverständlich mit ein (Sinner, 2010). Der persönliche «Lebensmythos» (s. Kap. 1.2.3 & 3.1.1) wird in der Analyse und in der Supervision kontinuierlich reflektiert.

Eigene Erfahrungen von Inkohärenz, Unklarheit und Widerstand in Beziehung zur Klient:in werden als «Signale des Feldes» interpretiert, die sich um Personen mit Borderline-Persönlichkeitsstörung herum besonders heftig manifestieren können. Dadurch, dass prozessorientierte Therapeut:innen sich nicht persönlich mit den Angriffen der Klient:in identifizieren, sondern sie als Feldphänomene verstehen und schätzen, sind sie in einer guten Position, auch jener Klient:in, die ihnen eine «hassende Energie» entgegenbringt, ein Gegenüber zu sein, das das eigene Bewusstsein aufrechterhält und mit seinen inneren Erfahrungen in einem solchen Moment konstruktiv umzugehen weiss. Vor dem Hintergrund dessen, dass Therapeut:innen bei der Behandlung von Klient:innen mit Borderline-Störung besonders häufig Selbstzweifel und Überforderung erleben, sodass es zu Therapieabbrüchen seitens der Therapeut:innen oder aber ineffektiven Weiterführungen der Therapie bei eigentlicher Überforderung kommt (Mason & Kreger, 2014), ist die Bedeutung des kompetenten Umgangs mit eigenen Empfindungen und Verletzungen nicht zu unterschätzen. Sie ist entscheidend für eine effektive therapeutische Behandlung, die für alle Seiten sicher ist.

Schliesslich lenkt die Prozessorientierte Psychotherapie wie die Analytische Psychologie die Wahrnehmung nicht allein auf die Kausalität von seelischen Phänomenen, sondern auch auf deren Finalität: Seelisches ist nicht nur kausal bedingt, sondern intentional auf Ziele, Zwecke, Werte und Sinn ausgerichtet. Im Fokus steht die Richtung der Erfahrung, weniger die Frage woher sie kommt, als vielmehr die Frage, wohin sie strebt.

Diese der Prozessorientierten Psychotherapie zugrundeliegende Ausrichtung kann einerseits Klient:innen mit Borderline-Störung, die starke Erfahrungen subjektiv empfundener Unzulänglichkeit machen, entlasten, motivieren und inspirieren. Andererseits ist sie eine wertvolle Ressource für prozessorientierte Therapeut:innen in schwierigen Therapiesituationen und -verläufen.

4.5.3 Interventionen

Allgemeine Interventionen im Umgang mit Borderline-Störungen

Die Borderline-Persönlichkeitsstörung ist meist von einer Fülle von Symptomen begleitet, die über die Borderline-Diagnose hinausgehen. Für das erfahrungsbezogene Verständnis des Gesamtbildes ist eine umfassende Diagnostik von Bedeutung. Nicht nur zeigen sich dort bereits die Möglichkeiten und Grenzen der entstehenden therapeutischen Beziehung, sondern auch die Herausforderungen für einen erfolgreichen Einstieg in das therapeutische Behandlungsbündnis. Das Sammeln der Themen ist wichtig, weil das Wissen um die biografischen Hintergründe Missverständnisse verhindert. Ebenso zentral ist das Verständnis der Wirkungsmechanismen der sich organisierenden Psyche, die im sogenannten Lebensmythos sichtbar werden (s. Kap. 3.1.1), der aus frühesten Erinnerungen und Kindheitsträumen erschlossen wird und Antworten gibt auf die Frage: «In welche Richtung versucht die Symptomatik den betroffenen Menschen zu ziehen?». Bezeichnend ist ein intensiver äusserer Ausdruck bei innerer «Taubheit» im musterhaften Ablauf früher erlebter Ohnmachtserfahrungen.

Die Befähigung zur Selbstfürsorge oder zur Wahrnehmung und Wahrung eigener Grenzen ist bei Behandlungsbeginn der Borderline-Störung häufig eingeschränkt. Bereits während der Anamnese können Therapeut:innen aktiv in diese Dynamiken hineingeraten, indem sie das Ausmass der Erkrankung zu wenig genau abfragen. Damit setzen sie sich der Gefahr aus zu signalisieren, dass sie sich nicht wirklich interessieren beziehungsweise das volle Ausmass sie überfordern würde, oder sie bei dieser Erforschung zu wenig auf die Schamgrenzen des Gegenübers achten und damit die oft in der Kindheit erlebten Entgrenzungen wiederholen.

Typische Komorbiditäten sind: Essstörungen, Alkohol-, Drogen und Medikamentenabhängigkeiten (s. Kap. 4.4), zusätzlich zeigen sich häufig singuläre oder sequenzielle Traumatisierungen, sexuelle Promiskuität oder – aus Sicht des gesellschaftlichen Status Quo – abwegige sexuelle Identitäten und Praktiken. Auch hier besteht aufseiten der Therapeut:in oftmals das unterschwellige Gefühl, diese schambesetzten Bereiche nicht abfragen zu dürfen. Wie bereits weiter oben dargestellt, wird eine zu «naiv-gutgläubige» Herangehensweise aber dazu führen, dass die Klient:in mit besonders schambesetzten Themen alleingelassen und langfristig Skrupel haben wird, diese Themen mit der «lieben» Therapeut:in nachträglich zu besprechen und dadurch die Beziehung oder die Therapeut:in zu «belasten». Auf dieser Basis wird es langfristig schwierig, ein wirklich vertrauensvolles therapeutisches Behandlungsbündnis zu etablieren.

Klient:innen mit Borderline-Störung sind bei ausschliesslich depressiver komorbider Diagnose oftmals von Ängsten belastet, «verrückt zu werden», und leiden unter Selbstvorwürfen, nicht so greifbare Fortschritte zu machen wie andere depressive Klient:innen. Symptome wie Selbstverletzungsdruck, Reduzierung des Selbstwertgefühls und Suizidgedanken nehmen vor diesem Hintergrund meist zu. Die gemeinsame diagnostische Klarheit wird meist von den Betroffenen als eine erste Erleichterung erlebt. Kommentare von inneren Figuren in Bezug auf das neue Selbstbild werden kontinuierlich bewusst verhandelt und auf dem Weg zu einer ganzheitlichen Annahme dieser neuen Perspektive integriert.

Im Folgenden werden Interventionen zur prozessorientierten Behandlung von Borderline-Klient:innen vorgestellt:

1. Einstieg in die Behandlung eines Borderline-Klient:innen
2. Arbeit mit Konflikten
3. Interventionen mit Blick auf die therapeutische Beziehung
4. Besonderheiten in der Behandlung von Bindungsstörungen bei Borderline-Klient:innen
5. Körperarbeit mit Borderline-Klient:innen
6. Arbeit mit Scham
7. Arbeit mit Suizidalität
8. Arbeit mit Träumen
9. Arbeit mit der Essenz

Einstieg in die Behandlung eines Borderline-Klient:innen

Für den Aufbau der therapeutischen Allianz ist die Perspektive der Prozessorientierten Psychotherapie besonders hilfreich, da sie Expert:innenwissen mit der Aufforderung zur Beobachtung des Körper- und Beziehungsfeedbacks kombiniert. Damit können Beziehungsstörungen, die während der Anamneseerhebung entstehen, schnell angesprochen und ohne Aufgabe einer gründlichen Anamnese bearbeitet werden. Die Erarbeitung einer vertrauensvollen Beziehung steht im Vordergrund. Es gilt, Schamgrenzen bei der Klient:in zu respektieren und zu differenzieren, ob es nicht zum Beispiel eigentlich um Grenzen dessen geht, was die Therapeut:in noch hören kann oder will. Wird dies nicht aktiv und transparent unterschieden, wiederholt die Therapeut:in eine schon früh erlebte Unklarheit in der Beziehung.

Das genaue Erfragen der lebensgeschichtlichen Belastungen ist bei der Borderline-Störung aber noch aus anderen Gründen deutlich wichtiger als bei anderen Störungsbildern: Zusätzlich zur Borderline-Störung treten nämlich infolge des mit der Störung häufig einhergehenden riskanten Lebensstils oder einer allgemein bestehenden Abgrenzungsstörung sehr häufig singuläre oder sequenzielle Traumatisierungen auf. Um bei deutlich erhöhter Vulnerabilität in den Bereichen «Verletztwerden» oder «Beschämtwerden» real auftretende Missverständnisse und traumabedingte Triggeraktivierungen zu minimieren, muss für die Therapeut:in der Lebenshintergrund, vor dem die Beziehung und der verbale Austausch stattfinden, möglichst klar erkennbar sein.

Th.: «Die Symptomatik, die Sie beschreiben, tritt häufig bei Menschen auf, bei denen in der Kindheit die Familie nicht gut in der Lage war, sie zu versorgen – war das bei Ihnen auch der Fall?»

Kl.: (Kann nicht klar verbalisieren, murmelt in sich hinein – Körperfeedback zeigt Bewegungen des sich Versteckens und Kleinmachens).

Hypothese der Therapeutin: Es ringen Persönlichkeitsanteile miteinander, die sich mitteilen wollen und solche, die keine Informationen preisgeben wollen.

Fallbsp. 17: Borderline 1 (Hörtreiter, pers. Beob., Klinik Heiligenfeld, Bad Kissingen, 2021)

Die Therapeut:in unterstützt das innere Misstrauen, macht die Grenze explizit und unterstützt das Bedürfnis nach Schutz der eigenen Integrität. Danach kann die Klient:in vielleicht mehr von ihren Erfahrungen in der Herkunftsfamilie erzählen. Anschliessend können implizite Glaubenssysteme erforscht werden, die es verbieten, über bestimmte Erfahrungen zu sprechen. In Rollenspielen können die im Umfeld dieser Glaubenssysteme diskutierenden inneren Figuren erforscht und miteinander in Beziehung gebracht werden. In der psychotherapeutischen Prozessarbeit wird dem Prozess, wie er sich bei der Erfragung der biografischen Hintergründe zeigt, gegenüber dem schnellen Eruieren biografischer Details der Vorrang eingeräumt. Im Vordergrund steht der Aufbau einer achtsamen Begegnung, in der eine vertrauensvolle Beziehungsgestaltung und eine schnelle Klärung von Missverständnissen möglich ist.

Prozessorientierte Psychotherapie erleichtert die Kontaktaufnahme dadurch, dass die Therapeut:in auffällige Verhaltensweisen mit prozessorientierten Metaskills und der Finalitätsannahme nicht als «unangemessen» beurteilt, sondern als sinnvolle, gehalttragende Informationen wertfrei auf sich wirken lässt. Authentisches Mitgefühl für möglicherweise erlebte Diskriminierungen oder Übergriffe können für den weiteren Behandlungsverlauf wichtig sein. Die Leitfrage für die Hypothesenbildung der Therapeut:in lautet schon an dieser Stelle: «Wozu genau hat die Klient:in diese Symptomatik – und eben nicht eine andere?». Die symptomatischen Ausdrucksformen lassen bereits Rückschlüsse auf Langzeitprozesse zu (s. Kap. 3.1.1).

Folgende Intervention verdeutlicht den Langzeitprozess: «Schreiben Sie ihre Lebensgeschichte als Geschichte einer kleinen Held:in, der verschiedene Abenteuer begegnen, die er:sie im Verlauf der Geschichte (oftmals mit Unterstützung von helfenden Wesen) überwindet.» In einer solchen Geschichte wird meist die «Energie der Widersacher» (Täter-Introjekte im Sinne von Peichl, 2013) sehr gut beschrieben, die in der Theorie der Prozessarbeit sekundäre Prozesse darstellen. Diese Geschichte kann auch eine gute Grundlage für nachfolgende Rollenspiele und die Erforschung und bewusste Bearbeitung der impliziten Glaubensmuster durch bewusste Beziehungsgestaltung mit den das Innenleben prägenden Figuren darstellen.

Arbeit mit Konflikten

Bei der Arbeit mit Konflikten wird in der Theorie der psychotherapeutischen Prozessarbeit davon ausgegangen, dass jemand, der lauter wird, in der gegenwärtigen Begegnung Unterstützung braucht. Bei Konflikten der Klient:in mit der Therapeut:in kann folgendes Feedback hilfreich sein: «Ich höre, dass Sie immer lauter werden. Das lässt mich vermuten, dass ich irgendetwas noch nicht verstanden habe, was Ihnen sehr wichtig ist. Können Sie mir das, was ich noch nicht verstehe, noch einmal erklären?» Dadurch lernt die Klient:in, sich auch in laufenden Konflikten bewusst wahrnehmen und ausdrücken zu können. Dadurch erhöht er:sie die Wahrscheinlichkeit, verstanden zu werden und kann durch diese korrigierende Beziehungserfahrung in der Zukunft entspannter an Konflikte herangehen.

Es wird ausserdem angenommen, dass Konflikte, die immer wiederkehren, noch nicht genug verstanden oder aus der Perspektive der Betroffenen noch nicht vollständig integriert wurden. Unter Berücksichtigung der oben beschriebenen Defizite ist die Tendenz zu kreiselnden Konflikten nicht einfach die Folge genereller Defizite in der Kommunikations- und Kontaktfähigkeit. Diese Tendenz ist vielmehr verbunden mit der Schwierigkeit, Konflikte bewusst zu durchlaufen, das heisst, die verschiedenen Positionen im Konfliktverlauf sinnesbasiert zu entfalten und die einzelnen Stationen des Konfliktes bewusst zu integrieren. Diese Positionen können etwa so dargestellt werden:

Arbeit mit aktuellen Konflikten mit Dritten (nach Mindell, 1997a, s. Anh. B, Übung 7)

1. *«Nehmen Sie den Konflikt wahr.»* Angepasst an die Borderline-Störung: «Entscheiden Sie sich für einen Ihrer Konflikte, den Sie bewusst bearbeiten wollen.»
2. *«Seien Sie mutig und sprechen Sie den Konflikt an.»* Widersprechende innere Figuren werden zunächst um Erlaubnis gebeten, etwas Neues auszuprobieren.

3. *«Versichern Sie sich der beiderseitigen Bereitschaft, den Konflikt zu bearbeiten.»* Konflikte werden zunächst in Einzelarbeit bearbeitet, wobei die Therapeut:in die Gegenseite übernimmt.
4. *«Nehmen Sie wahr, auf welcher Seite Sie sind.»* Bei Menschen mit Borderline-Störung soll bevorzugt die eigene Position eingenommen werden. Wenn dieser Vorschlag gemacht wird, Körperfeedback beachten. Vor dem Hintergrund eines geringen Selbstwertes ist unmittelbar nach Benennung eines Konfliktes das Einnehmen der eigenen Seite oft kaum mehr möglich, sondern benötigt «als Ausgleich» erst einmal das Einnehmen der Gegenposition.
5. *«Verstärken Sie die Seite, auf der Sie sich selbst wahrnehmen und bringen Sie sie auf den Punkt.»* Trotz heftiger Reaktionen der Betroffenen in Konflikten ist oft viel Geduld erforderlich, um mitfühlend auf die eigene Seite gehen zu können. Klient:innen brauchen auch Unterstützung darin, sich bewusst zu werden, was genau die eigene Reaktion ausgelöst hat. Wenn die Therapeut:in die Seite der Klient:in unterstützend «auf den Punkt gebracht» darstellt, ist der Wechsel zu Punkt 6. Häufig leichter.
6. *«Spüren Sie, wenn es Sie auf die andere Seite zieht.»* Das temporäre «Aufgeben» der eigenen Position kann frühere Erfahrungen des «Vom-Angreifer-überwältigt-Werdens» reaktivieren. Genaues Beachten des Körperfeedbacks ist besonders wichtig. Manchmal hilft die Erklärung, dass es jederzeit möglich ist, wieder auf die eigene Seite zu wechseln.
7. *«Wechseln Sie die Seite und machen Sie das für Ihr Gegenüber transparent.»* Als Ergänzung: Entfalten Sie die Gegenseite und versuchen Sie, auch diese Position wirklich zu verstehen. In einer Einzelarbeit modelliert die Therapeut:in den Wechsel durch einen Positionswechsel im Raum.
8. *«Spüren Sie, wenn die Spannung zwischen beiden Seiten nachlässt und machen Sie auch das für Ihr Gegenüber transparent.»* In diesem Schritt liegt ein grosses Entwicklungspotenzial: Wenn die Betroffenen die deutliche Spannungsreduktion wahrnehmen können, wird diese Übung attraktiv für nachfolgende Konfliktlösungen. In Einzelarbeiten ist es eine wichtige Aufgabe der Therapeut:in, solche Momente gut zu rahmen und die damit verbundene Erfahrung im Erleben zu verankern.
9. *«Finden Sie eine Lösung auf der Konfliktebene.»* Falls es konkrete Inhalte gibt, die zum Konflikt geführt haben, kann jetzt ein Kompromiss erarbeitet werden.
10. *«Fassen Sie den Kern des Konfliktes zusammen und validieren Sie die Lösung.»* Da nachfolgende Kommentare von inneren Kritikerfiguren durchaus wahrscheinlich sind, kann es hilfreich sein, die Arbeit bewusst

«unter eine Schutzglocke» zu stellen (so wie eine junge Pflanze in kalten Nächten vor dem Frost geschützt wird), da sonst zahllose Kommentare und Entwertungen zu verschiedenen Stationen der Arbeit erfolgen und dadurch im Nachklang erneut starke Spannungen ausgelöst werden können.

Ziel dieser Arbeit ist es zu lernen,

- die eigene Position bewusst und vollständig zu vertreten,
- zu erkennen, was (unbearbeitet) von zahlreichen inneren Kritikerfiguren sabotiert wird,
- die Position des Gegenübers bewusst und vollständig einzunehmen. Vollständig eingenommen ist sie dann, wenn das Gegenüber bestätigt, dass sie verstanden wurde.

Wegen der deutlich erhöhten Vulnerabilität müssen diese Schritte innerhalb der therapeutischen Beziehung gut vorbereitet werden, bevor sie zum Beispiel in Anwesenheit des Konfliktpartners durchlaufen werden können.

Interventionen mit Blick auf die therapeutische Beziehung

Insbesondere Menschen mit frühkindlichen Störungen spüren Inkohärenzen auch in der Therapeut:in selbst auf alarmierende Weise in Form von Spannungszunahme – dabei ist die innere Spannung oft das Signal einer realen (aber noch nicht bewussten oder innerhalb der Beziehung verbalisierbaren) Beziehungsstörung (z. B. ein Doppelsignal der Therapeut:in). Störungen werden mit höchster Präzision geortet, aber – im unbehandelten Zustand – meist nicht in einer angemessenen Form kommuniziert. Bei Spannung wird aus dem Raum gelaufen, ein Streit begonnen, treten Selbstverletzungen auf, kommt es zu Suchtdruck und zu Rückfällen in selbstzerstörerische Verhaltensweisen. Diese Zuspitzungen können in der Zusammenarbeit nicht komplett vermieden werden.

> Klientin A ruft an, um ein Vorgespräch für eine Behandlung zu vereinbaren. Mehrere Telefonate enden aber mit plötzlichem Abbruch des Telefonats durch A, da die Klientin in den Antworten der potenziellen Therapeutin «Wertungen» und «Konnotationen» wahrnimmt, die eine Fortsetzung des Gesprächs für sie unmöglich machen. Als es einmal möglich ist, das Gespräch länger zu führen, wird ihr vermittelt, dass ihre Wahrnehmung von Doppelsignalen beim Gegenüber richtig ist, dass aber das Gegenüber zu einem so perfekten Selbstausdruck, wie sie ihn sich wünscht, nicht in der Lage sein wird. Erarbeitet wird

einerseits ein Bewusstsein für ihren Rang (1.2.7 «Streetpower»), andererseits aber auch ein Bewusstsein für die Rolle der automatisiert ablaufenden Abwehrmechanismen (Entwicklungsgrenze im Sinne der Prozessarbeit), die jede Kontaktaufnahme verhindern. Mit therapeutischer Unterstützung ist eine klare Entscheidung möglich, sich trotz der berechtigten Einwände auf eine Therapeutin einzulassen, die nachweislich defizitär, aber dennoch vertrauenswürdig ist. In der Fortsetzung der therapeutischen Beziehung beginnt die Klientin ihre bisherigen Lebensformen (die zuletzt zu jahrelangem sozialem Rückzug geführt hatten) zu überschreiten. Sie erweitert die Grenzen ihrer primären Identität in die vor der Behandlung «feindlich» wahrgenommene Aussenwelt (sekundäre Identität) hinein.

Fallbsp. 18: Borderline 2 (Hörtreiter, pers. Beob., Klinik Heiligenfeld, Bad Kissingen, 2021)

Häufig werden Probleme in der Nähe-Distanz-Regulierung durch Idealisierung, Entwertung und Polarisierung sichtbar. Das prozessorientierte Konzept des «Hohen und des Niedrigen Traums» ist für den Umgang mit dieser Dynamik hilfreich. Die Annahme lautet, dass alle Beziehungen zwischen diesen beiden Polen pendeln. Im Stadium der Verliebtheit («Hoher Traum») sind Momente der Enttäuschung («Niedriger Traum») bereits implizit. Die Wucht der Enttäuschung kann abgefedert werden, wenn eine handfeste Erinnerung an den «Zauber des Anfangs» als Ressource verankert und später abgerufen werden kann. Die Rückkehr zur «Frische der ersten Begegnung» hat einen stabilisierenden Effekt, der es möglich macht, aus akuten Krisen leichter herauszufinden.

Idealisierung kann als ein «Übersprung» in eine symbiotische Nähe verstanden werden, die weder die Klient:in als reale Person (mit realen Bedürfnissen nach Nähe und Autonomie) noch die Therapeut:in als reales Gegenüber (mit Stärken und Schwächen) wirklich anwesend sein lässt. Die Entwicklungsherausforderung besteht darin, den Kontakt mit den eigenen Bedürfnissen als Klient:in zu entwickeln. Hierzu können beide Pole (Nähe und Autonomie) erforscht, die Grenze zwischen beiden Polen erkundet und Grenzfiguren (einschränkende Glaubenssätze in Bezug auf Beziehungen) bewusst gemacht werden.

Kl.: «Darf ich ‹Du› zu Ihnen sagen?»

Die Therapeutin hat die Hypothese, dass die Klientin einerseits Nähe spürt, andererseits aber die eigenen Grenzen und Bedürfnisse nach

Schutz der eigenen Integrität nicht wahrnehmen kann. Die Therapeutin kann diese beiden mutmasslichen inneren Anteile für die Klientin modellieren, indem sie ihre eigene Reaktion authentisch beschreibt:

Th.: «Einerseits freut es mich, dass Sie mir so eine Frage stellen, andererseits spüre ich, dass dadurch eine Nähe zwischen uns herstellt wird, die mir für unsere Begegnung zu nahe ist. Kann es sein, dass Sie auch einen Teil in sich spüren, der über Abstand erleichtert ist?»

Falls die Klientin dies bejaht, können die beiden Pole in einem Rollenspiel erforscht und deren Glaubenssysteme über Beziehungsgestaltung bewusst gemacht werden. Dadurch würde ein zuvor abgespaltener aktiver Handlungsspielraum zugänglich gemacht.

Fallbsp. 19: Borderline 3 (Hörtreiter, pers. Beob., Klinik Heiligenfeld, Bad Kissingen, 2021)

In der Phase der Entwertung der Therapeut:in kann versucht werden, das Potenzial in der vordergründigen Abwertung gemeinsam zu erforschen. Welches in der Beziehung ungelebte Potenzial steckt darin? Welche unausgesprochenen Bedürfnisse innerhalb der therapeutischen Beziehung verbergen sich dahinter? Welche Bedürfnisse nach Autonomie und Selbstverwirklichung könnten darin stecken?

Reagiert eine Borderline-Klient:in mit Entwertung oder wird laut, handelt er aus einer Perspektive der Unterlegenheit. Die Therapeut:in sollte sich dann mit folgenden Fragen beschäftigen: «Welcher innere Anteil braucht meine Unterstützung?», «Welcher Teil erlebt mich als mächtig und sich selbst als ohnmächtig?», «Was genau habe ich übersehen oder (noch) nicht ausreichend verstanden, dass es sich so laut äussern muss, um wahrgenommen zu werden?» Das Wichtigste ist, die Interaktion weiterzuführen, aber es gilt auch, die eigenen Schmerzgrenzen authentisch auszudrücken und beispielsweise zu entgegnen: «Ich werde Ihre Behandlung nicht abbrechen, aber ich spüre, dass ich einen warmherzigeren Umgangston verdient habe.»

Die Therapeut:in kann die eigene Gegenübertragung in Reaktion auf die unerfüllbar grossen Beziehungserwartungen der Klient:in erforschen und eigene Impulse (oft Flucht oder Ärger) integrieren, um die weitere Arbeit zu erleichtern und das aufrichtige Interesse an der weiteren Zusammenarbeit wiederfinden zu können.

Eine Übung, die sich für die innere Arbeit der Therapeut:in in diesem Kontext besonders eignet, findet sich im Anhang B (Übungen 2 und 3).

Besonderheiten im Rahmen der Behandlung von Bindungsstörungen bei Borderline-Klient:innen

Arbeit mit bindungstraumatisierten inneren Kindern

Prozessorientierte Psychotherapie fokussiert unter anderem auf innere Anteile, die sich im Fall von Borderline-Klient:innen besonders deutlich in abrupten emotionalen Wechseln zeigen. Verletzte und vernachlässigte kindliche Persönlichkeitsanteile werden so entweder in ihrer Bedürftigkeit direkt sichtbar oder sind hinter aggressiven Schutzmechanismen oder Suchtattacken versteckt. Diese Anteile werden benannt und genauer exploriert. Es wird der Versuch unternommen, diesen Anteilen eine zu der kindlichen Erfahrung alternative Zuwendung zukommen zu lassen. Dazu wird die Rolle eines Ressourcenanteils kreiert, der fürsorglich und akzeptierend auf den verletzten inneren Anteil eingeht. Im Fall von Borderline-Klient:innen muss die Therapeut:in aber damit rechnen, dass sich jederzeit ein schützender, aggressiver oder distanzierender innerer Anteil meldet, der nicht nur die Therapeut:in infrage stellt, sondern auch aggressiv ablehnend gegenüber dem verletzten inneren Kind agiert – im Sinne eines Täter:innenintrojekts. Prozessorientierte Psychotherapeut:innen sind darin trainiert, sehr schnell auf Signale zu reagieren, die das Auftauchen solcher aggressiven Anteile anzeigen. Diese Anteile werden ihnen ebenfalls willkommen geheissen und erhalten einen zusätzlichen, separaten Ort im Rollenspiel, von wo aus sie sich zeigen können. Der Ressourcenanteil wird ihnen gegenübergestellt. So erhält die Klient:in die Chance zu erleben, dass beide Zustände nebeneinander existieren können und es möglich ist, diese scheinbar widersprüchlichen Reaktionen in sich zu auszuhalten, ohne unkontrolliert von einer Reaktion in die gegenteilige zu fallen.

Der Ressourcenanteil kann wie eine innere gute Elternfigur wirken. Es kann für Klient:innen jedoch schwierig sein, die Differenzierung zwischen der Erinnerung an den realen Elternteil und den neuen «idealen» Elternteil aufrechtzuerhalten. Deshalb bietet es sich an, stattdessen symbolische Figuren zu benutzen, wie zum Beispiel Film-, Märchen- oder Comicfiguren, denen auch magische Fähigkeiten zugeschrieben werden und womit sich die Klient:innen in ihrer erlebten Ohnmacht intuitiv verbinden können. Die Anwesenheit solcher Verbündeter kann nachfolgende Arbeiten mit inneren Polarisierungen oder der Entwicklung verhindernder Grenzfiguren deutlich erleichtern.

Solche imaginativen Ressourcenfiguren erleichtern Borderline-Klient:innen auch den Umgang mit dem häufigen Gefühl von innerer Leere. Das emotionale Erleben eines Kindes ist im vorsprachlichen Lebenskontext auf eine feste Bindungsperson als Übersetzer:in angewiesen. Ohne eine die Gefühle begleitende kontinuierliche (und damit verlässliche) Kontextualisierung ist eine Übersetzung von innerem Erleben in ein kontinuierliches inneres Empfinden und davon ausgehend der Aufbau eines kontinuierlichen und kohärenten Selbstempfindens nur schwer möglich. Selbstbild und Identität bleiben abhängig von Kontext, äusseren Impulsen und externen Beziehungsgestaltungen. Fehlen diese, bleibt ein Gefühl von innerer Leere, begleitet von tiefer Not. Da diese Erfahrungen in der Kindheit meist traumatisches Ausmass besassen, muss ein Verharren in diesen Stimmungen einerseits verhindert werden. Andererseits ist jedoch ein Grund für die Chronifizierung dieses Grundgefühls, dass die Leere nicht wirklich erlebt, sondern vermieden wird. Wenn eine Ressourcenfigur erarbeitet worden ist, können sich Klient:innen viel besser mit dem Gefühl der inneren Leere konfrontieren und automatische Kompensationsmechanismen wie zum Beispiel Suchtverhalten eher infrage stellen.

Eine *Ressourcenfigur* kann folgendermassen erarbeitet werden:

- Kennen Sie einen realen Menschen aus Ihrer Lebensgeschichte, den Sie als bedingungslos unterstützend erlebt haben? Oder alternativ eine Figur aus einem Film, aus einem Roman, aus einem Märchen oder einem Comic, die sich dazu eignen würde, Sie ab jetzt bedingungslos zu unterstützen?
- Wo sollte diese unterstützende Figur, von Ihnen aus gesehen, stehen?
- Wie würde diese Figur stehen? (An dieser Stelle darf es nach Rücksprache zu einem mehrfachen Wechsel zwischen «selbst darstellen» und «zusehen, wie die Therapeut:in die Rolle verkörpert» kommen, bis eine Figur erarbeitet wird, die für die Klient:in glaubhaft ist.)
- Wie heisst diese Figur?
- Was würde diese Figur sagen, wenn Sie jemand (wie) angreift?
- Wie kann und wird diese Figur Sie in schwierigen Situationen retten?
- An welcher Alltagssituation können wir diese Ressourcenfigur jetzt zeigen lassen, wie sie Sie künftig retten wird?

Reinszenierung des kindlichen Bindungstraumas

Die Prozessorientierte Psychotherapie geht bei Klient:innen mit Borderline-Störung davon aus, dass die starken emotionalen Reaktionen zwar im Wesentlichen innere Ursachen haben, aber durchaus von der Therapeut:in getriggert werden können. Wird die Therapeut:in also von einer Klient:in angegriffen, erkennt er:sie an, dass er:sie durch ihr Verhalten etwas ausgelöst hat und verhindert so, dass sich das Gefühl, abgelehnt zu werden, bei der Klient:in wiederholt.

Zu diesem Zweck lernen prozessorientierte Psychotherapeut:innen während der Ausbildung, ihren eigenen Bindungstypus zu verstehen und damit ihre Gegenübertragungstendenzen einzuschätzen. So sehen sie, wie sie Teil einer Reinszenierung[11] des kindlichen Bindungsdramas der Klient:in werden. Dazu Wallin (2016, S. 336):

> «Was könnte der Ursprung unseres Verhaltens im Sinne unserer eigenen psychischen Eigenarten sein? Und wie könnte sich unser Verhalten auf den Patienten auswirken? Insoweit es uns gelingt, uns der Bedeutung dessen bewusst zu werden, was wir in einem Enactment getan haben, und wie wir dieses Gewahrsein in den Dialog mit dem Patienten einbringen können, wird dieser Dialog oft umfassender und unsere Rolle im Enactment weniger einschränkend.»

Wenn die Therapeut:in sich eingesteht, daran beteiligt zu sein, dass ein aggressives Verhalten ausgelöst wurde und dabei emotional stabil bleibt, ohne aus der Rolle der Therapeut:in zu fallen, löst er:sie sich aus der automatischen Reinszenierung und muss Kritik weder ignorieren noch übertrieben zurückweisen oder Schuldgefühle entwickeln.

Ähnlich ist es bei einem ängstlichen Rückzug der Klient:in: Je nach eigenem Bindungstyp könnte die Therapeut:in verzweifelt versuchen, den Kontakt wiederherzustellen oder sich gekränkt zurückziehen. Bringt die Klient:in grosse Bedürftigkeit zum Ausdruck, wären mögliche Reaktionen Überfürsorglichkeit oder übertriebene Abgrenzung. In der Ausbildung lernen prozessorientierte Psychotherapeut:innen, solche Reaktionen möglichst schnell in Sitzungen mit Klient:innen zu erkennen und sie förderlich in den Dialog einzubringen. Die Gegenübertragung der Therapeut:in wird grundsätzlich als durch die eigenen Bindungsmuster und damit Übertragungstendenzen bestimmt gesehen. Ebenso wird sie als Teil des inneren Dramas der Klient:in betrachtet («Aufträumen» in der Terminologie der Prozessarbeit s. Kap. 3.4.4). Wenn also die Beziehung entlastet ist, weil die Therapeut:in sich eingesteht, am Prozess beteiligt zu sein, besteht die Chance, der Klient:in im nächsten Schritt aufzuzeigen, inwiefern die Reaktion der Therapeut:in einen inneren Anteil ihrer selbst widerspiegelt. Dies beinhaltet auch die Chance, der Klient:in aufzuzeigen, wie sich sein:ihr Bindungstyp in der Beziehung zu der Therapeut:in auswirkt. Um das zu ermöglichen, werden prozessorientierte Therapeut:innen geschult, während der Sitzun-

11 «Enactment» oder auch «Reinszenierung», persönl. Kommunikation Prof. Agnes von Wyl, 2021.

gen mit Klient:innen fortlaufend innere Arbeit mit sich selbst durchzuführen. Das heisst, die eigenen Signale werden beobachtet und durch die Bewusstheit und die Rolle der Therapeut:in gefiltert und wenn nötig eingebracht. Da dies naturgemäss nicht immer gelingt, stellt die Supervision jeweils eine zweite Chance dar, und das Gelernte kann in der folgenden Stunde mit der Klient:in eingebracht werden.

Körperarbeit mit Borderline-Klient:innen

Die von Klient:innen mit Borderline-Störung im Alltag häufig erlebten Depersonalisationen, Derealisationen oder anderer dissoziativer Symptome werden als Zeichen verpasster Grenzen aufgefasst. Bei traumatisierten Klient:innen verstecken sich hinter der Grenze Erinnerungen und Zustände, die als bedrohlich empfunden werden. Wenn diese Grenze brüchig ist oder plötzlich überschritten wird, werden die Klient:innen von unangenehmen Gefühlen überflutet. Um sich dagegen zu schützen, haben viele schon in der frühen Kindheit die Möglichkeit entwickelt, automatisch zu dissoziieren. Erst ein gründliches und gleichzeitig vorsichtiges Bearbeiten der Grenze ermöglicht es den Klient:innen, nicht mehr zwischen Überflutung (Hyperarousal) und Dissoziation (Hypoarousal) hin und her geworfen zu werden.

> «Mit ‹Grenze› bezeichne ich die Erfahrung unserer jeweiligen Beschränkung, den Ort, an dem unser Bewusstsein und unsere eigene Identität aufhört. […] Eine Feststellung in Bezug auf die eigene Identität, etwa ‹Das bin ich nicht›, weist auf eine Grenze hin» (Mindell, 1992, S. 92; s. a. Kap. 2.2 & 3.1).

Aufgrund des fragmentierten Identitätsgefühls von Borderline-Klient:innen ist es sehr wahrscheinlich, dass in der gemeinsamen Arbeit die oben beschriebenen Grenzsymptome auftauchen. Aufgrund des bei diesen Phänomenen zunehmenden Verlusts von verbaler Metakommunikation tragen sie Aspekte veränderter Bewusstseinszustände in sich und erfordern von der psychotherapeutischen Prozessarbeiter:in in Sekundenschnelle eine Umstellung auf diese Zustände, indem die Beobachtung des Körperfeedbacks in den Vordergrund gerückt wird. Die Prozessorientierte Psychotherapie geht davon aus, dass ein veränderter Bewusstseinszustand ein Pol auf einer Skala ist und kein qualitativ «anderer» Zustand. Davon ausgehend kann kontinuierlich auch bei fehlender verbaler Metakommunikation weiter kommuniziert werden:

Beispiel einer Klientin in dissoziiertem Zustand

Th.: «Hallo Frau M. – hören Sie mich?»
Kl.: (Kann nicht sprechen, Augenlider flackern.)
Th.: «Ich sehe, dass Ihre Augenlider flackern. Sie scheinen mich zu hören ...»
Kl.: (Augenlider flackern)
Th.: «Sehr gut machen Sie das ... wenn ich richtig sehe, atmen Sie kaum.»
Kl.: (Nimmt einen tieferen Atemzug)
Th.: «Gut gemacht, Sie haben Ihre Atmung verändert ... versuchen Sie, gut zu spüren, wie sie atmen ...»

Fallbsp. 20: Borderline 4 (Hörtreiter, pers. Beob., Klinik Heiligenfeld, Bad Kissingen, 2020)

Es ist bei dieser Arbeit wichtig, dass die Therapeut:in immer wieder rahmt, was er:sie von Moment zu Moment wahrnimmt. Die Kommunikation der therapeutenseitigen Wahrnehmung wird dann zu einem «Seil», an dem das Gegenüber aus seinem dissoziierten Zustand wieder in das Alltagsbewusstsein zurückkehren kann.

In der Begleitung von nonverbalen Zuständen liegt grosses Potenzial für korrigierende emotionale Erfahrungen und für das innere Erleben von Beziehungskontinuität. Solche Übergänge fliessend begleiten zu können, ist daher eine sehr hilfreiche Fähigkeit.

Auch die starken inneren Polarisierungen von Borderline-Klient:innen, also das Erleben scheinbar unvereinbarer Bewusstseinszustände, kann mithilfe von Körperwahrnehmung und Bewegung exploriert werden. Dabei ist es möglich, das Bewusstsein darüber, dass die polarisierten Zustände von der gleichen Person und dem gleichen Körper gehalten werden können, zu stärken. Dadurch kann die Spaltung überbrückt werden.

Im Folgenden wird eine Interventionsabfolge dargestellt, die dies verdeutlichen soll:

- Wählen Sie ein Thema, in dessen Umfeld Sie immer wieder in starke innere Polarisierungen verfallen, die scheinbar nie miteinander verbunden werden können.
- Welche Seite zieht Sie jetzt im Moment mehr an?
- Füllen Sie Ihren Körper ganz mit diesem Gefühl oder dieser Position aus. Können Sie diese Position vielleicht als Farbe in Ihnen sehen oder einen Ton hören, der dazu passt?

- Dann stellen Sie sich vor, wie diese innere Erfahrung zu einem Bewegungsimpuls wird, der in einen Ihrer Arme strömt und anfängt, diesen zu bewegen ... lassen Sie Ihren Arm und die dazugehörige Hand sich so lange bewegen, bis die Bewegung wirklich «passt».
- Was ist das «Passende» daran?
- Lassen Sie die Bewegung zu Ende kommen und kehren Sie in Ihren ganzen Körper zurück.
- Erinnern Sie sich an den zweiten Pol, die zweite Seite Ihres Ursprungsproblems.
- Lassen Sie Ihren Körper sich nun ganz mit diesem Gefühl, dieser Position ausfüllen. Können Sie diese Position vielleicht als Farbe in Ihnen sehen oder einen Ton hören, der dazu passt?
- Dann stellen Sie sich vor, wie diese innere Erfahrung zu einem Bewegungsimpuls wird, der in den anderen Arm strömt und anfängt, diesen zu bewegen ... lassen Sie diese Seite Ihren Arm und die dazugehörige Hand sich so lange bewegen, bis die Bewegung wirklich «passt».
- Was ist das «Passende» daran?
- Lassen Sie die Bewegung zum Ende kommen und kehren Sie in Ihren ganzen Körper zurück.
- Erinnern Sie sich an beide Pole und beide damit verbundenen Bewegungen, die in Ihren Armen und Händen auftraten.
- Nehmen Sie beide Bewegungen gleichzeitig wieder auf und lassen Sie beide Hände und Arme so lange miteinander tanzen, bis etwas Neues entsteht, das Sie neugierig werden lässt oder überrascht oder irgendwie Ihre Aufmerksamkeit auf sich zieht.
- Experimentieren Sie mit diesem Neuen, bis Sie eine gemeinsame Bewegung finden, die Sie als «passend» oder «stimmig» erleben und Sie verstehen, was das Neue daran ist.
- Wie könnten Sie dieses Neue in Ihrem Alltag bei Ihrem Einstiegsproblem gebrauchen?
- Wenn Sie aus der Sicht dieses «Neuen» darauf blicken, wie sehen Sie dann Ihr Ausgangsproblem?

Arbeit mit Scham

Scham ist ein übermächtiges Gefühl, das die Möglichkeit, am inneren und äusseren Erleben fliessend teilnehmen zu können, in Sekundenbruchteilen fragmentieren kann. Bedrick (2013, S. 150) schreibt:

> «Shame is called the master emotion because it affects our most fundamental experience of ourselves and the way we evaluate and understand all other experiences. It puts a filtering lens between us and the world, causing us to interpret others and evaluate ourselves in terms of deficiencies.»

Er benennt drei wesentliche Folgen («The destructive messages of shame»):

- Scham lehrt Menschen, ihren Gefühlen zu misstrauen und diese zu ignorieren.
- Scham führt zu kritikloser Externalisierung von Macht hin zu Autoritäten und/oder wichtigen Bezugspersonen – so bildet Scham eine wichtige Grundlage für Abhängigkeitsstrukturen.
- Scham verhindert die Erforschung der wirklichen Bedürfnisse und Sehnsüchte.

Die Empathie der Therapeut:in für die sich schämenden Klient:in ermöglicht es der Klient:in häufig überhaupt erst, Scham bewusst wahrzunehmen. Das ist oft ein erster Schritt, sich den eigenen Gefühlen gegenüber zu öffnen. Die «beschämende Instanz» als Figur sichtbar und eine bewusste Gegenposition explizit zu machen, kann die damit verbundenen inneren Konflikte und repressiven Glaubenssysteme erkennbar und Veränderung möglich werden lassen.

Arbeit mit Suizidalität

Je nach Situation muss der Klient:in in suizidalen Krisen durch engmaschige Behandlung und/oder Wiederverankerung erlernter Selbststeuerungswerkzeuge stabilisiert werden. Unter Umständen ist eine medikamentöse Begleitbehandlung nicht vermeidbar, damit die akute Spannung oder eine vorübergehende depressive Krise zeitnah stabilisiert und eine Erholung möglich wird.

Wesentliche Bedingung dafür, dass die unbewusste Bedeutung des Todeswunsches verstanden werden kann, ist die vorurteilslose und möglichst angstfreie Reaktion der Therapeut:in auf die von der Klient:in angedeuteten Suizidideen oder -absichten (s. a. Kap. 4.4.3, Arbeit mit offener oder verdeckter (unbewusster) Suizidalität). Diese sind oft schambehaftet und können meist erst bei der entsprechenden Einstellung der Therapeut:in von der Klient:in frei geäussert werden. Frühestens dann kann die tiefere Motivation für den Suizidwunsch gemeinsam erforscht werden. Dabei wird auch die Rolle erforscht, welche die Äusserung des Suizidwunsches in der therapeutischen Beziehung spielt.

Oft ist im Hintergrund schon ein Grundgefühl, nicht leben zu wollen, vorhanden, das in stabilen Phasen konkret erforscht werden kann. Umgebracht werden sollen oft frühkindliche, überflutende Gefühle und Persönlichkeitsanteile. Die innere Angreifer:in ist häufig ein Introjekt früher erlebter Diskriminierung elementarer Bedürfnisse, das in typischen Sätzen und Bewertungen noch immer stellvertretend hasst und kontrolliert. Diese Beziehung hat oft schon früh in der Geschichte der Betroffenen begonnen, als die kindlichen Anteile noch nicht sprechen konnten. Daher sind diese bis heute dem «inneren Unterdrücker» gegenüber sprachlos. Ein wichtiger erster Schritt kann darin bestehen, diese Sprachlosigkeit in einem Rollenspiel zu überwinden, das heisst, die entwertenden und bekannten Glaubenssätze werden nicht nur gehört, sondern (oft erstmals) beantwortet und in Beziehung gebracht.

Bei starken überflutenden Gefühlen kann auch die Technik eines bewussten Kanalwechsels hilfreich sein: Hierfür kann zum Beispiel gut das Bild eines Fernsehgerätes benutzt werden. Dabei stellt sich die Klient:in seine:ihre innere Erfahrung (propriozeptiver Kanal) als Film vor, den er:sie sich in einem Fernsehgerät ansieht (visueller Kanal). Mit einer imaginativen Fernsteuerung kann er:sie den Film leiser stellen oder das Programm umschalten. Dadurch kann bei starken Gefühlen von Ohnmacht und Ausgeliefertsein ein Gefühl von Selbstwirksamkeit reaktiviert werden, das zuvor oftmals verlorengegangen war.

Traumarbeit

Arbeit mit einem Kindheitstraum

Kl.: «Als Kind hatte ich immer wieder folgenden Traum: Ich sitze auf einer Blumenwiese und flechte Blumenkränze. Von hinten fährt eine Planierraupe auf mich zu.»

In diesem Bild ist die Klientin mit dem Sitzen-und-Kränze-Flechten identifiziert, aber das Von-hinten-Überrolltwerden geschieht ihr. Dieses Bild beschreibt die Atmosphäre in einer klassischen Herkunftsfamilie gut: Das Kind verhält sich scheinbar normal, muss aber in jedem Moment mit einem Schock rechnen. Unter Berücksichtigung des in diesem spezifischen Fall vorliegenden Bindungstraumas wurde als Grundlage für die Bearbeitung dieser zentralen Szene des inneren Erlebens zunächst eine bedingungslos unterstützende Figur erarbeitet, die das Kind rettet. Die Erarbeitung eines solchen «positiven» Introjektes ist wichtig, da der Borderline-Klientin sonst innerhalb der sie überflutenden Emotionen (Intrusionen) ein kontinuierlicher Bezugspunkt ausserhalb dieser Erfahrung fehlt. Eine innere unterstützende

Figur kann ein erster Anker für die Fähigkeit sein, auf das innere Erleben zu blicken und dieses steuern zu können, zum Beispiel durch die Frage:

Th.: «Wie würde die innere unterstützende Figur jetzt darauf blicken? Was würde sie tun oder sagen?»

Mit dieser Vorarbeit ist die Erforschung der verschiedenen Figuren des Traumes möglich. Wirkliches Mitgefühl mit dem Kind ist oft hilfreich, aber auch die bewusste Annäherung an die Kraft der Planierraupe ist essenziell für die weitere Entwicklung, da die unbewusste Fähigkeit, mächtig, kraftvoll und zerstörerisch zu sein sonst nur den externen Faktoren (anderen Menschen und schicksalhaften Gegebenheiten) zugeordnet wird und nicht als bewusst zugängliches eigenes Potenzial erlebt und gelebt werden kann. Verantwortung für das eigene Zerstörungspotenzial übernehmen zu können, ist aber für künftige Beziehungserfolge eine wesentliche Voraussetzung: Die Befähigung, diese Verantwortung in Konflikten zu übernehmen, benötigt eine kraftvolle innere Unterstützung, zu der im unbearbeiteten Zustand kein Zugang möglich ist, die aber im Potenzial der «Planierraupe» schlummert.

Fallbsp. 21: Borderline 5 (Hörtreiter, pers. Beob., Klinik Heiligenfeld, Bad Kissingen, 2020)

Arbeit mit der Essenz

Klient:innen mit Borderline-Störung verfügen häufig in ihrer Dünnhäutigkeit über einen unmittelbareren Zugang zu subtilen Wahrnehmungen, die man in der Terminologie der Prozessorientierten Psychotherapie dem Bereich der Essenz zuordnet (s. Kap. 2.3.2). Eine Erklärung dafür ist, dass diese Klient:innen aufgrund früher Traumatisierung eine Art Frühwarnsystem erlernt haben, bei dem sie zum Beispiel Stimmungen von anderen Menschen sehr schnell – scheinbar wie mit einem sechsten Sinn – erkennen. Ebenso können sie auf diese Weise einen Zugang zu imaginierten, halluzinierten oder wahrgenommenen hilfreichen «Geistern» erlernt haben. Wenn diese Wahrnehmungen spontan auftreten, kommt es vor, dass sich die Klient:innen überflutet, verängstigt und überfordert fühlen, selbst wenn sie sie als spirituelle Erfahrung bezeichnen würden. Deshalb benötigt es eine sorgfältige Rahmung, Erklärung und Entpathologisierung durch die Therapeut:in, damit diese Erfahrungen als Ressource eingesetzt werden können.

> Eine Klientin (ohne psychotische Vorgeschichte in der Anamnese) berichtete von dem unheimlichen Gefühl einer Präsenz in ihrem Wohnzimmer und dass sie sich frage, ob etwas mit ihr nicht stimme. Der Therapeut fragte, ob sie es einen Moment lang wagen könne, diese Präsenz genauer wahrzunehmen.
>
> **Th.:** «Wenn sie spüren, dass da noch jemand ist, geht dann von diesem Wesen eine unterstützende oder eine gefährliche Energie aus?»
>
> **Kl.:** «Wenn ich da genau hinspüre, dann scheint es überraschenderweise etwas Angenehmes, Liebevolles zu sein.»
>
> **Th.:** «Gehen Sie in dem Fall versuchsweise davon aus, dass jetzt wirklich jemand Unsichtbares für Sie da ist. Können Sie diesem Jemand einen Namen geben? Können Sie mit ihm oder ihr reden oder eine Bitte vorbringen?»
>
> Fallbsp. 22: Borderline 6 (Heidelberg, pers. Beob., Wintherthur, 2018)

In der Prozessorientierten Psychotherapie wird der Zugang zu Ressourcen auf der Essenzebene durch die Arbeit mit dem «Feinspürbewusstsein» unterstützt. Zum Beispiel kann eine Klient:in dazu angehalten werden, Wahrnehmungen, selbst wenn sie als unangenehm erfahren werden, in einer meditativen Haltung so exakt zu beobachten und sich so tief darauf einzulassen, dass er:sie in Kontakt mit der ursprünglichen, sinnvoll erscheinenden Essenz dieser Wahrnehmungen kommt. Erfahrungsgemäss besitzen solche Wahrnehmungen die Qualität angenehmer, unterstützender Ressourcen.

Zudem können Klient:innen dazu angeleitet werden, erwünschte Qualitäten und Fähigkeiten, zu denen sie keinen direkten Zugang haben, absichtsvoll nach aussen zu projizieren – auf Menschen oder noch einfacher auf Orte (sicherer Ort, friedlicher Ort, Kraftort usw.), um sich dann wieder mit diesem Menschen oder Ort zu identifizieren.

So kann diese Qualität über einen Umweg integriert werden. Dies kann zu einem grösseren Sicherheitsgefühl, mehr Selbstvertrauen und Selbstwirksamkeit beitragen, oder auch zu einem stärkeren Gefühl von Vertrauen in die Sinnhaftigkeit des Lebensprozesses als Ganzem (s. Übung 4, Anh. B).

4.6 Psychosen

> «[D]ie Schizophrenen, diese besonderen Menschen, die nicht nur sensibler, feinsinniger, verletzlicher, sondern hinter ihrer ‹Verrücktheit› in mancher Hinsicht auch authentischer, origineller, interessanter sind als viele [...], ihnen gehört meine Zuneigung und Liebe.»
>
> *Ciompi (1982)*

4.6.1 Klassifikation und Diagnostik

Je nach Erscheinungsbild und Ursache (extremer Stress, Belastung, körperliche Erkrankung, Drogen usw.) werden Psychosen gemäss klinisch-diagnostischen Leitlinien klassifiziert und unterschiedlichen Diagnosen zugeordnet. Das internationale Klassifikationssystem ICD-10 sowie die amerikanische Ausgabe DSM-5 verfolgen programmatisch eine atheoretische Haltung mit Verzicht auf pathogenetische Hypothesen. Darin wird als psychotische Störung zunächst

> «deskriptiv das Vorkommen von Halluzinationen, wahnhaften Störungen oder Verhaltensanomalien bezeichnet, zu denen schwere Erregungszustände und Überaktivität, schwerer und anhaltender sozialer Rückzug (nicht infolge von Depression oder Angst) sowie ausgeprägte psychomotorische Hemmungen und katatone Störungen zählen» (Gaebel, 1996, S. 112; Weltgesundheitsorganisation, 2016; ICD-10, S. 22).

Im ICD-10 sind Psychosen vor allem unter den Hauptgruppen «Schizophrenie, schizotype oder wahnhafte Störung» (ICD-10:F20-F29) sowie «affektive Störungen» (ICD-10:F30-F39), «organische Störungen» (ICD-10:F00-F09) oder «Störungen durch psychotrope Substanzen» (ICD-10:F10-F19) klassifiziert.

Epidemiologie: Inzidenzraten sind weltweit ungefähr gleich hoch. Die Wahrscheinlichkeit der Allgemeinbevölkerung, einmal im Leben an Schizophrenie zu erkranken, liegt bei 0,6–1 %, während die Jahresprävalenz bei 1–1,5 % liegt. Die Differenz zwischen Ersterkrankungsraten und der Prävalenz deutet auf das Risiko einer Chronifizierung der Krankheit hin, was insbesondere in Industrieländern beobachtet werden kann: Ein Drittel heilt vollständig aus, ein Drittel bleibt beeinträchtig, ein weiteres Drittel bleibt schwer beeinträchtigt (Rössler, 2011).

4.6.2 Ätiologie

Die Pathogenese der Psychose, der schizophrenen und affektiven Erkrankungen, orientiert sich am Biopsychosozialen Modell (z.B. Egger, 2015) und einer modifizierten Diathese-Stress-Theorie. Es wird davon ausgegangen, dass Psychosen multifaktoriell bedingt sind und sowohl biologische als auch Umweltfaktoren und Vulnerabilitäten eine Rolle spielen.

Jung setzte sich ab 1903 intensiv und teilweise erfolgreich mit der Ergründung und psychotherapeutischen Behandlung der Psychosen auf Grundlage der Komplextheorie und des kollektiven Unbewussten auseinander (Jung, 1979a, Benedetti, 1983). Federn, in *Ich-Psychologie der Psychosen* (1956/1978), konzipierte das Ich als dynamisches System in einem frühen Ego-State-Modell, das – aktualisiert – auch in der Prozessorientierten Psychotherapie gelehrt wird. In den USA erweiterten Sullivan und Frieda Fromm-Reichmann die 1-Personen-Psychologie zu einem interpersonalen Ansatz (Brenner et al., 2000; Finzen, 2000).

Sullivan prägte Begriffe wie «patient participation» und «patient government» und das Paradigma der interpersonalen Psychiatrie. Damit stellte er die Psychopathologie in den Kontext sozialer Beziehungen. Wie später Fromm-Reichmann gelang es ihm, therapeutische Beziehungen mit den Klient:innen aufzubauen und eine modifizierte Form der Psychotherapie erfolgreich anzuwenden (McGorry, 2000). Solche Beobachtungen legten nahe, die Krankheit werde durch psychosoziale Einflüsse verursacht und könne behandelt werden. Sullivan und Fromm-Reichmann gelten als Vorläufer:innen einer Entwicklungslinie, die sich ab den 1940er Jahren mit dem Einfluss der sozialen Lebenswelt auf Entstehung und Verlauf psychischer Krankheiten befasste und Ergebnisse empirischer Sozialforschung für neue Konzeptionen der Psychiatrie nutzbar zu machen suchte (Brenner et al., 2000; Fenton, 2000).

In neuerer Zeit weist die Bindungsforschung (s.Kap. 1.2.3 & 3.5) auf einen Zusammenhang zwischen psychotischen Erkrankungen und psychosozialen Einflüssen hin. Allerdings liegen vergleichsweise wenig Forschungsergebnisse zu Bindungsstil und Psychosen vor, da bei Menschen mit psychotischer Symptomatik die Durchführung des Adult Attachment Interviews erschwert ist. Vor allem bei Klient:innen mit psychotischer bipolarer Störung wurden signifikant hohe Werte für vermeidend unsichere Bindung und desorganisierte Bindung gefunden (Brown & Elliott, 2016).

Mit der Entwicklung wirksamer Psychopharmaka in den 1950er Jahren wurde die Effektivität von Psychotherapie bei Psychosen zunehmend infrage gestellt. Die Einflussmöglichkeiten durch Psychopharmaka lieferten der biologischen Sicht neue Argumente. Gleichzeitig konzentrierte sich das Interesse auf familientherapeutische und später kognitiv-verhaltensorientierte Ansätze (Brenner et al., 2000). In den 1970er Jahren verlagerte sich die Behandlung mehr in den ambulanten Bereich und zielte darauf ab, die Betroffenen aus der Isolation und Verwahrung in Krankenhäusern in ihre gewohnte Umgebung zu (re-)integrieren. Vielerorts wurden Netzwerke von sozialpsychiatrischen Einrichtungen aufgebaut, darunter Tages- und Nachtkliniken, Wohnheime, ambulante Kriseninterventionszentren, beschützende Wohngemeinschaften und Arbeitsplätze sowie klinikexterne Rehabilitationszentren mit Einschluss-Selbsthilfegruppen, die von Klient:innen betrieben wurden (Ciompi, 2000; Hell & Schupbach, 2016; Hall, 2016).

In den letzten Jahrzehnten vollzog sich eine «Reformulierung» (Fenton, 2000) psychischer Erkrankungen als Störungen, die eine integrierte therapeutische Komplexleistung erfordern. Das ursprünglich für die Schizophrenie konzipierte Vulnerabilitäts-Stress-Modell wurde auf andere Störungsgruppen (unter anderem Depression, Panik) ausgeweitet und modifiziert. Es stellt ein heuristisches Rahmenkonzept für das Zusammenwirken einer Vielzahl von biologischen, sozialen und psychologischen Faktoren dar. Vulnerabilität, Stressoren und protektive Faktoren bilden darin die Angriffspunkte therapeutischer Interventionen. In den Versorgungsangeboten müssen «biologisch-somatische, psychologisch-psychotherapeutische und soziotherapeutische Aspekte gleichermassen berücksichtigt werden» (Gaebel, 2000, S. 123).

Zurzeit zeigt sich weltweit ein Trend zur biologisch orientierten Psychiatrie (s. Maier, 2006; Hell, 2010; Schöne-Seifert, 2014). Dieser Trend wird unter anderem durch die Entwicklung neuer bildgebender Verfahren und Labormethoden sowie die genetische Forschung unterstützt. Auch wenn es nicht gelungen ist, betroffene Gene zu identifizieren, ist ein disponierender Einfluss der Genetik durch Zwillings- und Adoptionsstudien belegt und unbestritten (Rössler, 2000).

In der Praxis herrscht ein sozio- und psychotherapeutischer Pragmatismus kombiniert mit medikamentösen Therapien. Das therapeutische Vorgehen zielt auf symptomreduzierende, vulnerabilitätsmindernde, stressreduzierende Bewältigungsstrategien, auf die Stabilisierung psychosozialer Funktionen und Kompetenzen (Gaebel, 2000). In der Praxis des stationären oder teilstationären Alltags finden sich eklektische Formen psychotherapeutischen Vorgehens, das sich aus verhaltenstherapeutischen, systemischen, und analytischen Elementen zusammensetzt.

Im ambulanten Bereich gibt es wenig Psychotherapieangebote für Psychoseerfahrene. Psychoanalytische Ansätze gelten als sehr anforderungsreich und sind wenig etabliert, auch wenn es in den letzten Jahren wieder vielversprechende Ansätze in dieser Richtung gibt. Diese wurden durch Gaetano Benedetti, Stavros Mentzos, Paul Matussek vorangetrieben und inspiriert.

4.6.3 Aktuelle Perspektiven und Behandlungsansätze[12]

Biologisch-medizinische Perspektive

Auf der Ebene prädisponierender biologischer Krankheitsfaktoren werden vor allem genetische Einflüsse diskutiert. Die vererbte oder erworbene Anfälligkeit bildet aus biologischer Perspektive eine wesentliche Grundlage, auf der manifestationsfördernde oder -hemmende psychosoziale Bedingungsfaktoren Erkrankung und Verlauf bestimmen. Die biologisch orientierte Forschung zielt unter anderem darauf ab, Befunde von Veränderungen beispielsweise der Neurobiochemie, Hirnfunktion oder Hirnstruktur auch als mögliche Indikatoren der Krankheitsvulnerabilität zu identifizieren. Zur Behandlung akuter psychotischer Phasen sowie in der Rückfallprophylaxe werden Neuroleptika eingesetzt.

Gemeindepsychologische-sozialpsychiatrische Perspektive

Gemeindepsychologie setzt sich mit den Kontextbedingungen auseinander, die Menschen zu «chronisch psychisch Kranken» oder zu «psychisch Behinderten» macht. Sie «begreift psychosoziale Probleme als individuelle Lösungsversuche im Spannungsfeld subjektiver Bedürfnisse und gesellschaftlicher Widersprüche und Belastungen der alltäglichen Lebenswelt» (Keupp, 1994). Für die Sozialpsychiatrie steht die soziale Dimension einer psychischen Erkrankung im Mittelpunkt des Interesses und therapeutischen Handelns. Sie betont dabei die Verantwortung der Gemeinschaft, den in ihr lebenden psychisch Kranken zum einen die Teilhabe an der Gemeinschaft und zum anderen eine weitgehende Selbstbestimmung zu ermöglichen. Dazu bemüht sie sich um alltagsbezogene psychosoziale Praxisformen, die verschiedene Therapieansätze – zum Beispiel somato-, psycho-, soziotherapeutischer Art – benutzen und integrieren und ebenso die Selbstorganisation sowie die Ressourcen und sozialen Netzwerke der Betroffenen wahren und fördern sollen.

Kognitiv-verhaltensorientierte Perspektive

Im Mittelpunkt der kognitiv-verhaltensorientierten Perspektive stehen die Prozesse und Inhalte kognitiver Funktionen sowie die sozialen und instrumentel-

12 Wir danken Gabriela Espenlaub für ihre freundliche Genehmigung Textauszüge in Kapitel 4.6.2 und 4.6.3 aus ihrer Diplomarbeit (2006) *Psychose aus Sicht der Prozessorientierten Psychologie* verwenden zu dürfen.

len Fertigkeiten der Betroffenen. Erhebliche Defizite in diesen Bereichen sind demnach wesentlich am Zustandekommen und Aufrechterhalten psychotischer Erkrankungen beteiligt. In den verschiedenen Therapieverfahren geht es um das Training sozialer Fertigkeiten, um Selbstmanagement beziehungsweise das Erarbeiten von Bewältigungsstrategien im Umgang mit Wahnvorstellungen und Halluzinationen, um die Umgestaltung irrationaler Denkstile anhand kognitiver Techniken oder um die Remediation von Informationsverarbeitungsstörungen. Darüber hinaus liegt ein Schwerpunkt darauf, praktische Lösungen für alltägliche Probleme zu finden. Dafür soll unter anderem die Ausbildung von kommunikativen Kompetenzen als Grundlage effektiver Problemlösungen gefördert werden (s. Birchwood & Jackson, 2004; Brenner et al., 2000; Smith et al., 2000).

Psychoanalytische Perspektive

Aus psychoanalytischer Sicht sind psychotische Symptome Ausdruck einer aktuell zugespitzten intrapsychischen und interpersonellen Problematik, die sich auf frühkindliche Beziehungserfahrungen zurückverfolgen lässt (Freud, 1924b, 1924; Jung, 1979a; Federn, 1956/1978; Searles, 1965; Benedetti, 1983). Aus Sicht der modernen Säuglings- und Kleinkindforschung sind frühe psychologische und soziale Belastungsfaktoren und Traumata im familiären Kontext ätiologisch bedeutsam und führen zu Bindungsstörungen (Stern, 1985, Bowlby, 1969, 1973, 1980 u. a.).

Ausgehend von Mentzos (1999, zit. n. Lempa, 2005) wird dem Konzept eines fundamentalen zugrundeliegenden Dilemmas der Vorzug vor Konzeptionen wie Ich-Defekt oder Konflikt gegeben. Die problematische Beziehung zwischen selbst- und objektgerichteten Tendenzen liegt demnach in vorsprachlichen, präsymbolischen Wahrnehmungs-Affekt-Handlungsmustern vor. Das bedeutet, dass

> «bei der Psychose ein Mensch sich in extremen inneren Spannungen befindet, die er nicht nur nicht bewältigen, sondern die er auch nicht einmal (nicht einmal unbewusst) denken kann. Er sieht also ganz einfach absolut nicht, in welch innerer Polarisierung er sich befindet» (Lempa, 2005, S. 44).

In der schizophrenen Psychose geht es dabei um «das Dilemma, entweder im Autismus die Beziehung zu anderen, oder in der Fusion mit anderen die eigene Existenz zu opfern» (ebd.).

Bindungstheoretische Perspektive

Dieses «Dilemma» entspricht dem Zusammenhang zwischen desorganisiertem Bindungsstil und Psychose. Wenn das existenziell lebensnotwendige Bindungsobjekt in der frühen Kindheit gleichzeitig auch als sehr bedrohlich wahrgenommen wird, entsteht eine unüberbrückbare Spannung zwischen den Bedürfnissen nach Nähe und Sicherheit. Dies ist bei der postpartalen Psychose besonders augenscheinlich: Eine Mutter wird nach der Entbindung mit ihren impliziten Erinnerungen an die desorganisierte Bindung an ihre eigene Mutter konfrontiert und somit in der Bindung zu ihrem neugeborenen Kind so sehr verunsichert, dass eine psychotische Dekompensation den in dem Moment einzigen Ausweg aus der unerträglichen Ambivalenz darstellt. Brisch (2015, S. 171) beschreibt in einem Fallbeispiel einer Klientin mit postpartaler Psychose, dass die Klientin ihre Beziehung zu ihrer Mutter als «sehr inkonsistent erlebte, das heisst, als einen ständigen Wechsel zwischen übertriebener bis kontrollierender Überfürsorglichkeit und Beziehungsabbrüchen, bedingt durch die traumatischen Erlebnisse der Suizidversuche der Mutter.» In einem anderen Fallbeispiel wird ein junger psychotischer Mann geschildert, der glaubt, über besondere Kräfte zu verfügen. Die bindungsdynamische Interpretation lautet:

> «Die psychotische Symptomatik wird somit als Versuch verstanden, sich aus den sehr engen symbiotischen Bindungen mit der Mutter sowie mit dem Vater zu befreien und eine eigenständige, nur ihm gehörige Welt zu finden, in der nur er sich auskennt und die er nur allein und dank seiner Kräfte erkunden kann» (ebd., S. 280).

Die Therapie wird meist in einer gegenüber der klassischen Analyse modifizierten Weise und mit begleitender medikamentöser Behandlung durchgeführt. Ein kooperatives Verhältnis ist wichtig und auf Deutungen wird, zumindest in der Anfangsphase weitgehend verzichtet (s. Brenner et al., 2000; Lempa, 2005).

Systemische und kommunikationstheoretische Perspektive

Ab 1950 erbrachte die Familien- und Kommunikationsforschung Belege, dass die schizophrene Störung durch bestimmte Kommunikations- bzw. Interaktionsmuster im Familien- oder Beziehungsfeld von Psychosebetroffenen mitverursacht wird (Bateson et al., 1956/1984; Watzlawick et al., 1967/1969; Searles, 1959/1985; Lidz et al., 1957/1984; Wynne et al., 1959/1984; Alanen, 2001; Haley, 1959/1984; Minuchin, 1977, Selvini Palazzoli et al., 1977/2011 u. a.).

Problemstabilisierende Interaktionsmuster und Wirklichkeitskonstruktionen der jeweiligen Kommunikationsgemeinschaft werden als Oberfläche unterschwelliger Konflikte betrachtet. Neben dem klassischen «Double Bind» (Bateson, et al., 1956/1984) als Struktur einer kommunikativen «Zwickmühle» bestehen in Familien mit schizophrenen Klient:innen viele krankmachende interaktive Muster, irrationale, verwirrende, mehrdeutige, mystifizierende Kommunikationsprozesse (Laing, 1965/1984), mangelnde Abgrenzung und unklare Rollen (Lidz et al., 1957/1984), Bildung von Pseudo-Gemeinschaften (Wynne et al., 1959/1984), emotionales Überengagement, Bindung oder Delegation eigener Selbstanteile (Stierlin, 1978). Die Familienforscher belegten verschiedene, kontradiktorische Kommunikationsmodi und haben unter anderem «gezeigt, dass hinter den vielfältigen Widersprüchlichkeiten Methode steckt, indem jede abweichende Stellungnahme eines Familienmitglieds durch (gegenseitige) Entwertungen, Disqualifizierungen und Verleugnungen von an sich klaren Botschaften immer wieder unmöglich gemacht wird» (Ciompi, 1982, S. 212). Der Veränderungsdruck wird durch «Vertuschung und Vermeidung jedes offenen Konfliktes» (ebd.) heruntergespielt. Emotionale Verstrickung und Machtunterschiede, wie diejenigen zwischen Eltern und Kindern, machen es unmöglich über die «Zwickmühlen» zu metakommunizieren.

Die Folgen gestörter familiärer Transaktionen manifestieren sich in innerpsychischen Strukturen. Schizophrene leiden «an einer fundamentalen Unklarheit, Widersprüchlichkeit und Labilität von wichtigen, internalisierten affektiv-kognitiven Bezugssystemen» (Ciompi, 1982, S. 238). In systemischer und kommunikationstheoretischer Sicht ist die Psychose ein Kommentar auf krankmachende Transaktionsmuster, denen der Klient nur durch den «Sprung» in die Psychose entkommt.

Systemtheorie und Psychoanalyse: Eine Synthese

Eine Verbindung von Psychoanalyse und Systemtheorie liefert Ciompi (1982). Auf dem Hintergrund der genetischen Epistemologie von Piaget (1982) postuliert er affektives und kognitives Erleben als «ein zusammenhängendes System mit zwei Polen» (S. 81). Aus Sicht der «Affektlogik» ist der Mensch «ein psycho-somatisches Wesen», in dem Gefühl und Denken, Körper und Geist dynamisch zusammenwirken (s. a. Kap. 4.3). In seiner Theorie der Schizophrenie geht Ciompi davon aus, dass in der Psychose die psychischen Regulations- und Gleichgewichtsmechanismen zwischen affektlogischen Bezugssystemen (Persönlichkeitsanteilen) des Systems zusammenbrechen, sich verselbstständigen und, in der Folge, die Klient:in steuerlos zwischen inneren Anteilen hin- und her kippt.

Sozialkritische Perspektiven

Gesellschaftskritische Ansätze schliesslich hinterfragen ein Krankheitskonzept, das – mit dem Odium der Unheilbarkeit behaftet – als Etikett zur Ausstossung unbequemer Mitglieder dient, als Rechtfertigung ihrer Verwahrung und Zwangsbehandlung. Chronische Entwicklungen wären dann ein «soziales Artefakt», verursacht durch soziale und psychologische Folgen, Annahmen und Stigmatisierungen (Laing, 1965/1984, 1960, 1969; Basaglia, 1977; Foucault, 1961/2007; Szasz, 1961/2011; u.a.). Die Kulturanthropologie schliesslich vermutete, dass sich in den psychischen Störungen das Verdrängte der Kultur manifestiert (Benedict, 1934).

Zusammenfassung

Die Forschung um letztliche Ursachen hat die vermutete biologische Grundlage der Schizophrenie nicht bestätigen können, auch wenn eine genetische Komponente zweifellos vorhanden ist. Kein ätiologisches Modell kann ausreichend Gültigkeit beanspruchen, eine sicher wirksame Therapieform gibt es nicht (Ciompi, 1982, S. 250; Scharfetter, 199) und auch klare prognostische Aussagen sind nicht möglich. Die Schizophrenie stellt also auch nach einem Jahrhundert intensiver Forschung nicht mehr als ein provisorisches Konstrukt dar. Ihre letztlichen Ursachen bleiben verborgen, die Störung ist kryptogen, «sie kann weder klar allein auf somatische Einflüsse oder auf endogen-metabolische Stoffe bezogen noch allein als psychoreaktiv, psychosoziogen, nur durch die Lebenserfahrung erworben aufgefasst werden» (Scharfetter, 1995, S. 67).

4.6.4 Prozessorientierte Psychotherapie der Psychosen

Prozessorientierte Psychotherapie der Psychosen orientiert sich an der Analytischen Psychologie von C.G. Jung, der Kommunikationstheorie und der Systemlehre. Sie ist der Psychosentherapie psychoanalytischer (Searles, Benedetti, Scharfetter), interpersonaler (Sullivan, Frieda Fromm-Reichmann) und familientherapeutischer Provenienz (Bateson, Watzlawick, Haley, Minuchin, Searles, Laing, Selvini Palazzoli u.a.) und dem synthetischen Ansatz von Ciompi verpflichtet. Diese Theorien und Haltungen bilden den Hintergrund für eine prozessorientierte «Theorie extremer Bewusstseinszustände» (s.a. veränderte Bewusstseinszustände) und für eine Prozessorientierte Psychotherapie der Psychosen wie sie Mindell in *Schatten der Stadt* (1989a) vorgeschlagen hat.

Psychose ist «Wirklichkeit gewordener Traum». Jung sucht «den Sinn im Wahnsinn» aus der Lebensgeschichte und archetypischen Mustern zu verstehen und vergleicht die Psychose mit einem Traum. Ein Traum, «der an die Stelle des normalen Bewusstseins getreten ist. Es ist keine Metapher zu sagen, Wahnsinn sei ‹Wirklichkeit› gewordener Traum» (1979a, S. 272). Gefühlsbetonte Komplexe (Teilpersönlichkeiten) aus dem Unbewussten überfluten ein geschwächtes «Ich», das in verschiedene Subjekte zerfallen ist oder bei dem «die Verbindung zwischen dem Ich und einigen Komplexen mehr oder weniger vollständig abgerissen ist» (ebd., S. 265). Die Motive der unbewussten Prozesse sind symbolisch und sinnhaft, sowohl biografisch motiviert als auch Ausdruck kollektiver Prozesse, die «universal, unabhängig von Tradition, in Mythen, Märchen, Phantasien, Visionen und Wahngebilden auftreten» (ebd., S. 301).

Biografische Motive im Extremzustand

Jung beschreibt den Fall einer Frau, die 35 Jahre lang als Patientin des Burghölzli, der Psychiatrischen Universitätsklinik Zürich, sonderbare reibende Bewegungen ausführte, so, als nähe sie Schuhe. Jung entdeckte schliesslich, dass eine unglückliche Liebesgeschichte mit einem Schuhmacher ihrer Erkrankung vorausgegangen war.

Fallbsp. 23: Psychose 1 (Jung, 1979a, S. 191)

Kollektive und archetypische Motive im Extremzustand

Ein Patient auf der Forschungsabteilung des Burghölzli, interviewt von Kernberg (1988), berichtet aufgeregt vom Sterben der Walfische und einer drohenden Umweltkatastrophe. Das kollektive Motiv, zu dessen Sprachrohr der Patient wird, drängt dazu, gehört zu werden. Er möchte verstanden und angenommen werden, was empathische Einstimmung und Eintreten in seine «Geschichte» bedeutete.

Fallbsp. 24: Psychose 2 (Kernberg, pers. Beob. Hauser, Psychiatrische Universitätsklinik Zürich, 1988)

Die therapeutische Methode von Jung ist prozessorientiert, sie folgt dem Prozess und sucht ihn zu vervollständigen: «dass die konstruktive Methode [...] sich den Richtlinien des Wahnes anzuschmiegen hat. Die gedanklichen Richtungen des Kranken sind ernsthaft aufzunehmen und konsequent weiterzuführen; dadurch begibt sich der Forscher auf den Standpunkt der Psychose» (Jung, 1979a, S. 213).

Die Prozessorientierte Psychotherapie entwickelt diesen Ansatz weiter durch Techniken der Übernahme und Entfaltung der Prozesse in Körper- Bewegungs-, Beziehungserfahrungen und benutzt ebenso szenische Inszenierungen, teilweise mit künstlerischen (McClelland, 1992) oder psychodramatischen Methoden (Federn, 1956/1978, S. 143; Kap. 2.1). Vom Erleben der Person ausgehend, zeigt sich in der «Traumerfahrung» ein Sinn, der sich in der Begegnung als «Evidenzerfahrung» enthüllt.

Eine «Aufgabe» über die empathische Beziehungsgestaltung hinaus besteht darin, der Klient:in Zugang zu einer Metaposition zu ermöglichen, einer losgelösten Distanz von seinen:ihren wechselnden Zuständen. Ziel ist es, dass der Mensch wieder über seine Art zu kommunizieren kommunizieren kann, als mehr oder weniger «organisiertes Ich», Übersicht über seine verschiedenen Persönlichkeitsteile gewinnt und metakommuniziert – mit Feedbackschleifen, die andere Teilnehmer:innen am Kommunikationsprozess miteinschliessen. Prozessorientierte Psychotherapie beschreibt Psychosen als «Zustände, die in einer gegebenen Gemeinschaft unüblich sind oder ihrem Selbstverständnis widersprechen» (Mindell, 1989a, S. 202), je nach Ausmass der Abweichung als «extreme Bewusstseinszustände» bei fehlender Metakommunikation und mangelnder Fähigkeit zu adäquatem, auf die Umwelt bezogenem Feedback. Der Begriff «extrem» bezieht sich dabei «auf die Häufigkeit beziehungsweise Seltenheit, mit der solche Zustände unter durchschnittlichen Bedingungen ausserhalb des psychiatrischen Milieus anzutreffen sind» (Mindell, 1989a, S. 26). Die Inhalte und Strukturen solcher Zustände sind jedoch Bestandteil allgemeinmenschlicher Erfahrungen: «Psychosis is a term based upon the paradigm of pathology. Extreme state on the other hand is relativistic; it is neither good nor bad but simply says that someone's experience is unusual relative to her world» (Mindell, 1994, S. 9).

Kommunikationsstrukturen psychotischer Zustände weisen eine innere Ordnung auf und laufen nach bestimmten Mustern ab. Der Eindruck von Chaos und Unberechenbarkeit hat mit der Wahrnehmungsfähigkeit und Offenheit der Psychotherapeut:in zu tun, nicht allein mit einer inneren «Unordnung» der Klient:in (vgl. Mindell, 1989a).

Psychose als Prozessumkehr

In prozesstheoretischer Definition ist Psychose eine «Umkehr der Prozessstruktur, in denen der primäre Prozess für längere Zeit mit einem sekundären Prozess ausgetauscht wird» (Mindell, 1989a, S. 189). Der während einer Psychose häufig zu beobachtende flip-flap-artige Wechsel verschiedener Persönlichkeitsanteile (ebd., S. 59) steht im Zusammenhang mit einer stark eingeschränkten Metaposition und einer Feedbackschleife, die nicht auf die Umgebung gerichtet ist. Ohne Metakommunikation gibt es keinen inneren «high ground» (Goodbread, 1994), der einen der Anteile «festhalten, anschauen oder absichtlich hervorbringen könnte» (Mindell, 1989a, S. 59). Teilpersönlichkeiten werden zur neuen Identität, die nicht an eine konsensuale Wirklichkeit angepasst ist, sondern das biografische und gesellschaftliche Unbewusste der Person, der Kultur beziehungsweise der Gemeinschaft spiegeln. So tritt beispielsweise eine angepasste und schüchterne Person als wichtige Persönlichkeit auf, als Jesus oder Maria, als Retter:in mit einer Botschaft für die Welt oder als Opfer ausgeklügelter Verfolgung, bespitzelt und so von Bedeutung innerhalb eines weitgreifenden Systems.

Mindell geht davon aus, dass eine Person selbst in halluzinatorischen oder paranoiden Zuständen eine Spur Metakommunikation beibehält:

> «An immediate goal of POP with people in extreme states, who are totally identified with one element of their experience, is to get them to identify, if only for moments, with other aspects of their experience. Mindell found that if this happens, the person does not simply flip into the other state, but often is able to metacommunicate about both states for a longer or shorter period of time» (Goodbread, 1994, S. 16).

Wechselnde Rollen im Feld

> In einem Beispiel Mindells identifiziert sich Herr E., Besucher einer Schweizer Sozialdienststelle, vorrangig als jemand, der gerade Ferien macht, im nächsten Moment aber als jemand, der sehr beschäftigt ist, viel arbeitet und keine Zeit hat. Die Aussagen von Herrn E. spiegeln die wechselnden Identifikationen eines «Ferienmachers» und einer «Behörde» wider, die in Inhalt und Prozess, Stimme, Körperhaltung und Bewegungen die wechselnden, miteinander im Konflikt stehenden Positionen zum Ausdruck bringen. Im Gespräch mit Herrn E. wird die Behörde in seinen kontinuierlichen Vorwärtsbewegungen sichtbar, während der Ferienmacher zu sehen ist, wenn er sich zurücklehnt. Dieser Doppelprozess spielt sich etwa alle sechzig Sekunden ab. Die Behörde sitzt nach vorne geneigt, räsoniert aggressiv mit rotem Kopf und versucht, ihren Standpunkt darzulegen, dann lehnt sich der Ferien-

> macher wieder zurück. Eine typische Aussage, wenn er sich zurückgesetzt hat, lautet: «Ich habe keine Zeit zu arbeiten. Ich habe das nicht besonders gern. Jetzt bin ich in den Ferien.»
>
> Der Wechsel geschieht ohne die Fähigkeit, über die Diskrepanz zwischen den häufig und schnell wechselnden konträren Positionen zu kommunizieren. Ohne Auseinandersetzung zwischen den beiden Prozessen überlagern sie sich beziehungsweise wechseln sich ab. Trotz der Diskontinuität des Verhaltens, nimmt der Klient beide Positionen jeweils kongruent ein, ohne selbst die Widersprüchlichkeit zu bemerken
>
> Fallbsp. 25/1: Psychose 3 (Mindell, 1989a)

Feedback

Die Beziehung ist unter anderem gekennzeichnet durch die besondere Art der Feedbackschleife. Herr E. nimmt äussere Signale entweder nicht auf oder geht nicht darauf ein. Es scheint, als sei er mehr auf ein inneres System bezogen als auf seine Umwelt, und als filtere er Signale, die nicht zu seinem Glaubenssystem passen, aus (ebd., S. 52). Personen im Umfeld werden zu Akteur:innen eines Projektionsfeldes, «das sozusagen in der Luft hängt und auf Bevölkerung wartet» (ebd., S. 53). Am Beispiel von Herrn E. heisst das: «Jedermann, der ihn kritisiert oder ihm widerspricht, kann und wird sich in der ‹Behörden›-Rolle finden» (ebd.).

Provozierte Prozessumkehr

Durch die «Übernahme des primären Prozesses» wird in dieser Situation eine Prozessumkehr provoziert, sodass die angepasste Identität der Person wieder in den Vordergrund tritt, und damit der Kommunikation zugänglich wird.

> «Das nächste Mal, als Herr E. im Sozialdienst erschien, [...] begrüsste ich ihn, indem ich den Gesichtsausdruck des Ferienmachers benutzte und die Hände so in die Taschen steckte, wie er es tat. Ich gebrauchte seine Sätze und seinen Tonfall, kurz, ich übernahm die Rolle des ‹Ferienmachers› so genau wie möglich [...]. Er schien vergessen zu haben, dass ich als Supervisor dort war. Er wurde mir gegenüber zur Behörde und klärte mich sehr überzeugend und kongruent über die schweizerischen Gesetze auf und darüber, wie ich einen Job finden könnte.»
>
> Fallbsp. 25/2: Psychose 3 (Mindell, 1989a, S. 62f.)

Gefühlshaltungen in der Psychotherapie der Psychosen

> «Wir stellen fest, dass wir keinen affektiven Rapport zum Schizophrenen haben? Heisst das nicht, dass wir versuchen müssten, diesen zu etablieren?»
>
> *Eugène Minowsky (zit. n. Benedetti, 1983, S. 41, Übers. d. V.)*

> «Nicht der Kranke weiss nicht, wie er mit uns kommunizieren soll, wir selbst wissen nicht, wie mit dem Kranken zu kommunizieren.»
>
> *Mindell (1989b, Seminarnotiz)*

Alle Psychopathologie ist situativ verankert. Umso zentraler ist das gemeinsame Gestalten einer Beziehung, denn nur in Beziehung kann Heilung geschehen. Ziel ist das Schaffen einer gemeinsamen kommunikativen Erfahrung (in Beziehung, Bewegung, in Körper- und Spürerfahrung, im kreativen Ausdruck oder szenischer Repräsentation). Die Intention des Therapeuten strebt «inmitten von Weltzerfall, Autismus und Depersonalisation, Erfahrungen der Ganzheit und der Identifikation mit dem Kranken an, indem sich dieser mit einem kohärenten Ich in Beziehung gesetzt fühlt» (Benedetti, 1983, S. 40f.).

Es gilt, sich in die Welt des Kranken zu versetzen, in einer Art «therapeutischer Symbiose» (Searles, 1965) den extremen Bewusstseinszustand zu teilen. Im intersubjektiven Raum der therapeutischen Begegnung, im Dialog, soll eine Entwicklung angestossen werden in Richtung Synthese der Persönlichkeit, einer Ganzheit des Selbst. Angst, Leere, Nicht-Sein werden verwandelt in «Symbole des Lebens, der Hoffnung, der Zuversicht, der Zukunft, der Integrierung, der Differenzierung, der Neugeburt, der Verwandlung, der Auferstehung, der Dualität, der Ordnung und Vertiefung, des Personwerdens und der Identitätsbildung» (Benedetti, 1983, S. 309). In der Begegnung, in neuer Kontextualisierung, verändert sich das psychotische Erleben und wird kohärent.

Positive zukunftsweisende Entwicklungen setzen ein, die Klient:in erlebt beispielsweise Orientierung in «therapeutischen Halluzinationen» (Scharfetter, 1975, zit. n. Benedetti, 1983, S. 306). Eine Klient:in, die «sich [...] von Vogelstimmen bedroht fühlte, hört den Therapeuten sagen, er solle den Vogelstimmen vertrauen und in ihnen Gott suchen». Synthetische Angebote können auch von der Therapeut:in kommen, die beispielsweise mit leisem Pfeifen oder Summen kanalspezifisch interveniert und damit möglicherweise der Angst der

Klient:in eine positive Anregung entgegensetzt (ob ein solches Angebot passt, entscheidet das Feedback der Klient:in).

4.6.5 Interventionen

Es kommen folgende allgemeine prozessorientierte Interventionen zur Anwendung:

- Empathisches Einstimmen, Beziehung herstellen. Wege finden, in Kommunikation zu treten, auf die die Klient:in mit positivem Feedback reagiert.
- Gefühlshaltungen von Anfänger:innengeist, Nicht-Wissen, Bescheidenheit. Therapeut:innen wissen oft nicht wie mit Menschen in extremen Bewusstseinszuständen zu kommunizieren. Verantwortung für die eigene partielle Unfähigkeit übernehmen, einen sinnvollen Umgang zu finden.
- Einbezug der Angehörigen, der Familie und des Behandlungskontextes (Arzt, Pflegende) in der gleichen feedbackorientierten Art und Weise.
- Wertschätzung der Herausforderung. Einen liebevollen Zugang zur absurden und oft unmöglichen Natur der extremen Bewusstseinszustände finden.
- Gefühle wie Trauer, Mitgefühl, Liebe zulassen.
- Die eigene Person, sich selbst, einbringen, auch als Gegenmittel gegen das Burnout der Therapeut:in.

Es lassen sich vier verschiedene Kernbereiche beziehungsweise ineinandergreifende Aspekte für eine Prozessorientierte Psychotherapie mit psychotischen Prozessen darstellen, die in der Weiterbildung einen besonderen Platz einnehmen:

1. Die innere Arbeit der Therapeut:in,
2. die Kontaktgestaltung in der akuten Situation,
3. Prozessorientierte Interventionen bei extremen Bewusstseinszuständen und
4. Psychose im Kontext der Gesellschaft.

Innere Arbeit der Therapeut:in

Voraussetzung für alle Arten prozessorientierter Intervention ist die Auseinandersetzung mit den eigenen Grenzen, Widerständen, Marginalisierungstendenzen und marginalisierten Erfahrungsweisen sowie die Reflexion von Rang und Macht der eigenen Position in der therapeutischen Situation (s. Kap. 1.2.7). Aus einer solchen Auseinandersetzung erwächst nicht zuletzt eine Haltung, die einen angstfreien, respektvollen und einfühlsamen Kontakt mit Menschen in Extremzuständen erlaubt.

Gerade im Umgang mit extremen Bewusstseinsprozessen kommt der Entwicklung bestimmter Gefühlshaltungen in der Weiterbildung eine zentrale Bedeutung zu (s. Kap. 3.4.1). Fähigkeiten wie Anfänger:innengeist oder Nicht-Wissen sind – aus der buddhistischen Tradition entlehnt – besonders wichtig (Suzuki, 1970; Amy Mindell, 1998). Zur Meditation als Praxis, Haltung und Intervention der Therapeutin, siehe Scharfetter (Dittrich & Scharfetter, 1987).

Die Bedeutung eigener innerer Arbeit für die Aneignung wirksamer Metafähigkeiten unterstreicht Arye (2001b), indem er den folgenden Kontakt mit einer schwer depressiven Patientin (bipolare Störung) reflektiert, der zum Wendepunkt innerhalb der therapeutischen Beziehung wurde:

> «One day when she came to my office, I just sat there with her. And we both sat very quietly, looking down at the carpet. I had to change something in my head: I had to change the idea that she was supposed to communicate with me. I also changed my idea that she was somehow wrong or sick. I thought instead that I had to find value in what she was doing. That was what happened inside of me. And what happened between us was that we both just sat there together for a very long time. Out of the hour, we sat for about 45 minutes, looking at the carpet and being quiet together. During that time, I had a wonderful meditation. It was a beautiful experience for me. After a long time, she looked up at me and said, ‹Yes you understand.› […] Slowly she started talking about not being so related to conventional, extroverted American society.
>
> About four months later, when she came for her session she said, ‹Do you remember what happened a few months ago when we just sat there meditating together? That was really important for me.›»
>
> Fallbsp. 26: Psychose 4 (Arye, 2001b, S. 8f.)

Kontaktgestaltung in der akuten Situation

Ein Grundanliegen der Prozessarbeit zielt darauf ab, Menschen «dort abzuholen, wo sie sind», das heisst, sie in ihrem jeweiligen subjektiven Erleben zu respektieren und zu erreichen. Im Vordergrund steht daher «die Notwendigkeit, auf individuelle Kommunikationsarten einzugehen» (Mindell, 1989a, S. 89), seien diese verbal, nonverbal, introvertiert, extrovertiert, einem kulturellen Konsens angepasst oder nicht. Die gewohnte, an kulturellen Gepflogenheiten orientierte Sichtweise darauf, was Kontakt ist und wie Kommunikation oder Interaktion stattzufinden habe, verstellt den Zugang zur Wahrnehmung vielfältiger Signale und kreativer Kontaktmöglichkeiten (Arye, 2001b). «We may have to [...] find ways of making contact that are strange or unusual in our society» (ebd., S. 16).

Diesem Anliegen ist die nuancierte Differenzierung von Kommunikationsstrukturen (s. Kap. 1.2.4) eines breiten Spektrums möglicher Bewusstseinszustände geschuldet. Aus dieser Perspektive schliesslich wird im Sinne Watzlawicks (Watzlawick et al., 1985) jedes Verhalten als Kommunikation verstanden, und sei es beispielsweise das unveränderte Schweigen einer Klient:in, die auf dem Stationsflur steht, in die Luft schaut und auf die Frage nach Befinden und Medikamenteneinnahme nicht reagiert.

Um Kontakt zum Erleben einer Person herzustellen, ist es aus prozessorientierter Sicht wichtig, die momentane Identifikation einer Person und ihre Marginalisierungstendenzen (Prozessstruktur) zu erfassen. Jede Intervention muss sich an der vorherrschenden Art der Wahrnehmung (Wahrnehmungskanal) orientieren. Besonderen Stellenwert im Umgang mit Menschen in psychotischen Zuständen haben daher, entsprechend der prozesstheoretischen Charakterisierung von Psychosen, kanalspezifische und rollenbezogene Interventionen (s. u.), die sich nicht zwingend auf die Möglichkeit der Metakommunikation stützen.

Prozessorientierte Interventionen bei extremen Bewusstseinszuständen

Die akute Situation und der häufig traumatisierende Charakter von Psychosen verlangt oft zunächst eine Deeskalation und Integration überwältigender Erfahrungen, mit dem Versuch einer Etablierung oder Stützung einer Metaposition beziehungsweise einer kulturentsprechenden Identifikation (Primärprozess), von der aus Integration stattfinden kann.

Interventionen reichen von der Bereitstellung eines sicheren Rahmens und dem Glauben an die Sinnhaftigkeit der Erfahrung über den Versuch, eine Prozessumkehr zu provozieren bis hin zu co-kreativem Gestalten der Prozesse. Grundmuster wichtiger deeskalierender und für die Integration hilfreicher Interventionsarten der Prozessarbeit in akuten Situationen werden nachfolgend beschrieben.

Kanalspezifische Interventionen

Die genaue Beobachtung der Kanalstruktur gewinnt an Bedeutung, wenn die Metakommunikation momentan oder über längere Zeit wie in Phasen akuter Psychose oder bei starken Affekten nicht möglich ist. Sie stellt eine Voraussetzung dar, um Kontakt zu Menschen in extremen Zuständen aufzubauen und weist darüber hinaus den Weg zur Integration von extremen Erfahrungen.

Statt von der Person auf dem Stationsflur, die schweigend dort steht und in die Luft schaut, auf die Frage nach Befinden, Schlaf und Medikamenteneinnahme eine Antwort zu erwarten, kommt die Krankenschwester oder Ärztin noch einmal vorbei, stellt sich neben die Person, schaut in die gleiche Richtung, und sagt: «Ja, sehen Sie sich das an! Das zu sehen habe ich heute gar nicht erwartet» (Audergon, 1990, S. 66, Übers. d. V.). Respekt und Einfühlungsvermögen vorausgesetzt, stellt dieses unspezifische Kontaktangebot einen offenen Zugang dar, der ohne Metakommunikation angeboten wird und auf den momentan vorherrschenden, offenbar visuellen Wahrnehmungsmodus der Person eingeht und zumindest minimales Feedback erwarten lässt. Diese Art der Intervention hat einen besonderen Stellenwert in der Arbeit mit nonverbalen Prozessen, wie beispielsweise in der Komaarbeit (s. Mindell, 1989c; Amy Mindell, 2000).

> Kanalwechsel bei einem schizophrenen Klienten
>
> «Ein schizophrener Klient klagte über Schmerzen in seiner Brust. Als ich ihn fragte, wie sich der Schmerz anfühle, sprang er auf meinen Boxsack zu und trat mit grosser Wucht dagegen. Er war so gewalttätig und aggressiv mit seinen Schlägen und Tritten, dass es aussah, als würde er sich bei der Belastung umbringen. Ich fragte mich, ob er die Kraft hatte, sich selbst zu kontrollieren [...]. Ich half ihm, seine überwältigende Aggression zu beherrschen, indem ich auf den Boden klopfte (um ihn von seinem Schlagen und Treten abzulenken) und darauf bestand, dass er genau zuhörte, wie es klang. Ich schaltete den Sinneskanal um, und sein Zuhören ermöglichte es ihm, sich zu beruhigen.»
>
> Fallbsp. 27: Psychose 5 (Mindell, 1985c, S. 56, Übers. d.V.)

Um den Mann in seiner Affektregulation zu unterstützen, benutzt Mindell einen sogenannten Kanalwechsel. Ausgehend davon, dass der auditive Kanal für den Klienten einen vertrauteren Wahrnehmungs- beziehungsweise Ausdrucksmodus darstellt, hilft er ihm, seine momentane Aufmerksamkeit von Wut (propriozeptiver Kanal) und Bewegung (kinästhetischer Kanal) auf Hören (auditiver Kanal) zu übertragen. Dazu folgt er dem Bewegungsausdruck des Klienten, indem er dessen Schlagen und Klopfen auf dem Boden selbst nachvollzieht. Dann leitet er den Fokus auf die begleitenden Geräusche und den Rhythmus der Bewegung. So fällt es dem Klienten leichter, mit der Erfahrung umzugehen, statt von ihr überwältigt zu werden.

Prozessumkehr

Ciompi (1982) beschreibt Psychose als ein «Umkippen» affektlogischer Bezüge. Mindell nennt dies «Prozessumkehr» (1989a). Aus der Aussenperspektive sehen wir ein System, das zwischen zwei oder mehreren inneren Anteilen hin- und her kippt. Bei der schizophrenen «Verrücktheit» fluktuieren innere Bezugssysteme, während bei manischen und depressiven Psychosen eine zu grosse Rigidität (Grenze) zwischen den jeweiligen Gleichgewichtszuständen besteht (Ciompi, 1982, S. 248). Diese Prozesse laufen ohne Metakommunikation und ohne stabilisierende Feedbackschleifen ab und können in Episoden von extremer Normabweichung, Stabilität und Dauer des Zustandes münden. Wenn die Therapeut:in den primären Prozessteil unter dem Aspekt der Deeskalation in gleicher Signalstärke und Dynamik übernimmt, kann er:sie den Prozess zurückkippen, um den Moment der Prozessumkehr beim Gegenüber zu benutzen, damit beide Seiten des polarisierten Systems in Kontakt kommen (Mindell, 1989a).

Ist die Klient:in vollständig mit einem Prozessteil identifiziert – gerade bei den rigideren manischen und depressiven Psychosen – kann es hilfreich sein, einen Rollenwechsel zu provozieren und damit der Klient:in andere (normale) Prozessteile zur Verfügung zu stellen. Es gilt, den ungewöhnlichen Zustand zu studieren, den schwierigen Persönlichkeitsanteil in sich selbst zu finden und sich vollständig in ihn hineinzubegeben – mit gleicher Intensität und Signalstärke, in der er sich manifestiert –, ohne über den Prozess zu metakommunizieren.

> Flip-Flap bei einem Klienten mit bipolarer affektiver Störung, gegenwärtig manische Episode mit psychotischen Symptomen:
>
> Klient fragt mit aufgeregter Stimme: «Wissen Sie, wieso ich so schnell bei Ihnen in der Praxis war? Ich bin so mächtig, dass ich die Ampeln auf den Strassen mit einem Wimpernschlag auf Grün stellen kann.» In der Übernahme des Prozesses, mit Bestimmtheit und Kraft in der Stimme, antwortet der Therapeut: «Das sagen Sie! Wenn ich mit einem Auge blinzle, ruft mich der Präsident der USA unmittelbar an.» In diesem Augenblick ändern sich Körperhaltung und Ausdruck, der Klient wirkt besorgt: «Sie sind verrückt geworden, Sie brauchen

> Hilfe!» Aus dem Rollenwechsel, aus der Position des Verrückten heraus, bitte ich ihn, der jetzt die Rolle des «Normalen» innehat, um Unterstützung: «Ja, richtig, ich glaube ich spinne ... bitte helfen Sie mir. Was soll ich tun?» Mit klarer, ruhiger Stimme gibt mir der Klient folgenden Rat: «Seien Sie nicht immer im Kopf, gehen Sie nach draussen, spüren Sie den Erdboden, riechen Sie an den Blumen und nehmen Sie die Natur mit allen Sinnen wahr.» Auf dem folgenden Spaziergang beruhigt sich der Klient so weit, dass er wieder mit seinem normalen Bewusstseinszustand verbunden ist.
>
> Fallbsp. 28: Psychose 6 (Hauser, pers. Beob., Zürich, 1991)

«Wo der Therapeut in der Teilnahme und Identifizierung eine Seite der Psychopathologie übernimmt, übernimmt der Kranke seinerseits auch Anteile der Psychologie des Arztes» (Benedetti, 1983, S. 42).

Ein bekanntes – nicht zur Nachahmung empfohlenes – Beispiel einer Prozessumkehr stammt von dem Schweizer Psychiater und Klinikleiter Prof. Dr. Jakob Klaesi. Dieser heilte angeblich eine schwer katatone Patientin, indem er sie während einer Bootsfahrt auf dem Thunersee kurzerhand ins Wasser warf. Ein anderes Mal holte er eine tobende Patientin direkt vom Burghölzli ab und führte sie zum Abendessen in ein Zürcher Nobelrestaurant aus (Ciompi, 1982, S. 284).

Entfaltung und Vervollständigung eines extremen Bewusstseinszustandes

> Entfaltung eines zurückgezogenen Zustandes bei einer hospitalisierten schizophrenen Patientin:
>
> Ich arbeitete mit einer Krankenhauspatientin, die nicht unter ihrem Bett hervorkommen wollte. Ich dachte, warum nicht zu ihr hinunter gehen? Also kroch ich in einigem Abstand unter einen Stuhl. Plötzlich sagte sie: «Es ist nicht gut, ein Mensch zu sein.» Ich sagte: «Okay, dann lass uns bleiben, wo wir sind.» Dann, nach einer Weile, sagte sie plötzlich: «Ich bin in einem Aquarium, ich bin ein Fisch.» Das war der erste Fisch, den ich je getroffen hatte, und ich liebte ihn. Ich wusste nicht, was ich tun sollte, ich hatte nie etwas darüber gelernt. Also machte ich einfach «blub». Und sie machte: «Blub, blub.» Und wir blubberten eine Weile zusammen herum. Ein paar Monate später war sie aus dem Krankenhaus heraus und besuchte mich in meiner Praxis. Sie erklärte: «Mein Vater kam aus einem Land, das sehr schlimme

> Dinge mit Menschen gemacht hat, und er war daran beteiligt. Und als ich das herausfand, beschloss ich, dass es nicht mehr lohnenswert war, ein Mensch zu sein. Ich wollte mich nicht umbringen, und plötzlich fand ich mich als Fisch wieder.» Und wir weinten zusammen, und von da an war sie, man könnte sagen, «normal».
>
> Fallbsp. 29: Psychose 7 (Mindell, 2016, S. 314, Übers. d.V.)

Mindell lehrt, in extreme Zustände einzusteigen wie in Träume. Er sieht sich als Lernenden:

> «Sie tat mir auch einen Gefallen. Wie viele Gelegenheiten gibt es, als Erwachsener mit einem Erwachsenen zu spielen, unter dem Bett, als Fisch. Sie heilte auch etwas in mir. Menschen heilen uns durch das, was sie machen, indem sie marginalisierte Erfahrungen aufbringen» (ebd.).

Nicht-Tun: Eine sichere Umgebung und Zeit bereitstellen

Es geht darum, eine authentische menschliche Interaktion und Beziehung sowie Akzeptanz und Respekt für Erfahrungen des Unbewussten anzubieten (Laing, 1969). Die Therapeut:in soll die Klient:in in die jenseitige Welt und zurück in die gemeinsame Welt begleiten. Mit Bateson vergleicht Laing eine schizophrene Episode mit einer Tod- und Wiedergeburtserfahrung (ebd., S. 107). «Verrücktheit muss nicht unbedingt Zusammenbruch sein. Sie kann auch Durchbruch sein. Potentiell so sehr Befreiung und Erneuerung wie Versklavung und existentieller Tod» (ebd., S. 118). In Kingsley Hall, einem Gemeinschaftszentrum in London, etablierte er (ab 1965) eine begleitende, nicht-medikamentöse Therapie für schizophrene Menschen, um sie auf ihrer Reise nach innen zu unterstützen.

Für den Jungianer Perry[13] ist die Psychose ein Wandlungsvorgang der Psyche, ein Erneuerungsvorgang, der sich als archetypischer Konflikt zwischen guten und bösen Kräften gestaltet (1953/1987, 1974/1989). Sein Credo lautet, mit Liebe, Verständnis und Ermutigung die Erfahrungen sich auf ihr natürliches Ziel hin entfalten zu lassen. In Beziehung und mit Mitgefühl unterstützt, werde auch ein chaotisch anmutendes Denken kohärent und geordnet. 1970 gründete er in San Francisco «Diabasis», einen «Zufluchtsort», wo Menschen intensiv begleitet und im künstlerischen Gestalten innerer Prozesse unterstützt wurden,

13 J.W. Perry war Mitte der 1990er Jahre als Teilnehmer an der fünftägigen prozessorientierten sogenannten Extreme State Clinic in Oregon, USA, geleitet von Dr. A. Mindell, Dr. J. Goodbread und G. McCouch, MD.

ihre Erfahrungen sinnvoll für einen tiefgreifenden Persönlichkeitswandel zu nutzen.

Auch Stanislav Grof hat sich intensiv mit Psychosen und sogenannten spirituellen Krisen (spiritual emergencies) auseinandergesetzt (Grof & Grof, 2017), dabei jedoch schizophrene Ersterkrankungen von chronischen Fällen abgegrenzt. Er gründete ein Netzwerk für Psychosebetroffene, das Spiritual Emergency Network (SEN), das bei spirituellen Krisen Unterstützung anbietet.

Therapeutische Inszenierung der psychotischen Erfahrungen

In der therapeutischen Inszenierung werden Aspekte der Erfahrung einer Klient:in oder im extremen Bewusstseinszustand implizit vorhandene komplementäre Figuren übernommen, sodass alle Prozessanteile (Ich-Anteile) repräsentiert werden. Solcherart «therapeutische Inszenierungen» haben das Ziel, die Klient:in zu unterstützen, alternative Aspekte seiner:ihrer Erfahrung und damit die Fähigkeit zur Metakommunikation wahrzunehmen. In der «Dualisierung» des Wahns kann sich der extreme Zustand verflüssigen und die innere Geschichte entfalten und vervollständigen.

Intervention bei einer Klientin mit Erotomanie

Eine Klientin, 38-jährig, seit drei Wochen in stationärer Behandlung mit der Diagnose «Erotomanie» wartet tagein tagaus auf ihren Geliebten. Sie ist überzeugt, dass er sie in Kürze besucht. In aufgeregter Stimmung läuft sie zum Stationstelefon, wann immer es klingelt, steht stundenlang im Garten am Zaun und beobachtet den Verkehr in der Hoffnung, dass der geliebte Mann nun endlich erscheint. Sie erwartet ihn jeden Augenblick.

In Absprache mit dem leitenden Arzt entscheiden wir uns für eine «Rollenübernahme» im Sinne einer paradoxen Intervention. Mit Hut, Sonnenbrille, Feldstechern und Notizpapier ausgestattet, mache ich mich mit der Klientin auf die Suche nach dem geliebten Mann. Wir notieren Autonummern, streifen über Wiesen und Felder zur nahgelegenen Stadt, wo wir nach dem Liebhaber suchen. Es ist heiss, die Arbeit anstrengend. Nach zweieinhalb Stunden sagt sie plötzlich mit festem Tonfall: «Er kommt nicht, ich denke nicht, dass er überhaupt je kommt». Sie entspannt sich in der Folge sichtlich, und zwei Tage später wird sie entlassen.

Fallbsp. 30: Psychose 8 (Hauser, pers. Beob., Psychiatrische Klinik Herisau, 1985)

Intervention bei einem Klienten mit Monosymptomatischer Psychose

Ein 32-jähriger Mann, alleinlebend, Bankangestellter, wechselnde Stellen, mehrere kürzere Beziehungen, klagt über kleinste Käfer – Dermatozoen – unter der Kopfhaut, die ihn seit einigen Jahren quälen. Er kämpft gegen ihre Vermehrung und Juckreiz durch tägliches Haarewaschen mit starken Emulsionen, die handelsüblich zur Schmutzentfernung gebraucht werden. Dies führt zu Rötungen an der Kopfhaut und harten und glanzlosen Haaren.

Im Büro um seinen Arbeitsplatz wird deutlich mehr gereinigt als um andere Arbeitsplätze im Grossraumbüro. Seine Arbeitskolleg:innen halten Distanz zu ihm, weichen ihm aus. Kündigungen (jedes halbe Jahr, einmal nach einem Jahr) nimmt er gelassen, schreibt sie der Belästigung durch seine «Tierchen» zu. Diese «springen wie Flöhe» über und stecken so andere Menschen an. Die Arbeitskolleg:innen in seiner Nähe kratzen sich wegen des Juckreizes auffällig häufig.

Initial suchte ich eine gute Beziehung herzustellen, scheiterte aber am eigenen Unvermögen, seine Erfahrung ernst zu nehmen. Unbewusst hielt ich am Rang dessen fest, der weiss, was «real» ist, während mein Klient an einer wahnhaften Idee litt. Indem ich mir die empirische Realität seiner Erfahrung vergegenwärtigte und meinen unbewussten Rang reflektierte, konnte ich «dualisierend» in seine Welt eintreten, in eine «therapeutische Symbiose», aus der heraus die Beziehung echt und wirksam war.

Szenisches Gestalten und kanalspezifische Interventionen:

- *Visuell* – er sieht die Tierchen, kann sie beschreiben.
  Intervention: Zeichnen der Käfer in allen Grössen und Details, mit Farben, Schere und Papier.
- *Kinästhetisch* – die Tiere «springen», er nicht.
  Intervention: Sich in «Käfer» verwandeln … in die Bewegung gehen, als Käfer von Matratze zu Matratze springen (auf dem Boden ausgelegt).
- *Beziehung* – die Tiere springen auf andere Menschen über. Er erwartet, dass ich angesteckt bin, es aber nicht bemerke beziehungsweise nicht zugebe.
  Intervention: Sich in «Käfer» verwandeln … was fühlt er als Käfer, was suchen diese Tierchen? Beziehung Käfer – Therapeut unterstützen. Sich fühlen wie … spüren wie … springen wie … (ein Käfer).

Zunächst springt er weiter von mir weg (Grenze), dann spontan immer näher zu mir hin und schliesslich auf meine Knie und auf mich.

- *Gefühle* – unbesetzte Gefühlswelt: Etwas springt über auf andere Menschen.
  Interventionen: Spür- und Kontakterfahrung, Gefühle und Angst vor Kontakt wahrnehmen, Gefühle von Liebe/Verachtung, Bedürfnisse nach Nähe/Distanz, Kontaktwunsch und Ambivalenz beziehungsweise Ablehnung erfahrungsorientiert erforschen im Hier und Jetzt der therapeutischen Beziehung.
- *Welt* – Tiere bereiten Schwierigkeiten im Arbeitsleben, er nicht.
  Intervention: Achtsamkeit, innere Dialoge bearbeiten, Rollenspiele mit Arbeitskollegen und Vorgesetzten, negative Gefühle und Gedanken bearbeiten.

Nach drei Jahren Therapie wirkt er integrierter, bei zunehmend depressiver Verstimmung infolge einer verbesserten Beziehung zu sich selbst. Er begann vermehrt Gefühle zuzulassen und zu trauern – in der Überwindung seiner ursprünglich paranoid-schizoiden Position[14].

Fallbsp. 31: Psychose 9 (Hauser, pers. Beob., ambulante Psychotherapie, Zürich, 1986–1989).

Szenisches Gestalten bei Klientin mit paranoider Schizophrenie

Langjährig paranoid-schizophrene Klientin, alleinlebend. Besuch zu Hause anlässlich eines Interviews zur «Ich-Psychopathologie» (Scharfetter).

Am Telefon sagt sie, sie habe keine guten Erfahrungen mit der Psychiatrie. Ich gebe an, extreme Bewusstseinszustände weltweit studiert zu haben und vermute von der einen Methode, dass sie ihr helfe. Darauf willigt sie in ein Treffen ein.

Im Interview berichtet sie, seit 30 Jahren von einem Mann, einem

14 Die zwei Organisationsformen psychischen Erlebens gehen zurück auf Melanie Klein (1935/1975), wobei die depressive Position entwicklungsmässig der paranoid-schizoiden folgt. Die depressive Position ist gekennzeichnet durch die Abgrenzung von Selbst und Objekt, durch die sich herausbildende Fähigkeit zur Liebe, durch Nachlassen frühkindlicher Allmachtsfantasien und durch die Abnahme archaischer Ängste.

Mafioso, verfolgt zu werden, der sie täglich quäle, indem er sie in ihre Geschlechtsteile zwacke. Biografisch schildert sie eine undeutliche Erinnerung an eine Szene in der Waschküche, als ein Mann sie beim Waschen beobachtet habe.

Schliesslich fragt sie, was ich denn nun Besonderes gelernt hätte. Ich schlage *einen* Weg zu einer möglichen Verbesserung ihres Zustandes vor. Ich bitte sie, sich in den besagten Mafioso zu verwandeln, ihn zu verkörpern und zu zeigen, wie er agiert, sich bewegt, klingt, sich fühlt und in Beziehung setzt. Sie steht ohne Zögern auf und macht sich grösser, mit einem entschlossenen Gesichtsausdruck. Sie beginnt mich zu verfolgen, hat Energie, lacht, strahlt vor Freude. Ich weiche aus, renne um den Tisch, sie hinter mir her mit ausgetreckten Armen und Händen bei dem Versuch, mich zu zwacken. Dabei wirkt sie kräftig und stark, mit einem breiten Lachen und Freude im Gesicht.

«Was für ein wunderbarer Wechsel, Sie haben Kräfte!» gebe ich ihr als Rückmeldung. Sie nickt zufrieden, bietet mir einen Tee an und wirkt im anschliessenden Gespräch wach, gelöst und energiegeladen. Sie sagt, ihr Körper schmerze nicht, sie werden in Ruhe gelassen.

Fallbsp. 32: Psychose 10 (Hauser & Scharfetter, 1990)

Paradoxe Intervention bei chronisch schizophrenem Klienten

Der Klient wurde an mich überwiesen, worauf ich ihn drei Jahre lang unentgeltlich begleitete (aufsuchende Psychotherapie). In seiner Wohnung verhinderten Hunderte leerer Plastikflaschen entlang der Fenstersimse, dass ein verdächtiger Nachbar einsteigen konnte. Üblicherweise gingen wir zusammen spazieren, wobei ich ihn zum Abschluss der Sitzung jeweils zum Mittagessen in ein libanesisches Restaurant einlud, was er sehr genoss. Sein Bruder, ein wohlhabender Chirurg aus Kalifornien, antwortete auf meine Bitte um Unterstützung für seinen Bruder, der von einer kargen Sozialhilfe lebte: «Er ist chronisch paranoid, er wird nicht geheilt werden. Das führt doch zu nichts!» Eines Tages sassen der Klient und ich auf einer einsamen Parkbank am Willamette River. Er zögerte, blickte sich um. «Wir können hier nicht sprechen, hier sind überall Mikrofone, sie hören mit ...» Im selben Moment liess ich mich auf den Boden gleiten und begann den Ort auf allen Vieren akribisch abzusuchen. Spontan gesellte er sich zu mir ins Gras. Wir suchten kaum ein paar Minuten lang, als er sagte: «Hier ist nichts, setzen wir uns wieder hin, ich möchte mit Ihnen reden».

Fallbsp. 33: Psychose 11 (Hauser, pers. Beob., ambulante Therapie, Eugene/OR, 1994–1997)

Prozessumkehr bei einem Klienten mit paranoider Schizophrenie

Clarence, ein 49-jähriger Mann, der Wahnvorstellungen hatte, dass er vergiftet wurde: «Sie tun altes Nazi-Gift in das Wasser ... Sie versuchen mich zu vergiften, sie tun das Zeug schon seit Jahren ins Wasser ... haben Sie das Gift gefunden?»

Der verantwortliche Psychiater sagte Clarence, dass sie kein Gift in seinem Blut gefunden hätten.

«Man sieht es an den Augen, sehen sie meine Augen!» (Er hält sein Augenlid hoch, sodass wir das Weiss seiner Augen sehen konnten.) «Sehen sie es? Sind Sie sicher, dass Sie die richtigen Reagenzien haben, um auf dieses alte Nazigift zu testen? Nicht alle Labore haben die richtigen Chemikalien, um den Test zu machen. Mein Schwager ist Leiter eines Labors am National Institute of Health. Wenn das Krankenhaus nicht die richtigen Chemikalien hat, werde ich mit meinem Schwager sprechen und dafür sorgen, dass Sie sie bekommen ...»

Prozessorientierte Psychotherapie interessiert sich für die «Erfahrungslogik». Sie untersucht die Totalität der Erfahrung des Klienten und bestimmt primäre und sekundäre Aspekte in Clarences gesamter Erfahrungswelt. Dazu gehören Teile, mit denen er sich identifiziert, seine primäre Identifikation. Daneben sucht der Therapeut Anzeichen von Erfahrungen in seiner Geschichte, mit denen er sich nicht identifiziert. Vom Standpunkt der Erfahrung aus betrachtet, sind sowohl Clarences Beschreibung des Nazigifts (und der Nazis, die es hergestellt haben) als auch sein Angebot, seinen Schwager das Krankenhauslabor überprüfen und richtig bestücken zu lassen, Beispiele für sekundäre Prozesse.

Intervention: Mit Erlaubnis des Chefarztes der Psychiatrie ging ich zu Clarence und sagte: «Die versuchen auch mich zu vergiften!» Zu meinem grossen Erstaunen sah er mich an, lächelte, legte seinen Arm um meine Schulter und sagte: «Keine Sorge, es wird Sie nicht umbringen!» Für einen Moment wurde er «normal»: Er sprach über seine Erfahrung, vergiftet worden zu sein, statt sich einseitig als Opfer einer

> Vergiftung zu identifizieren. Langer Rede kurzer Sinn: Er bat mich, die Armee wegen des Gegenmittels anzurufen. Am nächsten Tag sah er gepflegt und geduscht aus und fragte mich, wie es mir ginge. Er wurde bald entlassen, nur um ein paar Wochen später wieder in die Klinik einzutreten, diesmal sehr kooperativ, indem er dem Personal erzählte, welche Medikamente in der Vergangenheit gewirkt hatten und die Medikamente widerstandslos nahm, sodass er nach ein paar Tagen wieder entlassen werden konnte.
>
> Fallbsp. 34: Psychose 12 (Goodbread, 1994, Übers. d.V.)

Essenzerfahrung durch Meditation in der Psychotherapie der Psychosen

In säkularisierter Form kommt Meditation beziehungsweise Achtsamkeitsschulung – die absichtsvolle, nicht-wertende Lenkung der Aufmerksamkeit auf das Hier und Jetzt – in vielen psychotherapeutischen Verfahren zur Anwendung (Heidenreich & Michalak, 2013). Zur Schulung der Bewusstheit, Wahrnehmung und Aufmerksamkeit (s. Kap. 3.4.2) integriert Prozessarbeit Meditation als Aufmerksamkeitsfokussierung auf Atem, Körper (Haltung, Spürerfahrung und Bewegung) und auditive Erfahrung wie Klänge, Geräusche und Gesang (Mindell, 1985a, 1992, 2007).

Das Ausrichten der Wahrnehmung führt zu einer Steigerung der Achtsamkeit und fördert die Vertiefung des Kontaktes mit dem inneren Prozess für einen Zugang zu Essenzerfahrungen (s. Kap. 2.3.2). Die Zentrierung auf die eigene Mitte wirkt psychologisch harmonisierend auf die Affektregulation und führt zu Disidentifikation von Spannung und Leiden. Die Herausbildung einer beobachtenden Instanz, des Zeug:innenbewusstseins, relativiert eine kulturell verankerte, übersteigerte «Ich-Zentrierung», wodurch die «Fähigkeit, mit den Belastungen des Lebens umzugehen, verbessert wird» (Hehr, 1987, S. 96).

Integraler Teil der Weiterbildung zur Prozessorientierten Psychotherapeut:in ist die sogenannte innere Arbeit, welche neben der Bearbeitung der persönlichen Biografie, eigener Verletzungen und Traumata (Mindell, 1992, 1997b) meditative Erfahrungen umfasst. Diese können «für die Entwicklung, Vertiefung, Erweiterung, Festigung der Persönlichkeit des Therapeuten, für seine Verankerung in der Welt und im Kosmos, für seine Beziehung zu sich selbst und anderen, seine Einstellung zum Leiden und Helfen bedeutsam sein» (Scharfetter, 1987, S. 223).

Forschung belegt, dass Achtsamkeitstraining positive Wirkungen auf die Gesundheit von Psychotherapeut:innen hat (Christopher & Maris, 2010) und die therapeutische Allianz verbessert (Grepmair et al., 2007). Zur Reduktion von Stress sowie zur Rückfallprophylaxe bei Depressionen wird Achtsamkeitstraining mit Erfolg eingesetzt (Goldberg et al., 2018).

Prozessorientierte Psychotherapeut:innen praktizieren verschiedene Formen innerer Arbeit und wenden für die Arbeit mit Klient:innen ihre Meditationspraxis beziehungsweise prozessorientierte Übungen an, die den Zugang zu «Essenzerfahrungen» mittels Feinspürbewusstsein (sentient awareness) erleichtern und helfen, einseitige Identifikationen loszulassen und Zustände innerer Einheit zu erleben (Anh. B, Übung 6).

Bei Menschen mit schweren strukturellen Störungen ist dieses innere Einheitsgefühl besonders brüchig, sodass sie ihre Aufmerksamkeit kaum willentlich ausrichten können. Die innere Unruhe des akut psychotischen Menschen, seine Ängste und Zerfahrenheit, die Ambivalenz der Gefühle und der Verlust des Gefühls von Lebendigkeit sind vorerst ein zu grosses Hindernis, um Momente der Kohärenz durch innere Fokussierung zu finden. Hier ist es die Therapeut:in selbst, die durch meditative Versenkung in der Gegenwart der Klient:in eine Atmosphäre schafft, die auf die Klient:in durch Resonanz wirkt und ihm:ihr zu innerer Ruhe, Erholung, Erleichterung und sogar einem Abklingen der Symptomatik verhelfen kann (Scharfetter, 1987).

Im Anhang finden sich Übungen, die in der Weiterbildung für Prozessorientierte Psychotherapeut:innen eingesetzt werden. Einige beruhen auf Atemmeditationen des Theravada-Buddhismus (Anh. B, Übung 6), andere auf der Vorstellung von C. G. Jung, die eine Selbst-Welt-Einheit miteinschliessen (Anh. B, Übung 4). Das Selbst (im Jung'schen Sinn) ist nicht auf den personalen Innenraum eines Individuums beschränkt oder mit diesem identisch, sondern immer schon in ein kollektives Feld eingelassen, das unser Erleben und Verhalten entscheidend mit beeinflusst. Unser Dasein ist nach diesem Verständnis wesentlich auf die Welt hin mitangelegt. So bezieht Mindell Natur und Landschaft direkt in die Verankerung des Selbst in der Welt mit ein (2007, Anhang B, Übung 4).

Psychose im Kontext der Gesellschaft

> «Die Schizophrenie amplifiziert gewissermassen allgemeinmenschliche Situationen, die wir dann mit dem von ihr geschärften Auge, auch ausserhalb des Krankheitsfeldes zu erkennen vermögen. Grundsätzlich menschliches Dasein wird transparenter. Man denke etwa an jene Schizophrenen, die sich als Exponenten gesellschaftlicher und existentieller Widersprüche erweisen» (Benedetti, 1983, S. 299f.).

Mit der Metapher des «Schattens der Stadt» umschreibt Mindell das Phänomen kollektiver Ausgrenzung von Erfahrungen und Verhaltensweisen, die die Werte und das Selbstverständnis der jeweiligen Kultur beziehungsweise Gemeinschaft stören. In Mindells Verwendung des Begriffes verbindet sich die Jung'sche Idee des Schattens, der kompensatorisch zum individuellen und kollektiven Bewusstsein verdrängte Impulse, aber auch zukunftsweisende Tendenzen in sich vereint, mit systemischem Denken. Die Vorstellung eines kollektiven Feldes legt nahe, Gruppen, Gemeinschaften, die Stadt oder auch die Welt als einen Körper, eine Einheit, ein System mit interagierenden Teilen (Siirala, 1961) zu verstehen. Therapeut:innen sind herausgefordert, individuelle, kollektive und gesellschaftliche Dilemmata mitzutragen und zu einer Lebensbereicherung für alle umzugestalten. Was die Mehrheit marginalisiert, findet einen Weg, sich in extremen Zuständen einzelner Mitglieder einer Gesellschaft auszudrücken. Mindell sieht in der Psychose Anteile kollektiv marginalisierter Wahrnehmungen und ungelebter Verhaltensweisen (Mindell, 1989a, S. 206) und das kreative Erneuerungspotenzial einer Gemeinschaft.

Eine Anwendung Prozessorientierter Psychotherapie und Gruppenarbeit in psychiatrischen Institutionen (unter anderem im Princess Royal Hospital in der Nähe von London) dokumentieren Audergon (1990) und Audergon & Audergon (1994). In mehrtägigen Veranstaltungen mit Klient:innen, Pfleger:innen, Ärzt:innen und Klinikleitung entstand ein Forum intensiver Begegnung und ein Gemeinschaftsprozess, in dem sich Theorie- und Methodentraining, Diskussionsrunden, Einzel-, Beziehungs- und Gruppenprozesse miteinander verbinden liessen. In den moderierten Prozessen wurden Spannungen und Konflikte zwischen Teilen des Systems, innerhalb von Subsystemen und im Feld psychiatrischer Institutionen prozessiert.

Ein Ziel der Prozessarbeit besteht darin, das Bewusstsein für die gegenseitige Durchdringung unterschiedlicher Interaktionsebenen und die Vielstimmigkeit und Komplexität eines jeweiligen Konfliktfeldes zu schärfen. Sein Konzept der tiefen Demokratie (deep democracy) beschreibt Mindell in dem Zusammenhang als «a new awareness procedure that respects all individuals, parts, and states of consciousness» (2002a, S. 174).

5 Prozessorientierte Gruppenpsychotherapie

5.1 Von der Einzeltherapie zur Gruppentherapie

Die Anwendungen der Prozessarbeit auf die Gruppenfacilitation sind zukunftsweisend. Die Gruppenpsychotherapie stützt sich auf das übergeordnete Konzept der «Worldwork», einer Methode zur Facilitation von Gruppen, die in soziopolitischen, gesellschaftlichen und kulturellen Spannungsfeldern dynamische Treiber für Entwicklung und Wandel sieht.

> «Communities do not want answers, they want growth. They want to continue as a group and if the facilitator provides all the answers without suffering the problems, she will be regarded as an outsider. Growth needs to emerge from within, not come from without» (Diamond & Summers, 1994, S. 77).

Als in der Tiefenpsychologie verankertes humanistisch-experienzielles Verfahren gehört die Prozessorientierte Gruppentherapie zu den konflikt-, beziehungs- und interaktionsorientierten Ansätzen (Fiedler, 2005; Strauss & Mattke, 2018, S. 114). Das Modell beruht auf der zentralen Idee, dass intrapsychische Störungen, ihre interpersonellen Austragungsweisen *und* die Kernkonflikte der Gesamtgruppe sich strukturell entsprechen. Sie sollen auf jener Systemebene behandelt werden, auf der sie sich *im Moment* im Erfahrungsraum der Gruppe zeigen.

Die Gruppe als sozialer Mikrokosmos bildet ein hervorragendes Medium, um Störungen durch korrektive Beziehungserfahrungen zu heilen. Im Hier und Jetzt der sozialen Interaktion, in den manifesten Beziehungen der Gruppe, sind Störungen unmittelbar zugänglich. Dazu eignet sich die Mehrpersonensituation der Gruppe, in der das Verhalten von A sich nicht unabhängig vom Verhalten von B und C und ihrer Beziehung beschreiben lässt. Über Zweierbeziehungen hinaus existiert in der Gruppe «Beziehung zwischen Beziehungen» (Heinzel, 2010, S. 6). In diesem «Zwischen» regulieren Teilnehmende und Facilitatorin ihre Beziehungen und genau da können sie im Hier und Jetzt korrigiert werden (Mattke & Streeck, 2015).

Bindungsfähigkeiten in der Gruppe

Im Mehrpersonensetting treten Bedürfnisse nach Zuneigung, Nähe, nach Vermeidung und Distanz unmittelbar zutage: Bindungsstile beeinflussen das interpersonelle Verhalten in Gruppen. Gerade darum wirkt Gruppentherapie mit ihren kontinuierlichen Feedbackprozessen korrigierend auf das Bindungsverhalten. «Gruppen haben ein grosses Potenzial, eine Umgebung für korrigierende interpersonelle Erfahrungen sowohl auf der Verhaltens- als auch auf einer neurobiologischen Ebene zu bieten» (Flores, 2010, zit. n. Strauss, 2018, S. 90).

Ängstlichkeit führt zur intensiven Suche nach Akzeptanz, Vermeidung weicht Nähe und Abhängigkeit aus und Unsicherheit führt zu Schwierigkeiten, sich auf Beziehungen einzulassen (s. a. Strauss, 2018, S. 92). Bindungsstile und das entsprechende manifeste Beziehungsverhalten lösen Reaktionen aus. Eine konfliktaffine Gruppenleitung nutzt die sich daraus ergebenden Spannungen und Konflikte für interpersonelles Lernen, fördert damit Engagement und Vertrauen und stützt – durch die Erfahrung von Kohärenz – die Gruppenkohäsion.

Worldwork: Anwendung in Gruppen

Die Prozessorientierte Gruppenpsychotherapie ist inspiriert vom Worldwork-Modell für die Facilitation kleiner und grosser Gruppen (Mindell, 1991, 1995, 1997a, 1997b, 2002a), das in unterschiedlichen Kontexten fruchtbar Anwendung findet (Bauer-Mehren & Köstler, 2012; Rowek, 2018). Neben der eigentlichen Gruppenpsychotherapie wird diese Form von Gruppenarbeit in der Konfliktbearbeitung in Teams und Gruppen, im Führungskräftetraining und Coaching, im Change Management und der Organisationsentwicklung und nicht zuletzt in der Facilitation sozialer, politischer und kultureller Spannungsfelder erfolgreich eingesetzt.

Prozessarbeit erkennt in Störungen und Spannungsfeldern unmittelbar Ressourcen und Potenziale zur Entwicklung – in der Einzelarbeit, der Beziehungs- und Konfliktarbeit ebenso wie in der Gruppentherapie.

Prozessorientierte Gruppenfacilitation ist die sozialpsychologisch orientierte Anwendung von Prozessarbeit auf soziale Felder. Spannungsfelder und ihre Feldkräfte organisieren die Mitglieder und ihre Beziehungen im Hier und Jetzt im Ringen um Macht, Intimität und Zugehörigkeit. In den Wechselwirkungen von Personen, Beziehungen und Rollen entfaltet sich die Gruppendynamik. Durch eine wirkungsvolle Facilitation der Konflikte und «heissen Momente» auf allen Ebenen erfahren die Gruppenmitglieder Kohäsion und echte Gemeinschaft.

Prozessorientierte Gruppenpsychotherapie in Kliniken und Ambulanz

Im Rahmen stationärer Therapien in Kliniken oder in der Ambulanz leiten prozessorientierte Gruppenpsychotherapeut:innen zieloffene Gruppen von Klient:innen mit verschiedenen Störungsbildern. Dazu gehört auch die Psychoedukation. Der bindungsorientiert-psychodynamische und interaktiv-erfahrungsorientierte Ansatz der Prozessorientierten Gruppenpsychotherapie eignet sich als Ansatz nicht nur bei Depressionen und Angststörungen, sondern auch bei schwereren strukturellen Störungen, beispielsweise Abhängigkeit, Persönlichkeitsstörungen, komplexen Traumafolgestörungen und Schizophrenie (Schulthess, 2010, S. 315; Strümpfel, 2006). In stationären Behandlungssettings erfolgt die Anwendung der prozessorientierten Gruppentherapie je nach Vorgabe der Klinik in Kombination mit anderen einzel- und gruppentherapeutischen Verfahren wie Erarbeitung von Ressourcen, Traumakonfrontation, Verhaltenstherapie und anderen.

Die Gruppe als Organismus: Aktualisierungstendenzen und Entwicklungsprozesse

Die Gruppe wird als Organismus verstanden – ähnlich dem eines Individuums – mit einem Eigenleben, mit Strukturen und dynamischen Interaktionsprozessen (Mindell, 1991; Burlingame et al., 2013) sowie einer Aktualisierungstendenz beziehungsweise einem Entwicklungsprozess.

Die Anthroposfigur (Abb. 5) illustriert ein intentionales Feld, den ersten Menschen, und bezeichnet sowohl die Gruppe als auch das Individuum. Gruppe und Individuum sind «Ganzheiten», die sich in ihre verschiedenen Aspekte differenzieren, miteinander interagieren und durch die Wahrnehmung ihrer Diversität und das Austragen von Differenzen ihre Evolution in Gang setzen.

Wie Menschen sich mit bestimmten Aspekten ihrer selbst identifizieren und andere ausgrenzen, so tun dies auch Gruppen. Alle Ziele, Eigenschaften und Verhaltensweisen, mit denen eine Gruppe sich identifiziert, werden durch ein «Wir» ausgedrückt, womit die Gruppe ihre Identität oder ihren Primärprozess beschreibt. So bildet sich zum Beispiel in einer Gruppe, die sich zum Meditieren trifft, eine Identität, die besagen könnte: «Wir sind eine Meditationsgruppe. Wir sind hier, um still zu sitzen, zu atmen und unser Innenleben bewusster wahrzunehmen.»

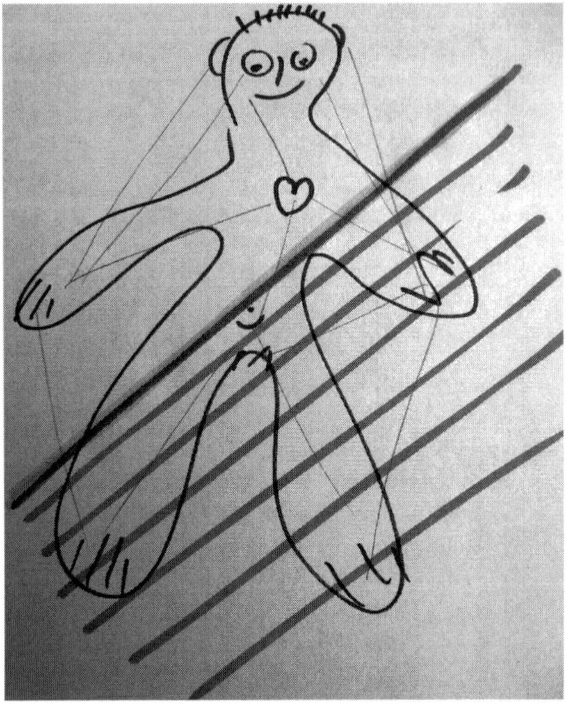

Abb. 5: Anthroposfigur: Anteile von «Wir» und «Nicht-wir»

Aspekte einer Gruppe, die stören oder Verhaltensweisen beinhalten, die nicht Teil ihres Selbstbildes sind, werden marginalisiert und auf andere Gruppen (oder einzelne Mitglieder) projiziert und als «Nicht-Wir» beschrieben (Sekundärprozess, die schraffierten Teile im Gruppenorganismus). Die Meditationsgruppe könnte sich zum Beispiel nachhaltig gestört fühlen durch eine Parallelgruppe im Nebenraum, die zu viel Lärm macht und mit der sie in Konflikt gerät. Aber auch Beziehungskonflikte zwischen Mitgliedern, die ignoriert werden, könnten das gemeinsame Meditieren atmosphärisch stören. Primärprozess und Sekundärprozess einer Gruppe trennt eine Grenze, welche die Identität der Gruppe schützt (oberste, schwarze Trennlinie). Sie trennt das, was in einer Gruppe erlaubt ist, von anderen möglichen Sicht-, Verhaltens- und Kommunikationsweisen. Primärprozess, Sekundärprozess und Grenze bilden zusammen die Struktur des Gruppenfeldes (aus Schlehuber, 2004[15]; s. a. Kap. 3.1. Arbeitsmodell).

15 Wir danken Elke Schlehuber für die freundliche Genehmigung, Textauszüge aus ihrer Diplomarbeit (2004) *Prozessarbeit mit Gruppen als Teil der Organisationsentwicklung* verwenden zu dürfen.

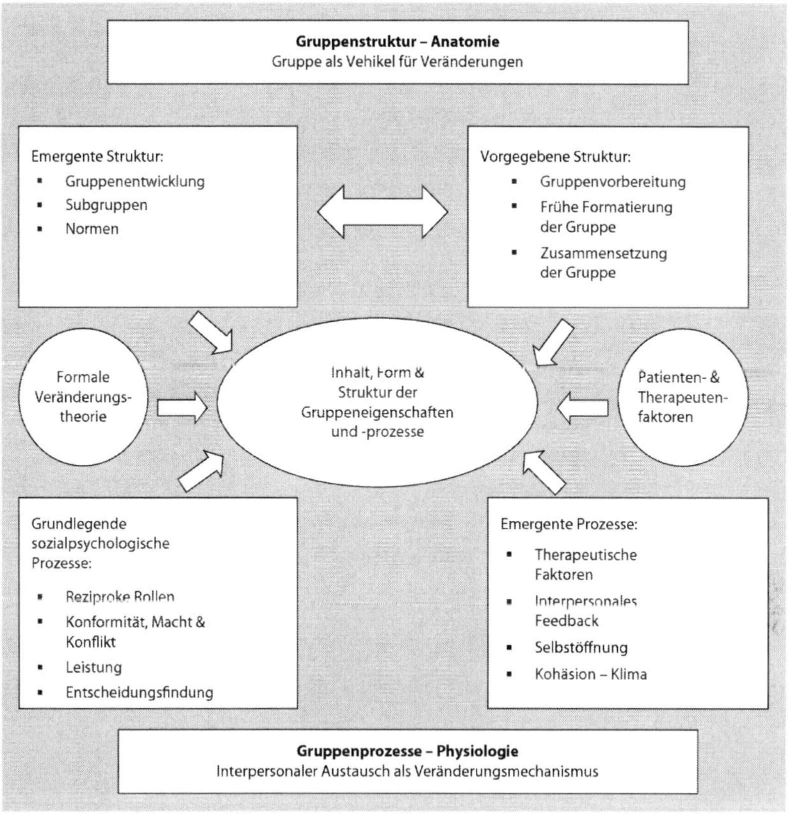

Abb. 6: Gruppenanatomie und -physiologie (Strauss & Mattke, 2018, S. 41)

Die Eigenschaften der Gruppe und das Gruppengeschehen setzen sich metaphorisch gesprochen aus der *«Anatomie»* der jeweiligen Gruppe, ihren vorgegebenen und ihren emergenten Strukturen (Normen, Gruppenentwicklung, Fraktionen) und der *«Physiologie»* der Gruppe, ihrer Gruppendynamik und den emergenten Prozessen (Feedback, Klima, Kohäsion) zusammen (Strauss & Mattke, 2018, S. 41, zit. n. Burlingame et al., 2013).

Prozessorientierte Gruppenpsychotherapie

Prozessorientierte Gruppenpsychotherapie will die Selbstwahrnehmung der Gruppenteilnehmer:innen und ihren kommunikativen Austausch verbessern sowie das Veränderungspotential der Gruppe als Ganzes realisieren und verwirklichen. Die Arbeit ist interaktionell, die Aufmerksamkeit gilt dem gruppalen Erfahrungsraum im Hier und Jetzt. Der Fokus ist auf die persönliche innere Erfahrung gerichtet, auf den spontanen und kreativen Austausch zwischen den Mitgliedern sowie auf die Entfaltung der Gruppendynamik im Gruppenprozess. Differenzen bzw. Konflikte werden durch empathisches Zuhören und facilitierte Interaktionen auf den drei Ebenen bearbeitet, bis sich in der Auseinandersetzung für die Teilnehmenden Erfahrungen von Kohärenz bzw. Stimmigkeit einstellen.

Prozessorientierte Gruppenpsychotherapie geht dabei erfahrungsorientiert vor. Sie verbindet die Analytische Psychologie, also psychodynamisches Denken sowie die Arbeit an Übertragung und Gegenübertragung, mit Körper-, Beziehungsarbeit und Gruppenarbeit im Hier und Jetzt. Sie bezieht ebenso Nachtträume und Fantasien der Teilnehmenden als Fenster in den Prozess mit ein. Rationale Standpunkte und transrationale Erfahrungen wie Träume, Gefühle, Körpererfahrungen werden als Ausdruck des Feldes verstanden (als persönliche Erfahrung und als Rolle). Alle Stimmen, zentrale und marginale, starke und schwache Signale, werden unterstützt und in den Prozess einbezogen.

Gruppenleiter:innen leiten partizipativ. Sie leiten den Prozess und bringen gleichzeitig ihre subjektiven Wahrnehmungen auf empathische Art und Weise in Beziehungen ein, oder repräsentieren Rollen und Anteile in Beziehungs- und in Gruppenprozessen. Sie unterstützen Teilnehmende (Rollen) des Feldes einseitig, vergessen dabei jedoch nicht die andere Seite. Wechsel zwischen der Rolle der Facilitation und Besetzung von Rollen bzw. Rollenwechsel werden von der Gruppenleiter:in gegenüber den Teilnehmenden kommuniziert.

Eine wichtige Aufgabe der Gruppenleiter:in ist es, die Atmosphäre der Gruppe als gelöst, heiter, aufgeregt, gespannt, bedrückt usw. wahrzunehmen und allfällige Spannungen zu hinterfragen. Um einen vertieften Dialog zu fördern, liest die Gruppenleitung die Struktur des Feldes (welche Rollen konstellieren die momentane Atmosphäre?) und bringt diese in Interaktion. Sie sieht in den Strukturen des Feldes (primäre und sekundäre Signale) mögliche zukünftige Lösungen und unterstützt das gesamte Muster.

Besondere Aufmerksamkeit gilt der Verteilung von Macht (oben und unten), der Unterschiede von Rang und Privilegien, die als bewusste und unbewusste Äusserungen das Feld aller Teilnehmenden kontinuierlich beeinflussen. Es werden zudem *Intimität* (nah und fern) sowie *Zugehörigkeit* (drinnen und draussen) und entsprechende Marginalisierungsprozesse erkundet und in den Prozess eingebracht. Unbewusstheit auf den Achsen von Macht, Intimität und Zugehörigkeit schafft Verletzungen, die zu Eskalationen führen, z. B. zu Gegen-Aggression oder Rückzug der verletzten Seite, als eine Art von Rache.

Charakteristisch für den Prozessorientierten Gruppenprozess ist das Bewusstsein, dass Mikroebene (individuelle Prozesse) und Makroebene (historische, soziopolitische und kulturelle Kontexte) verschränkt sind, sich immer und jederzeit im Individuum, in seinen Beziehungen, in Familien- und Gruppendynamiken zeigen. Die Gruppenfacilitator:in wird persönliche Prozesse in überpersönlichen Kontexten verorten und umgekehrt zeigen, wie gruppale und gesellschaftliche Prozesse in der persönlichen Dynamik jeder Gruppenteilnehmer:in wirken.

Prozessorientierte Gruppenpsychotherapie versteht intra-, inter- und transpersonale Systemebenen als miteinander verbunden und gegenseitig durchdrungen:

- *Ich/Selbst:* Beziehung zum eigenen Prozess, Selbstwahrnehmung der inneren Diversität von Selbstanteilen
- *Ich-Du:* Ich und meine Beziehung zum Anderen, Kommunikation und Begegnung. Transformation von Beziehungskonflikten
- *Wir:* Kulturentwicklung der Gruppe bspw. Konfliktkultur, Regeln, Normen, Ringen um Gruppenleitung, Arbeit mit Diversität, Zielen, Werten, Visionen und Identität.

Feldkräfte nutzen – auf allen Ebenen

Der von Lewin (1951) aus der Physik auf die Sozialpsychologie übertragene Feldbegriff erklärt, dass «Feldkräfte» in Wechselwirkung mit der Umwelt Erleben und Handeln der Mitglieder prägen. Jedes Erleben und Handeln ist in dieser Sicht Felderleben und Feldhandeln. Die Subsysteme des Feldes (Individuum, Beziehung und Gruppe) werden durch die auf sie einwirkenden Kräfte – psychologische, familiäre, soziale, gesellschaftliche, kulturelle – bestimmt.

Als Physiker gebraucht Mindell ebenfalls den Feldbegriff und beschreibt das intentionale Feld als eine nonlokale selbstorganisierende Ganzheit, die menschliches Erleben und Verhalten, der Gravitationskraft ähnlich, durchwirkt und formt. Dieses Feld differenziert und entwickelt sich durch seinen Ausdruck.

Praktisch bezeichnet das Feld «all das, was auf die Mitglieder einer Kultur im Hier und Jetzt einwirkt» (Schlehuber & Molzahn, 2007) und beinhaltet die Gesamtheit unserer phänomenologischen Erfahrung. Das Feld macht die Atmosphäre einer Gruppe aus und strukturiert Erleben und Verhalten der Gruppenmitglieder, während umgekehrt Gruppenmitglieder und ihre Interaktionen das Feld beziehungsweise dessen Atmosphäre mitprägen. Erleben und Verhalten der Menschen sind also charakterisiert durch Feldkräfte, die ihre eigentlichen Ordnungsfaktoren darstellen. Das Feld – die «biopsychosoziale Einheit von Selbst,

Körper, Geist und Umwelt» (Gottwald, 2015) – differenziert sich durch seine inneren Spannungen und Konflikte in Segmente beziehungsweise Polaritäten und entwickelt sich durch Interaktion mit sich selbst, das heisst seiner Anteile, die als Rollen von den Gruppenteilnehmer:innen übernommen werden.

Der prozessorientierte Gruppenprozess besteht im Wesentlichen in der Arbeit mit den verschiedenen Kräften im gruppalen Feld. Neben ihren rationalen Zielen, Aufgaben und bewussten Vorstellungen sind emotionale Aspekte, Körpererleben, Beziehungserfahrungen, Konflikte, Träume sowie das kollektive Unbewusste im Gruppenfeld mitbestimmend für die Erfahrung der Teilnehmenden und der Gruppe (Mindell, 1991, 1997a, 1997b).

Felder und Rollen

In Feldern sind gruppendynamische Rollen, wie sie beispielsweise Schindler in seinem rangdynamischen Positionsmodell beschreibt (1957, 1969) oder wie Stahl ausführt (2012), differenziell wirksam. Auch soziale Rollen wie beispielsweise Dozent:in/Studierende, Mutter/Kind und viele mehr strukturieren das Feld. Damit verknüpft wirken gruppendynamische Prozesse im Raum auf den Achsen von Macht bzw. Rang (oben/unten), Intimität (nah/fern) und Zugehörigkeit (innen/aussen) (s. König, 2018). Diese Prozesse zeigen sich in jedem Moment im kommunikativen Verhalten der Teilnehmenden, persönlich und in entsprechenden Rollen und Gegenrollen und können so jederzeit aufgegriffen und prozessiert werden auf (individueller Ebene, in Beziehung oder im Gruppenprozess).

Segmente eines Gruppenfeldes erscheinen als Rollen, die von einzelnen Menschen in der Gruppe besetzt werden. Es tauchen immer wieder ähnliche Rollen als Teil sozialer Felder auf: Kritisierende/Kritisierte, Störende/Gestörte, Anführende/Gefolgschaft, Wissende/Unwissende, Unterdrückende/Unterdrückte, Regierende/Terroristen, Rationale/Gefühlvolle, Sitzende/sich Bewegende, Aufmerksame/Träumende usw. Die Rollen repräsentieren Aspekte des Feldes, durch die es sich Ausdruck verleiht, und die Dynamik zwischen ihnen gestaltet den Gruppenprozess. Rollen, die von allen akzeptiert sind und ausgedrückt werden, bilden die Identität der Gruppe und gehören zum Primärprozess. Rollen, die nicht ausgedrückt werden können, weil sie Ansichten, Meinungen, Gefühle und Erfahrungen verkörpern, die von der Mehrheit der Gruppe nicht akzeptiert werden, sind Minderheitenrollen. Sie drücken den Sekundärprozess der Gruppe aus. Es sind (noch) unbesetzte Rollen.

Neben besetzten und unbesetzten Rollen üben Geisterrollen ihren Einfluss aus. Eine Geisterrolle ist «ein nicht direkt angesprochener oder verkörperter

Teil des Feldes, mit dem sich niemand identifizieren kann, auf den das Feld aber reagiert beziehungsweise der für das Feld eine bestimmte Wichtigkeit hat» (Mindell, 1997a, S. 235). Geisterrollen wirken atmosphärisch. Sie sind im Raum, wenn die ganze Gruppe auf etwas oder jemanden reagiert, dieses «Etwas» oder dieser «Jemand» aber nicht greifbar ist, wie zum Beispiel eine kritische oder strafende Figur, die nur atmosphärisch wahrzunehmen ist. Die Gruppe steht dann insgesamt wie unter einem Bann, ist sehr vorsichtig im Umgang miteinander und die Stimmung wirkt irgendwie gefährlich und kontrollierend. Für die Arbeit mit Gruppen sind die Geisterrollen besonders wichtig. Sie sind eng mit dem Mythos und der Kultur verbunden, weil sie als «körperlose Wesenheiten» die ungeschriebenen Regeln einer Gemeinschaft darstellen (Schlehuber, 2004).

Neben diesen offensichtlichen Rollen, die das Feld mitprägen, ist auch die tiefere Dynamik des Feldes zu beachten:

Atmosphärisch

- Wie wirken Atmosphäre, Stimmungen und Gefühle auf die Menschen im System?

Strukturell

- Welche Polaritäten und Positionen werden vom Feld besetzt und welche bleiben unbesetzt (Strukturierung/Differenzierung)?
- Mit welchen Aspekten des Feldes identifiziert sich die Gruppe, welche stören sie und werden abgelehnt?
- Wie manifestieren sich unbesetzte Rollen und Störungen als emergente Prozesse im Moment (als Doppelsignale oder als Geisterrollen im Feld)?

Dynamisch

- Wo findet im Moment Distanz, wo Nähe (Intimität) zwischen Menschen statt?
- Wie zentral oder marginal fühlen sich Menschen (Zugehörigkeit)?
- Welchen Rang und damit einhergehende Privilegien haben Menschen und wie benutzen sie diese im Moment bewusst und unbewusst (Macht)?
- Wie werden diese und andere Polaritäten im Moment dynamisch verhandelt?
- Um welchen «Kernkonflikt» oder konstituierenden Mythos der Gruppe kreist der Gruppenprozess?
- Welche Muster zeigen sich, welche zentralen Grenzen? Welche Strukturelemente sind im Muster sekundär und suchen Integration in die gruppale Identität?

Rollen versus Individuen: Wechselwirkungen fruchtbar machen

Aus prozessorientierter Sicht sind die Systeme, die die Gruppe ausmachen – Individuum, Beziehungen, Subgruppen, Gruppe als Ganzes und ihr Kontext, das gesellschaftliche Feld -strukturell homolog: Jedes System enthält alle Strukturelemente, ähnlich einem Hologramm. Entsprechend sind Einzelarbeit, Beziehungs- und Konfliktarbeit sowie Gruppenprozess Aspekte *einer* umfassenden Arbeit der Bewusstheitsentwicklung. Diese Entwicklung beinhaltet die Differenzierung und Integration von Persönlichkeitsanteilen oder Rollen im Gruppenfeld.

In der Arbeit mit Gruppendynamik werden Rollen und Personen unterschieden. Rollen sind grösser als Individuen, denn sie bleiben auch dann erhalten, wenn ein Mensch eine Rolle verlässt. Menschen wiederum sind grösser als Rollen, weil sie viele verschiedene Rollen innehaben.

Diese Unterscheidung hilft, Prozesse zu strukturieren. In der Gruppe wirken die Feldkräfte als überpersönliche Rollen, in Ich-Du Beziehungsprozessen als interagierende Personen (die allerdings durchaus auch überpersönliche Bedeutungen tragen). Die Wechselwirkungen zwischen Rollen und Individuen sind vielfältig. Menschen fühlen sich aufgrund von gruppendynamischen Kräften und ihrer persönlichen Psychologie zu bestimmten Rollen hingezogen, von denen sie sich eine Erweiterung ihrer persönlichen Macht und Einflussmöglichkeiten versprechen oder die sie in der Entwicklung bestimmter Eigenschaften und Verhaltensweisen fördern und unterstützen.

In einer Gruppensituation beschweren sich Gruppenmitglieder zum Beispiel über das autoritäre Verhalten der (abwesenden) Leiter:in. Die Rolle des «Autoritärseins» ist nicht besetzt, und somit also sekundär. Niemand identifiziert sich damit, sich zuweilen selbst autoritär zu verhalten. Durch die Übernahme dieser Rolle im Gruppenprozess lernt die Gruppe, sich initiativer und eigenständiger einzubringen, was der Leiterin möglicherweise erlaubt, weniger «autoritär» zu sein. Gleichwohl hat die Leitung aufgrund ihres formalen Ranges Verantwortung in Bezug auf ihr Handeln und Verhalten ... (Schlehuber, 2004).

Ähnlich kann auch die Position des «Sündenbocks» der Gruppe aufgelöst und ihre Energie als Information integriert werden. Gruppenstörenfriede und «identifizierte Patient:innen» (der Familie, der Gruppe) werden zu Ressourcen, indem ihre Energie beziehungsweise die Essenz ihrer Position als marginalisierte Rolle wertgeschätzt und integriert wird (Übung 11, Anh. B). Die Übung eignet sich zur Erforschung der eigenen Biografie, derjenigen von schwierigen Personen im Familienumfeld und von Geisterrollen, die in ihren Wirkungen mehrere Generationen prägen (s. Hetzer, 2016).

5.2 Werkzeuge und Haltungen der prozessorientierten Gruppenpsychotherapie

Gruppenphasen

Zahlreiche allgemeine Modelle der Gruppenphasen sind bekannt. Neben Spiral- und Stufenmodellen ist das erweiterte Phasenmodell von Tuckmann (1965), das fünf Phasen umfasst, am besten akzeptiert:

1. Anfangsphase (forming)
2. Differenzierungs- und Konfliktphase (storming)
3. Konsolidierungs- und Findungsphase (norming)
4. Arbeitsfähigkeit und Veränderung (performing)
5. Trennungsphase (adjourning)

Die Tuckmann'schen Phasen überlagern sich in der Praxis. Vereinfacht sprechen wir von einer Initialphase, einer mittleren Phase und einer Terminierungsphase. Die prozessorientierte Gruppenpsychotherapeut:in achtet in der *Initialphase* darauf, das (anfängliche) Angstniveau zu senken, ein positives Lernklima zu schaffen und so interpersonelles Lernen zu unterstützen. Gemeinschaftsbildungsprozesse machen die Mitglieder miteinander vertraut. Befindlichkeitsrunden, Selbstöffnung, Einzelarbeiten vor der Gruppe und positive Rückmeldungen helfen, die Gruppenkohäsion zu fördern.

In der *mittleren Phase* sind gut gehaltene Beziehungsprozesse sowie Kleingruppen- und Grossgruppenarbeiten an «heissen» Gruppenthemen bedeutsame Instrumente, um das interpersonelle Klima auf dem Weg zu einer gut funktionierenden, arbeitsfähigen Gruppe weiter zu verbessern. Konfliktarbeit fördert die Kohäsion und Transformation der Gemeinschaft.

In der *Terminierungsphase* ist sicherzustellen, dass bislang marginalisierte Themen eingebracht und unausgesprochene Dinge ausgesprochen werden können. Dazu gehören beispielsweise Gefühle im Zusammenhang mit dem bevorstehenden Ende der gemeinsamen Zeit. Es gilt, das Erreichte zu festigen und zu feiern, Abschied zu nehmen und Bewältigungsstrategien für den Übergang und den Transfer des Erfahrenen ins Alltagsleben zu üben (s. Strauss & Mattke, 2018, S. 222).

Gruppenpsychotherapie folgt der Energie des Feldes

Die wesentlichen Werkzeuge der Gruppentherapeut:in sind ihre Präsenz und das Angebot einer authentischen, wertschätzend zugewandten, empathischen Beziehung. Ein Bewusstsein für die Äusserungen des Gruppenfeldes sowie die eigene Befindlichkeit sind essenzielle Werkzeuge für die Leitung von Gruppen. Die Therapeut:in nimmt *in sich selbst* wahr, was der Gruppenorganismus marginalisiert und nur vage fühlt und (noch) nicht in Worte fassen kann: Zweifel, Kritik, Zurückhaltung, Unsicherheit, Angst vor Kritik, Verletzung, das Gefühl nicht zu genügen, aber auch Freude, Lust und Heiterkeit sind überpersönlicher Ausdruck und damit Rollen im Feld.

Die Prozessorientierte Psychotherapie fokussiert neben den einzelnen «Gefässen» *(Systemen)* auch auf das «Dazwischen», den «Fluss» *(Dynamik)* beziehungsweise die Interaktionen *zwischen* den beteiligten Systemen. Der Fokus ist nach Möglichkeit immer dort, wo die Energie ist: im Individuum zwischen Teilpersönlichkeiten, in Beziehungen zwischen Interaktionspartnern und im Feld zwischen Positionen (Rollen). Die Gruppenpsychotherapeut:in folgt also organisch der Energie im Feld, wobei sie möglichst feedbackorientiert und konsensual handelt.

Die Wahrnehmung und Achtsamkeit der teilnehmenden Facilitatorin richten sich auf das Gruppenfeld, seine Atmosphäre und sein Klima. Sie nimmt Spannungen, Störungen und Polaritäten in den Äusserungen und nonverbalen Signalen der Gruppenmitglieder wahr, aber auch *in sich selbst* durch genaues Beobachten der eigenen Befindlichkeit im Feld der Gruppe. Sie «rahmt» oder benennt verschiedene Rollen im Raum und achtet auf Wirkkräfte, die das Gruppenfeld beeinflussen, ohne dass jemand die Rolle im Raum besetzt und verkörpert (Geisterrolle).

Zeigt sich diese Energie in einer bestimmten Person, schlägt die Therapeut:in vor, mit dem betreffenden *Individuum* in der Mitte der Gruppe zu arbeiten. Fliesst die Energie zwischen zwei oder drei Teilnehmer:innen, schlägt sie einen *Beziehungs- oder Kleingruppenprozess* vor. Das Vorgehen ist in jedem Fall am Feedback der Gruppe orientiert.

Ist die Gruppe als Ganzes aktiviert, schlägt sie das Format eines *Gruppenprozesses* vor.

Dabei entfaltet sie die Interaktionen, die verbalen und nonverbalen Signale (und Doppelsignale), macht Rangdifferenzen bewusst, hilft den Beteiligten, tiefere Spürerfahrungen einzubringen und bearbeitet Grenzen zu marginalisierten Erfahrungen beziehungsweise Emotionen auf jeder Seite mit dem Ziel, dass sich alle Seiten vollständig zum Ausdruck bringen können.

Praktische Schritte im gruppenpsychotherapeutischen Prozess

Zu den praktischen Schritten in der Zusammenarbeit und Entscheidungsfindung, von der Wahrnehmung der Atmosphäre und der aktuellen Gruppendynamik bis hin zum Gruppenprozess gehören:

1. Einstieg mit Vorbereitung der Teilnehmenden, Wirkweise von Gruppentherapie und Erwartungen an die Teilnehmenden sowie Ablauf der Gruppe[16].
2. Sortieren aller Themen und Aspekte im Raum, die auf eine Tafel geschrieben und zu ähnlichen Gruppen (Clusters) zusammengefasst werden.
3. Wahl eines Themas im Konsens.
4. Bearbeitung des Feldes (Einzel-, Beziehungs- oder Gruppenprozess, theoretischer Input zur Angst beziehungsweise Spannungsreduktion.
5. Wer will arbeiten? Welches Thema will bearbeitet werden? Was ist auch noch im Raum, aber noch zurückhaltend, sich zu zeigen? Welche Polaritäten haben Energie?
6. Im Gruppenprozess: Darstellen der Rollen und Gegenrollen sowie Erleichtern der Interaktionen zwischen Positionen, Entschlüsseln heisser Momente bis zur Auflösung und möglicherweise einem Gefühl der Gruppenkohärenz.

Techniken und Methoden der Gruppenpsychotherapie

Zentral ist metakommunikatives Benennen oder Rahmen (framing) dessen, was im Moment geschieht, beispielsweise in folgender Form:

- Wer möchte in der Mitte arbeiten?
- Hier beobachten wir einen interpersonellen Konflikt, möglicherweise geht es um unbewusste Wirkungen von Rang und Privilegien. Wollen wir jetzt darauf fokussieren?
- Sind Spannungen um Intimität (Nähe-Distanz), um Ausgrenzung und möglicherweise Verletzung im Raum? Wollen wir das genauer betrachten? Sind die betroffenen Seiten damit einverstanden?
- Das ist ein heisser Moment in der Gruppe als Ganzes. Wollen wir diesen Moment genauer beleuchten und im Format eines Gruppenprozesses entfalten?

Muster in Spannungen und Konflikten (primäre, sekundäre Anteile und Grenzen), die das Individuum auf einer intrapersonalen Ebene bearbeitet, finden sich auch in den Interaktionen und Beziehungen zwischen den Teilnehmenden sowie in der Gruppe als Ganzes abgebildet. Muster, womit sich eine Gruppe immer und immer wieder beschäftigt, nennen wir «Kernkonflikte». Zum Beispiel erzählt eine Teilnehmerin einen Traum, in dem sie sich in ihrer Beziehung

16 Handout zur Vorbereitung der Klient:innen für Prozessorientierte Gruppenarbeit s. Anh. C.

verletzt zurückzieht, weil sich ihr Mann am Tisch anderen Gesprächspartnern zuwendet und sie sich missachtet fühlt. In einer Arbeit am gleichen Morgen wiederholt sich das Thema der Zuwendung/Missachtung in einer Paararbeit. Später ringt die Gruppe im Gruppenprozess mit den Positionen «sich selbst folgen, frei sein» versus «sich missachtet, ausgegrenzt fühlen» und einer emergenten Position der sensitiven Wahrnehmung der eigenen Wirkung auf andere.

Weitere Interventionen sind:

- Benennen von heissen oder spannungsgeladenen Momenten. Als Intervention die Prozesse verlangsamen und die Interaktion Schritt für Schritt gemeinsam mit der Gruppe darstellen, verstärken, ihre essenziellen Qualitäten einbringen.
- Rollenwechsel vorschlagen und diese unterstützen, wo sie sich andeuten.
- Momente der Eskalation benennen. Wollen wir diese Interaktion achtsam entfalten?
- Signale der Deeskalation oder Momente der Gemeinsamkeit benennen.
- Tabuisierte, nicht-repräsentierte Rollen (Geisterrollen) mit spürbarem Einfluss auf das gruppale Feld darstellen (Terrorist:in, Kritiker:in u. a.) und ihre Erfahrungswelt durch absichtliche Rollenübernahme vollständig ausloten (s. a. Hohler, 2021).
- Momente der Kohärenz halten.

Prozessorientierte Arbeit an einer nicht-repräsentierten Rolle (Geisterrolle)

In einem Gruppenprozess mit PoC (People of Color) und Weissen beschreibt eine schwarze Frau, dass sie kaum atmen könne. Eingeladen zu arbeiten, bricht sie zusammen und weint, weil sie den unterschwelligen Rassismus spüre, der von den Weissen ausgehe. Die Gruppe erstarrt in grosser Spannung (heisser Moment). Einige schwarze Teilnehmer:innen stellen sich hinter die Protagonistin, stützen sie und bestätigen ihre Wahrnehmung: «Auch wir fühlen euren Rassismus unser Leben lang!» Der Dialog stockt, die Gruppe steckt fest, der Schmerz bleibt unerlöst. Die Rolle des Rassisten ist unbesetzt (Geisterrolle). Erst als ein weisser Mann beherzt in diese Rolle tritt, seine Vorurteile ausspricht und dann seinen tiefen Schmerz teilt, löst sich die Spannung in einem Moment von echter Gemeinschaft auf – im Schmerz darüber, was Menschen Menschen antun.

Fallbsp. 35: Gruppenpsychotherapie 1 (Hauser, Washington D.C., 1999)

Zentrale Werkzeuge prozessorientierter Gruppenpsychotherapie sind Wahrnehmung und Metakommunikation: Das Rahmen dessen, was im Hier und Jetzt geschieht, was sich in emergenten Signalen zeigt, von Gefühlen, die am Rand spürbar sind. Minderheitspositionen werden eingebracht, die stillen Teilnehmer:innen wertgeschätzt. Zeitvorgaben werden strikt eingehalten. Der Abschluss erfolgt pünktlich, auch wenn der Prozess unvollendet ist, mit dem Hinweis, dass sich der Prozess auch nachts, in den Träumen, in Imaginationen und in Interaktionen auf der Station oder zu Hause weiterentwickeln wird.

Prozesse im Feld werden kreativ und multimedial mit verschiedenen Ausdrucksmitteln umgesetzt: verbalem Austausch, visuellen Darstellungen (Skizzen, Zeichnen oder Malen), Bewegungsimprovisationen (im Raum), dem Erzeugen von Geräuschen und Klängen sowie Singen, Stegreiftheater, dem Bilden von Skulpturen, Rollenspielen, Beziehungsarbeit oder Körperarbeit (Prozesse körperlich darstellen, zum Beispiel Widerstand, Grenzen ziehen und anderes mehr). All diese Ausdrucksmittel erweitern und bereichern die gruppenpsychotherapeutische Arbeit.

Formatwechsel

Zusätzlich wichtige Aspekte der Gruppenpsychotherapie sind theoretische Inputs, Psychoedukation, Austausch und Diskussion im Plenum oder in Kleingruppen (mit Fragestellungen), Übungen (mit Handouts oder spontan im Sinne des Prozesses entworfen).

Formate und Übungen variieren didaktisch auf sinnvolle Weise: in Form von inneren Arbeiten, Arbeiten in Dyaden und Kleingruppen. Zu Kleingruppen siehe beispielsweise zum Thema Rang und Privilegien und deren interpersonellen Wirkungen Übung 8, Anh. B sowie zur Leitung von Kleingruppenprozessen Übung 9, Anh. B.

Haltungen in der prozessorientierten Gruppenpsychotherapie

Prozessorientierte Facilitation bringt Menschen mit «schwierigen Prozessen» Wertschätzung und Mitgefühl entgegen, da sie etwas repräsentieren, das allen gehört. Prozessarbeit schätzt jede Rolle und jede Erfahrung als Teil des Ganzen und unterstützt sowohl Menschen in Minderheitenrollen, ihre Erfahrungen wertzuschätzen und auszudrücken, als auch Menschen in Mehrheitsrollen, sich mit den ungeliebten Stimmen und Gefühlen auseinanderzusetzen. Gleichzeitig sieht die Prozessarbeit jedes einzelne Gruppenmitglied (und jede Beziehung) als Repräsentant des ganzen Feldes, das alle diese Aspekte in sich trägt. Die innere

Arbeit jedes Einzelnen mit seinen verschiedenen Anteilen und sein persönliches Wachstum in Richtung Ganzheit wird als ebenso wertvoll betrachtet wie die äussere Auseinandersetzung zwischen den Rollen.

> «Ich bin hier, weil es letztlich kein Entrinnen vor mir selbst gibt. Solange ich mir nicht selbst in den Augen und Herzen meiner Mitmenschen begegne, bin ich auf der Flucht. Solange ich nicht zulasse, dass meine Mitmenschen an meinem Innersten teilhaben, gibt es für mich keine Geborgenheit. Solange ich mich fürchte, durchschaut zu werden, kann ich weder mich selbst noch andere erkennen – ich werde allein sein. Wo kann ich einen Spiegel finden, wenn nicht in unserer Gemeinsamkeit. Hier in der Gemeinschaft kann ich mir erst richtig klar über mich werden und mich nicht mehr als den Riesen meiner Träume oder als den Zwerg meiner Ängste sehen, sondern mich selbst, der – Teil eines Ganzen – zu seinem Wohl seinen Beitrag leistet. In solchem Boden kann ich Wurzeln schlagen und wachsen; nicht mehr allein – wie im Tod – sondern lebendig als Mensch unter Menschen» (Lechler & Lair, 1980/2021, S. 22).

Auch die Facilitator:in ist eine Rolle im Feld: emergente Führungsqualitäten aus dem Teilnehmerfeld (Anregungen, Anerkennung anderer Teilnehmer:innen, Wahrnehmen und Benennen von marginalisierten Themen, Personen und Rollen, von Kritik oder negativem Feedback, Gegenstimmen oder Zweifel) sind aufzugreifen, zu unterstützen und als Essenz einzubringen (ohne die Verantwortung für den Gruppenprozess abzugeben).

Die prozessorientierte Facilitation ist Teil des Prozesses und gestaltet Rollen aktiv mit («participant facilitation»), indem sie Seiten vollständig einnimmt (ohne den anderen Pol zu vergessen). Sie steht im Raum, übernimmt Rollen, verstärkt deren Ausdruck und steht doch «Draussen» in der Metaposition, beobachtet die Konfliktherde, Interaktionen, Rollentausche und Feedback.

Die Facilitator:in versteht ihre inneren Erfahrungen als Teil des Feldes, als eine Rolle im Feld. Er:sie fragt sich: «Was nehme ich in mir wahr an Spannung, an kritischen Stimmen, an Irritationen, vielleicht an Freude, Liebe, Zuneigung?» Er:sie lernt, steht zu Unvollkommenheiten, Fehlern und Irrtümern und unterstützt damit die Wahrnehmung der Teilnehmenden, die sie vielleicht kritisch hinterfragen.

> «When a deep-seated social conflict has been expressed, when each party has taken a side and the issues are clear, an elder (facilitator) lets the process be – even if there is no resolution. Accepting the lack of closure can be a relief to

people. At times, of course, you will feel you must take the lead. Still, if you model being a follower of the unknown, if you sense that life is up to powers greater than you, people in the group […] will also learn this awareness and respect» (Mindell, 1995, S. 187).

5.3 Dynamische Prozesse der Gruppe

Eine umfassende Kenntnis der Gruppendynamik ist eine zentrale Bedingung erfolgreicher Facilitation. «Knowledge of group dynamics for a group leader is as essential as knowledge of physiology for a physician» (Berne, 1966, zit. n. Burlingame et al., 2013, S. 668). Diese Kenntnisse werden im Rahmen der Weiterbildung erworben.

Selbststeuerung und Fremdsteuerung

Das Studium der Eigendynamik der Gruppe und die Leitung der Prozesse gehören in der prozessorientierten Arbeit zusammen (s. Kap. 3.3). Gruppenprozesse navigieren zwischen Selbststeuerung, der Erfahrung ihrer Selbstorganisation (ihr Umgang mit Diversität, Konflikt und Leadership) und Fremdsteuerung. Die Facilitator:in folgt dem Prozess der Gruppe, der Dynamik zwischen primären und sekundären Aspekten und Grenzen. Er:sie steuert, indem er:sie beispielsweise vorschlägt, sekundäre Prozesse darzustellen oder Grenzen zu bearbeiten. Dies ermöglicht einer Gruppe den Zugang zu ihrer Ganzheit zu eröffnen, ohne dass sie dabei bestimmte Vorstellungen verfolgt, wie eine Gruppe zu sein hat oder was das Ergebnis des Prozesses sein soll (Mindell, 1995).

> In einer ambulanten, gemischten Gruppe von 12 Teilnehmer:innen meldet sich ein Gruppenmitglied mit aufgeregter Stimme und sagt, sie sei wütend auf die Gruppe, signalisiert aber gleichzeitig nonverbal Bedürftigkeit und verdeckte Traurigkeit. Im Aufgreifen dieser sekundären Signale geht der Facilitator auf die dahinterliegende Bedürftigkeit und die Trauer ein und unterstützt den Ausdruck dieser Erfahrungen.
>
> Fallbsp. 36: Gruppenpsychotherapie 2 (Hauser, Zürich, 2012)

Oft ist es hilfreich, sich als Facilitator:in an den Kern humanistischer Psychotherapie zu erinnern, wonach ein Mensch als mitfühlendes Gegenüber ausreicht, um mit dem eigenen Leid fühlend in Beziehung treten. Sich darin zu verankern, dass man selbst als Mensch «genügt», hilft unausgesprochen auch dem Gegenüber, sich als genügend empfinden zu können.

Dynamik der Prozessentfaltung

Über Präsenz und achtsame Selbstwahrnehmung hinaus schlägt die Facilitator:in Übungen (Mindell, 1992, 2001, 2006, 2007), Experimente (Perls, 1969) oder Aufgaben vor (Greenberg, 1979; Rice and Greenberg, 1984; Elliott, 2013), die auf dem Weg zu Lösungen von Anliegen, Konflikten und Störungen der Klient:innen bearbeitet werden.

Der Zahl möglicher Übungen sind keine Grenzen gesetzt. Sie entfalten sich oft im Hier und Jetzt der therapeutischen Situation in der Begegnung zwischen Facilitator:in und Klient:in. Beispiele hierfür sind Rollenspiele, die Repräsentation verschiedener Anteile in Bewegungs- und Körperarbeit, Traumarbeit, Geschichten und Märchen, Fantasiereisen, Stegreiftheater und Spiel. Dabei wird die Übung achtsam bezogen auf das Feedback von Fokusklient:in und Gruppe. Als paradigmatisches Beispiel sei die 2-Stuhl-Technik aus der Gestalttherapie angeführt (Perls, 1969; Greenberg, 1979, Greenberg & Goldmann, 2018).

Nicht nur sind die Strukturen auf allen Systemebenen (Individuum, Beziehung, Gruppe) homolog. Auch die Dynamik beziehungsweise das Entfalten der Prozesse ist vergleichbar: In der Einzelarbeit unterstützt die Facilitator:in die Auseinandersetzung zwischen Persönlichkeitsanteilen, in Beziehungen zwischen

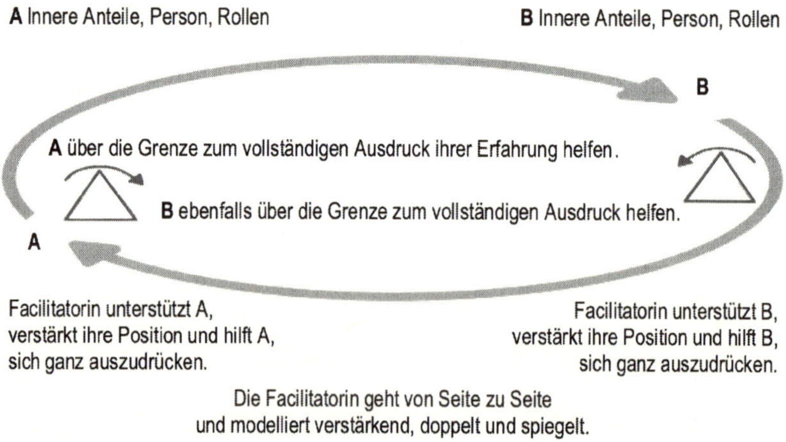

Abb. 7: Interaktive Dynamik zwischen Persönlichkeitsanteilen, Personen und Rollen

den Interaktionsteilnehmern und auf der Ebene der Gruppe zwischen Positionen oder Rollen.

Intrapsychisch vermittelt die Facilitator:in zwischen verschiedenen Persönlichkeitsaspekten, die sich auseinandersetzen und besser kennenlernen wollen (A-B-C). Interpersonell facilitiert er:sie zwischen den Sichtweisen und Gefühlen der Interaktionsteilnehmer:innen (A-B-C) und, in der Gruppe, zwischen verschiedenen Aspekten (Rollen) des Feldes, das sich in Spannungen und Konflikten differenziert und entwickelt (A-B-C). Eine wirkungsvolle Facilitation ermöglicht, vertieft durch achtsames Entfalten dieser Prozesse, Bewusstsein und Kontakt der Klient:in mit sich selbst, den anderen Gruppenteilnehmer:innen und der Gruppe als Ganzes. In Abbildung 7 wird schematisch gezeigt, dass die Facilitation abwechselnd (keine Seite vergessend) jede Seite (Persönlichkeitsanteil im Rollenspiel, Person in Beziehungsprozess oder Rolle im Gruppenprozess) unterstützt, sich vollständig auszudrücken bzw. über ihre jeweilige Grenze hinaus.

Heisse Momente als Treiber von Wachstum

An heissen Stellen wird die Gruppenidentität und -ideologie herausgefordert. Die Gruppe kommt an eine heisse Stelle, wenn sie in Konflikt mit den kulturellen Normen, Werten und Rollenbildern gerät, die ihr Selbstverständnis und das Verhalten der Gruppenmitglieder prägen.

Im Gruppenprozess ist es eine Rolle (dargestellt von einer Gruppe von Menschen, die sich zu der Rolle hingezogen fühlen), die sich ausdrückt und damit eine andere Seite herausfordert, ihre Seite ebenfalls einzunehmen, vertieft zu fühlen und auszusprechen. Heisse Momente, in denen die ganze Gruppe aufgeregt lacht, erstarrt, verstummt oder aufschreit, rahmt die Facilitator:in und verlangsamt den Prozess, um den Moment nochmals, bis zur Zeitlupe durchzugehen und so zu seiner essenziellen Qualität vorzudringen. Dabei werden die Konflikte des Feldes amplifiziert und über ihre Wahrnehmungs- und Erfahrungsgrenzen hinweg in Ausdruck und Handlung entfaltet.

Dynamik an der Grenze

Steckt eine Position oder Rolle im Gruppenfeld an einer Grenze (Widerstand) fest, kann sie sich nicht der Gesamtheit ihrer Erfahrung öffnen und ihre Gefühle zulassen, eröffnet sich der Facilitator:in die Möglichkeit, die hemmenden Glaubenssysteme und Annahmen persönlicher, familiärer und gesellschaftlicher Art zu erforschen: Was stoppt diese Rolle im Ausdruck? Welcher Persönlichkeitsanteil oder welcher Aspekt im Feld ist dagegen? Welche Ideologie schützt den Status Quo? (s. Kap. 2.2. & 3.1 sowie Anh. D).

Sobald die eine Seite (Persönlichkeitsanteil, Person, Rolle) zur Totalität ihrer momentanen Erfahrung steht und diese zum Ausdruck bringen kann, wird auch die andere Seite für eine kurze oder längere Zeit an ihre Grenze gestossen: eine Seite möchte ihre Widerstände überwinden und beispielsweise ihre Aggression ausdrücken, was wiederum die andere Seite herausfordert, darauf zu reagieren und ihre Emotionen und Gefühle zu zeigen.

> «Going only over one edge creates an imbalance in the homeostatic functioning of the couple or family (or the system) and throws the group into great turmoil because the individual who has not gotten sufficient support to go over his edge resents the therapist» (Mindell, 1987, S. 95).

Beide Seiten brauchen Unterstützung, sich vollständig ausdrücken zu können, und dies sowohl auf der Ebene von inneren Persönlichkeitsanteilen, als Partner im Dialog oder als Rollen im Gruppenfeld.

Dynamik des Prozessorientierten Gruppenprozesses: Konflikte, Konfusionen, Widersprüche

> «Wenn das Feld kongruent ist, ist das, was eine Gruppe glaubt, identisch mit dem, was sie tut. In den meisten Feldern unterscheidet sich allerdings das, was wir tun, von dem, was wir sagen. Das führt immer zu Konfusionen, Schwierigkeiten, Inkongruenzen und Konflikten, auf der individuellen Ebene und der Ebene der Gruppe [...]. Die Gruppe verschwindet dann in einer ‹Informationswolke›, einer Unmenge von Signalen, welche etwas ausdrücken, was nicht aufgegriffen wird» (Mindell, 1997a, S. 30).

Sekundäre Signale zeigen sich oft in der Körpersprache, in Bewegungen oder Gefühlen, Fantasien oder Beziehungskonflikten. Sekundäre Signale stehen im Widerspruch zu dem, was eine Gruppe absichtlich sagt und ausdrückt. Sie äussern sich in Doppelsignalen, in somatischen und nonverbalen Signalen, in Mimik, Gestik, Stimme, Tonlage und anderen Modalitäten, aber auch in Pausengesprächen und Klatsch sowie in Aussagen, für die niemand verantwortlich einsteht, die als nicht-repräsentierte Geisterrollen indirekt einen Einfluss auf das Feld ausüben. Die Summe aller Gefühle, Gedanken, Meinungen und so fort, die nicht bewusst aufgegriffen werden und tabuisiert sind, bildet eine Informationswolke, die die Atmosphäre in der Gruppe prägt. Sie tritt gleichzeitig mit den absichtlich ausgesendeten Signalen auf und verwirrt die Kommunikation. Ein Gruppenfeld, das einen rigiden primären Prozess aufweist, in dem Störungen und unangenehme Erfahrungen unterdrückt werden und vieles offiziell nicht gesagt werden darf, wird inkongruent. Die marginalisierte und abgespaltene Information sucht sich einen «Ausdruck» und findet diesen zum Beispiel in der Gegenübertragungserfahrung (s. Kap. 3.4.4) der Facilitator:in.

> Ich betrete eine stationäre Bezugsgruppe, in der sich überwiegend depressive Klient:innen treffen. In den zuvor durchgeführten Einzelarbeiten ging es wiederholt um Gefühle von «nicht gut genug sein» und um innere Kritiker mit entwertenden Botschaften. Die Gruppe sitzt bei meinem Erscheinen in gedrückter Stimmung zusammen. Unmittelbar stellt sich bei mir das Gefühl ein, «mit einer genialen Intervention alle retten zu müssen» oder «auf keinen Fall einen Fehler machen zu dürfen». Ich empfinde immer mehr Stress und ein plötzliches Gefühl von «Angst vor der Gruppe». Gleichzeitig zur Gruppenleitung bearbeite ich meine Gefühle in innerer Arbeit und kann diese Angst als überpersönliche Rolle im Feld wiedererkennen und mich so aus ihrer Umklammerung befreien. In meiner Nachbearbeitung nutze ich folgende Übung (s. Übung 10, Anh. B).
>
> Fallbsp. 37: Gruppenpsychotherapie 3 (Hörtreiter, pers. Beob., Heiligenfeld, 2020)

5.4 Wirksamkeit und Wirkfaktoren der Gruppenpsychotherapie

«Der Konflikt weiss alles besser!»

Max Schupbach (zit. n. Bauer-Mehren & Köstler, 2012, S. 7)

Konfliktbearbeitung ist in der Prozessarbeit ein Königsweg zu Kohäsion und Gemeinschaft. Für die Prozessorientierte Gruppenpsychotherapie liegen in Konflikten Potenziale zu überraschenden Lösungen, Einsichten und – durch Rollenwechsel und Rollenübernahme – zu Empathie und Verständnis der Gegenseite, was die Atmosphäre klärt und dadurch Kohäsion stärkt. Emotionale Erfahrungen beim Bearbeiten von Konflikten schaffen einen gemeinsamen

Boden und damit Kohärenz, die sich nachhaltig positiv auf das Gruppenklima auswirkt und das Vertrauen in zukünftige Gruppenprozesse stärkt.

Gruppenleiter:innen schildern sogar in einer Untersuchung, dass ein höheres Konfliktniveau der Gruppe «grössere Erkenntnisgewinne» brachte und sich positiv auf die Therapieergebnisse auswirkte (Tschuschke et al., 2002, S. 80–93, zit. n. Strauss & Mattke, 2018, S. 73). Zudem fand Grabhorn et al. (2000, zit. n. Strauss & Mattke, 2018, S. 73), dass Konfliktwahrnehmung positiv mit Therapieerfolg korreliert. Aus prozessorientierter Sicht ist das Durcharbeiten von Konflikten ein wichtiges Instrument zu Lösungserfahrungen in der Hand von Gruppenpsychotherapeut:innen. Katharsis sowie das Verstehen, Benennen und Mitteilen von Gefühlen und eine vertiefte Einsicht in die hinter den Konflikten liegenden Muster (frühe Erfahrungen, die interpersonell immer wieder ausagiert werden, weil sie – final – Integration suchen) lassen Konfliktbearbeitung zu einem Königsweg zum «Pantheon» der Wirkfaktoren, der Gruppenkohäsion, werden. Ihr wird die grössere Outcome-Varianz als anderen Wirkfaktoren der Gruppenpsychotherapie zugeschrieben. Bednar und Kaul bringen das wie folgt zum Ausdruck: «Almost by default, cohesion has come to rule the Pantheon of group treatment» (1994, S. 647).

Anerkannte gruppenpsychotherapeutische Wirkfaktoren sind neben der Gruppenkohäsion und der Katharsis das interpersonelle Lernen, das Erhalten und Annehmen von Feedback, die Universalität des Leidens, das Einflössen von Hoffnung und Einsicht sowie Psychoedukation (Yalom, 1970, 2015; Mattke & Weber, 2020). Mit der Kohäsion wächst die Attraktivität einer Gruppe für ihre Mitglieder (Lewin, 1948) und damit das Engagement und die Verbesserung der Bindungsfähigkeit. Nach Johnson et al., 2008, (zit. n. Strauss & Mattke, 2018, S. 72) sind Gruppenklima, Kohäsion, Allianz und Empathie wichtige Beziehungsfaktoren, die positiv auf Prozesse in der Gruppe wirken. Die Mitglieder interagieren mehr im «Hier und Jetzt» und reagieren auf «kritische Ereignisse mit Selbstöffnung, Feedback, Bindung, Zuhören und Empathie, Prozessorientierung sowie Unterstützung und Fürsorge» (ebd.).

Nachweislich ergebnisrelevant ist auch eine gute Vorbereitung der Klient:innen auf die Gruppenpsychotherapie. Die Erwartungen an die Teilnehmenden werden vorgängig besprochen. Dabei wird ihnen vermittelt, dass sie von der Gruppenpsychotherapie dann am meisten profitieren, wenn sie ihre Gefühle und Gedanken einbringen, ihre Wahrnehmungen und Reaktionen auf andere aussprechen und auch unangenehme Bereiche ansprechen. Ihre Fragen und Befürchtungen werden während der Vorbereitung geklärt und die verschiedenen Faktoren, welche die Gruppenerfahrung wirksam machen, betont. Im stationären Rahmen wechseln die Teilnehmer:innen häufig: Neue Mitglieder werden ausdrücklich willkommen geheissen (Achsen innen/aussen) und Teilnehmende, welche die Gruppe verlassen, verabschiedet.

Die Wirksamkeit der Vorbereitung von Gruppenteilnehmenden wurde durch die Forschung eindeutig bestätigt:

> «[A]vailable evidence suggests that preparing clients for participation in group therapy by role induction interviews, cognitive instruction, behavioral rehearsal, or watching models may well prove to be one of the most important single considerations in effective group treatment (Bednar & Kaul, 1994, S. 647).

Die Wirksamkeit experienzieller Psychotherapie und prozessorientierter Forschung wird in Kapitel 6 und 7 dargestellt. Die Wirksamkeit von Gruppenpsychotherapie ist nachgewiesen (Burlingame et al., 2013). «Gruppentherapeutische Ansätze (können) bei verschiedensten Störungsbildern und Problemen als ‹evidenzbasiert› gelten» (Strauss & Mattke, 2018, S. VI; Strauss & Burlingame, 2018). Im Vergleich zur Einzeltherapie ist Gruppenpsychotherapie äquivalent wirksam, jedoch bis zu 50 % kostengünstiger als Einzeltherapie (Tschuschke, 2010; Helliker, 2009, zit. n. Strauss & Mattke, 2018, S. 2).

Prozessorientierte Gruppenprozesse werden durch die Präsenz, die Gefühlshaltungen und die achtsame Selbstwahrnehmung der Facilitatorin unterstützt. Durch das Bewusstmachen der Diversität in der Gruppe, der Dynamik von unterschiedlichen Rangpositionen und Privilegien ihrer Mitglieder und durch die Facilitation von emergenten «Konflikten» im Feld werden die impliziten Transformationspotenziale der Gruppendynamik aktiviert und positive Veränderungen wirksam umgesetzt.

Vertiefte Kenntnis der Gruppendynamik und das Erwerben praxisbezogener Kompetenzen in der Facilitation von beziehungs- und gruppendynamischen Prozessen ist integraler Bestandteil der Weiterbildung in Prozessarbeit.[17] Die Anwendungen von Worldwork[18] als Methode der Konflikttransformation sind zukunftsweisend über die Gruppenpsychotherapie hinaus. Als dynamische Weiterentwicklung der Prozessorientierten Psychotherapie für die Arbeit mit sozialen, politischen, gesellschaftlichen und kulturellen Spannungsfeldern im Rahmen von Offenen Foren und Gruppenprozessen weltweit (s. Kap. 7 für

17 Weitere Informationen zu den Weiterbildungen am Institut für Prozessarbeit in Anh. F und auf http://www.institut-prozessarbeit.ch.

18 Weitere Informationen zu den Weiterbildungen in Worldwork, angeboten durch IAPOP, auf www.worldwork.org.

Literatur und Videomaterial) schafft Prozessarbeit eine Brücke von der Einzelarbeit über die Gruppenpsychotherapie bis hin zur Moderation gesellschaftlicher Prozesse.

6 Wirksamkeit

6.1 Wirksamkeitsnachweis von Psychotherapie

Psychotherapie wirkt

Mit seiner Provokation, dass Psychotherapie nicht besser wirke als keine Behandlung beziehungsweise Spontanremissionen für die Verbesserung der Klient:innenbefindlichkeit verantwortlich seien, stimulierte Eysenck (1952) ein veritables «Rennen» um den Wirksamkeitsnachweis von Psychotherapie. Sein Befund wurde später als «Mythos der spontanen Remission» kritisiert (Kiesler, 1966).

Seit Langem ist der Wirksamkeitsnachweis von Psychotherapie durch unzählige Ergebnisstudien und Metaanalysen gut gesichert (Luborsky et al., 1975; Smith et al., 1977). In den letzten vierzig Jahren wurde unter Einbezug von über 500 weiteren Studien und über 80000 Klient:innen eine durchschnittliche Effektstärke von 0.8 nachgewiesen. Dies bedeutet, dass sich die Symptomatik bei 80 % der behandelten Klient:innen im Vergleich zu einer nicht behandelten Kontrollgruppe verbessert (Wampold, 2001; Wampold & Imel, 2015). Darüber hinaus konnte gezeigt werden, dass Psychotherapie ebenso gut wie pharmakologische Behandlung wirkt und zudem länger andauernde Effekte aufweist (Wampold, 2019, S. 71).

Äquivalenzparadox

Über die generelle Wirksamkeit hinaus fokussierte die Psychotherapieforschung auf die differenziellen Effekte verschiedener Therapiemethoden beziehungsweise Techniken und suchte nach spezifischen Wirkfaktoren mit grösstmöglicher Outcome-Varianz. Ein übergeordneter, durch Metaanalysen mehrfach bestätigter Befund zeigte jedoch die Äquivalenz der Wirksamkeit aller psychotherapeutischen Verfahren, was als «Dodo-Bird-Verdikt» bekannt ist: «Alle haben gewonnen und alle verdienen einen Preis» (Luborsky et al., 1975; s. a. Smith & Glass, 1977; Wampold et al., 1997; Luborsky et al., 2002; Lambert, 2013b, S. 169).

Das als Äquivalenzparadox bekannte Ergebnis jahrzehntelanger Psychotherapieforschung bedeutet, dass sich keine Beweise für unterschiedliche Ergebnisse finden, wenn bona-fide-Behandlungen miteinander verglichen werden. Auch für verschiedene Störungsbilder ergaben sich vergleichbare Wirksamkeiten (Rabung & Leichsenring, 2016). Die Äquivalenz der Psychotherapien hinsichtlich ihrer Wirksamkeit weist darauf hin, dass sie gemeinsame Faktoren haben, die die aktiven Ingredienzen ausmachen (Lambert & Bergin, 1994).

Lambert bezifferte den methodenspezifischen Beitrag mit 15 %, den Beitrag gemeinsamer Wirkfaktoren mit 30 %, denjenigen von Klient:innen und externer Welt mit 40 % und jenen von Erwartungen an die Behandlung mit 15 % (Lambert, 2013b, S. 200). Nach Wampold (2019) sind nur gerade 13.8 % der Varianz *durch die Therapie selbst* aufgeklärt, der Rest durch aussertherapeutische Faktoren wie Arbeit, Unfälle und Wechsel in der Partnerschaft. Da der Nachweis spezifischer Effekte hochkomplex ist, sind weitere Forschungsanstrengungen nötig (ebd., S. 104).

Unspezifische Wirkfaktoren

Es sind also nicht die spezifischen, sondern gerade die *unspezifischen Wirkfaktoren*, die Psychotherapie – über unterschiedliche Methoden hinweg – wirksam machen (s. Rosenzweig, 1936; Frank, 1961). *Wie* Therapie gemacht wird, ist vielleicht doch wichtiger als das spezifische Verfahren. Goldfried und Padawer (1982) zeigten, dass Therapeut:innen mit unterschiedlichsten theoretischen Modellen auf der Ebene der Strategien oft sehr ähnlich handeln. Orlinsky und Howard (1986) (s. a. Orlinsly et al., 2004; Orlinsky, 2009) beschrieben in einem generischen Modell der Psychotherapie fünf allgemeine Wirkfaktoren, die in jeder Psychotherapie aktiv sind: a) der therapeutische Vertrag, b) die therapeutischen Interventionen, c) die therapeutische Beziehung, d) die Selbstbezogenheit (self-relatedness) der Klient:in und der Therapeut:in sowie e) die praktische Umsetzung.

Prozessergebnisstudien zeigen eine positive Korrelation von a) Beziehungsqualität, b) Einstellung und Fähigkeiten der Therapeut:in, c) Offenheit der Klient:in und d) Behandlungsdauer zum Ergebnis (Orlinsky et al., 1994). Therapeut:innencharakteristika sind demnach wichtige gemeinsame Faktoren, die eine Therapie erfolgreich machen (Orlinsky et al., 1996). Die zentrale Rolle der therapeutischen Allianz für ein positives Ergebnis ist belegt, unabhängig von der Konzeptualisierung und den Instrumenten, die zu ihrer Messung verwendet werden (Horvath et al., 2011).

Kritische Faktoren sind kontextueller Art:

- Die *therapeutische Allianz* korreliert positiv mit dem Ergebnis. Je höher die Allianz zu Beginn der Therapie, umso besser das Therapieergebnis (Wampold et al., 2018).
- Metaanalysen zum Einfluss kontextueller Faktoren auf das Ergebnis der Behandlung zeigen, dass die *Person der Therapeut:in* wichtig ist: Einige Therapeut:innen sind erfolgreicher als andere (Wampold & Imel, 2015), da sie eine tragfähigere Beziehung aufbauen können als weniger erfolgreiche (Baldwin, 2007, zit. n. Wampold & Imel, 2015). Sie können ihr Behandlungsangebot auf die jeweiligen Klient:in anpassen. Denn Theorien und eine Praxis, die der Kultur, den Haltungen, den Wertvorstellungen und der Persönlichkeit der Klient:innen angepasst sind, sind wirksamer als solche, die das nicht sind.
- Die *Charakteristika der Klient:innen* sind mit entscheidend für den Therapieerfolg. «[T]herapist and treatment provide the necessary conditions for clients, who then use the therapist and the treatment to make desired changes» (Wampold, 2019, S. 114). Je involvierter Klient:innen in ihren Prozess und mit ihrer Spürerfahrung (felt sense), gemessen an der Experiencing-Skala (Klein et al., 1986), verbunden sind, desto eher zeigt sich ein positives Therapieergebnis.

Grawe et al. (1994) erarbeitete empirisch fünf allgemeine Wirkfaktoren, die den Therapieerfolg positiv beeinflussen: 1) die therapeutische Beziehung (Beziehungsqualitäten optimieren); 2) Ressourcenaktivierung (positive Eigenschaften und Fähigkeiten erlebbar machen); Problemaktualisierung (Probleme erfahrbar machen und alternative Verhalten erarbeiten); Problembewältigung (problemrelevante Bedeutungen gefühlsmässig erleben und durch positive Bewältigungserfahrungen verändern) und motivationale Klärung (zur Selbstreflexion anregen).

Medizinisches Metamodell und kontextuelles Metamodell

Sind die *unspezifischen* Faktoren die aktiven Ingredienzien von psychotherapeutischen Behandlungen, ist das medizinische Metamodell als Forschungsparadigma ungenügend oder unterkomplex (Henningsen & Rudolf, 2000). Psychotherapieforschung braucht einen alternativen Modellrahmen. Das kontextuelle Metamodell (Wampold, 2001; Tschuschke & Freyberger, 2015; Wampold & Imel, 2015; Wampold et al., 2018) ist ein solch alternativer Bezugsrahmen. Es konzipiert Psychotherapie als ein komplexes *soziales Geschehen*, eine essenziell *interpersonelle Behandlung*. Das kontextuelle Metamodell betont drei Wirkfaktoren, die Veränderung in der Psychotherapie erklären können:

1. Eine echte Beziehung, beruhend auf vertieften Gefühlshaltungen (s. Kap. 3.4.1), als wirksames Gefäss für die therapeutische Interaktion zwischen Therapeut:in und Klient:in,
2. Erwartungen (angestrebte Ziele und Übereinkunft über Behandlungsvorgehen und Strategien zur Erreichung der Ziele) und
3. eine Behandlungsdurchführung, die veränderungswirksam ist und durch Feedback kontrolliert wird.

Randomisierte kontrollierte Studien («efficiacy studies») als «Goldstandard» des medizinischen Metamodells scheinen eher ungeeignet zur Erforschung der Wirksamkeit von Psychotherapie. Psychotherapie wird im medizinischen Metamodell mit der Verabreichung eines Medikamentes gleichgesetzt und allein die experimentelle Variable kontrolliert, während alle anderen Einflussfaktoren unberücksichtigt bleiben. Randomisierte kontrollierte Studien sind methodisch und klinisch unbrauchbar (Kriz, 2014; Tschuschke, 2005, 2009; Wampold, 2007; Tschuschke et al., 2010; Schulthess, 2019). «Befürworter einer naturalistischen Psychotherapie- forschung (*effectiveness studies*) [...] votieren für eine im realen therapeutischen Setting erfolgende ‹naturalistische› empirische Forschung» (Tschuschke et al., 2009, S. 161). Psychotherapie, so bestätigt die Forschung, ist oft evidenzbasierten medizinischen Praktiken (EbM) überlegen: «Indeed, psychotherapy is more effective than many ‹evidence-based› medical practices, some of which are costly and produce significant side effects» (Wampold, 2007, zit. n. Lambert, 2013b, S. 172).

Modellrahmen

Das kontextuelle Metamodell als theoretischer Bezugsrahmen zur Erforschung von Therapieprozessen und veränderungswirksamen Sequenzen wird der Komplexität von Psychotherapie als sozialer Interaktion besser gerecht als das medizinische Metamodell. Als erkenntnistheoretische Grundlage zur Erforschung selbstreferenzieller (Klient:in und Therapeut:in), interpersoneller und gruppaler Prozesse setzt sich die Systemtheorie, insbesondere das Prinzip der Selbstorganisation zunehmend zur Erklärung von Verhalten und Veränderungsprozessen von Einzelnen und Gruppen durch. Systeme steuern sich kybernetisch durch zirkuläre Feedbackprozesse selbst (Wiener, 1952). Selbstorganisationstheorien lebendiger Systeme, mit Anfängen in der Gestaltpsychologie, der Physik (Haken,

1987; Haken & Schiepek, 2006), Chemie (Prigogine, 1992; Prigogine & Stengers, 1993), Biologie (Maturana et al., 1974, Maturna & Varela 1990; Margulis & Sagan, 1995; Roth, 1987) und den sozialen Systemen (Dell & Goolishian, 1981; Dell, 1985; Luhmann, 1984, 1990, 2002) bilden den Rahmen, in dem sich Psychotherapie abspielt. In diesem Sinne ist der Einbezug von Signal- und Kommunikationstheorie in das prozessorientierte Modell zentral zur Steuerung und Optimierung der psychotherapeutischen Wirksamkeit mittels Feedbacks.

Die Prozessorientierung ist im Mainstream der Psychotherapie angekommen. Transformationsprozesse verändern Mentalisierungen (Plassmann, 2013, zit. n. Kriz, 2014) durch eine echte Beziehung zwischen zwei Menschen als einer «Wirkeinheit». Beziehungsqualitäten (Metaskills) als Therapeutikum im Sinne der Bindungsforschung (s. Kap. 3.4.1) und geleitete aufgabenspezifische Sequenzen (s. Kap. 3.2) innerhalb eines selbstorganisierenden Bezugssystems machen die therapeutische Arbeit wirkungsvoll.

Innere Arbeit und Beziehungsgestaltung in der Prozessorientierten Psychotherapie

Mit echter Beziehung und Beziehungsgestaltung als zentralen Wirkfaktoren von Psychotherapie sind die Ausbildungsgänge gefordert, den interpersonalen Fähigkeiten der angehenden Therapeut:innen besonderes Augenmerk zu schenken und diese Fertigkeiten kontinuierlich zu schulen. Nach Tschuschke (2015, S. 98) zeigt die geringe Ergebnisvarianz spezifischer Interventionen, dass in der Weiterbildung die «therapeutische Beziehung, die Persönlichkeit des Klienten und seine strukturellen Möglichkeiten, seine Motivation und Eignung für eine bestimmte Vorgehensweise sowie soziale Umfeldeinflüsse bewusst gemacht werden [...] und der Umgang mit ihnen gelehrt werden [müsste]».

Zentrale Lerninhalte der Weiterbildung zur Prozessorientierten Psychotherapeut:in, die, basierend auf aktueller Forschung, veränderungswirksam sind:

- Selbsterfahrung und vertiefte innerer Arbeit.
- Klient:innen anleiten, mit ihrer inneren Erfahrung in Kontakt zu kommen (experiencing) und sich mit Interesse dem eigenen Prozess vertieft zuzuwenden (Gendlin, 1982, 1996; Klein et al., 1969, 1986; s. a. Grawe, 1990).
- Interpersonelle Theorie und Praxis durch Studium von Signalen und Mikrosignalen via Videoaufnahmen verbessern (s. Kap. 1.2.4 & 2.3.1).
- Feedbackorientierung zur Optimierung der Passung zwischen Therapeut:in und Klient:in durch Fokus auf Inhalt und Prozess erhöhen, d. h. intentionale und nicht-intentionale, bspw. somatische Rückmeldungen (s. Kap. 3.4.3).

- An- und Zusammenpassung mittels Bewusstheit und Achtsamkeit bezüglich Sprache, Kultur, Wertvorstellungen, Rang- und Machtverhältnisse, Persönlichkeit, Denkstil und Gefühlsqualitäten der Klient:in (s. Kap. 1.2.7).
- Konfliktfähigkeit stärken.
- In Beziehung bindungsrelevant und angepasst an die jeweiligen strukturellen Möglichkeiten wirken und agieren (s. Kap. 4.5).
- Gruppenerfahrungen konstellieren, in denen Selbstbezogenheit und interpersonelle Fertigkeiten im Hier und Jetzt der Interaktion ausprobiert und Transfers in den Alltag erleichtert werden.
- Schaffen von multimodalen Erfahrungsräumen, worin alle Wahrnehmungsmodalitäten einbezogen werden und sich für die Klient:in selbst aus der Erfahrung ihrer Prozesse direkt Bedeutung und Sinn erschliessen.

Die Person der Psychotherapeut:in ist von messbar hoher Bedeutung, was unterstreicht, wie zentral die Weiterbildung hin zu einer reifen Professionalität mit gut ausgebildeten Metaskills (Haltungen) ist (Wampold & Imel, 2015). «Supershrinks» sind Therapeut:innen, die die kontextuellen Faktoren am besten verwirklichen (Strauss, 2019, S. 5, s. a. Castonguay & Hill, 2017)

6.2 Prozessergebnis-Messung

Ein weiterer ergebnisrelevanter Einflussfaktor ist die Person der Klient:in. Für die Prozessexperienziellen Psychotherapien gilt die «Experiencing»-Dimension (Rogers, 1961; Gendlin, 1962, 1973, 1996, 1998) als gute Möglichkeit zur Messung der emotionalen Verarbeitung (Klein et al., 1969; Mathieu et al., 1984; Goldman et al., 2005). Optimales «experiencing» ist operationalisiert messbar auf der siebenstufigen Experiencing-Skala von Klein et al. (1986).

Aufgrund der Verwandtschaft mit den experienziellen Psychotherapien wurde die Experiencing-Skala zur Prozessergebnis-Messung in prozessorientierten Studien eingesetzt (Hauser, 2001; Weyermann, 2006). So sagt die Zunahme der emotionalen Involviertheit auf Level 4 und 5 einen verbesserten Klient:innenzustand nach erfahrungsorientierten Therapien voraus (Pos & Chol, 2018). In einer Studie mit 74 depressiven Klient:innen waren erhöhte Werte auf der Experiencing-Skala nach acht Sitzungen prädiktiv für ein gutes Therapieergebnis (Pos et al., 2010).

Die Forschung hat die Konzepte und Prämissen erfahrungsorientierter Psychotherapien eindeutig bestätigt (Wampold, 2001). Prozessorientierte Psychotherapie ist explizit darauf fokussiert, Erfahrungsräume zu öffnen, in denen die Klient:in ihre Körper-, Beziehungs- und Feinspürerfahrungen und emotionales Erleben vertiefen kann. Amplifikation und Entfaltung der Prozesse sowie das Arbeiten an den Grenzen der Wahrnehmung mittels 2-Stuhl-Technik und Rollenspiel sind die Instrumente, um marginalisierte Erfahrungsbereiche dem bewussten Erleben zugänglich zu machen (s. Kap. 3.1.2). Für eine gezielte Entfaltung der marginalisierten Bewusstseinsinhalte ist die Hypothese einer «Prozessstruktur» (Arbeitsmodell) zentral, welche die Erfahrung beziehungsweise Identifikationen der Klient:in mit ihren Erfahrungen als Muster abbildet (s. Kap. 3.1 & 3.2.; Mindell, 1985b).

6.3 Wirksamkeitsnachweis bei humanistisch-experienziellen Psychotherapien

> «We know well that therapy ‹works›, i. e. is responsible for change, but have little knowledge of why or how it works.»
> *Kazdin (2007, S. 2)*

Es werden auch Level-II naturalistische Prozessergebnisstudien benötigt, die Psychotherapie mit wirklichen Klient:innen unter natürlichen Bedingungen untersuchen. Da nicht allein die Ergebnisse interessieren, sondern die Prozesse, die zu diesen Ergebnissen führen, werden Prozess-Outcome-Studien gefordert. Ein solcher Prozess-Outcome-Ansatz soll das Verständnis für die tatsächlich veränderungswirksamen Prozesse fördern und Handlungsstrategien optimieren, die Transformationsprozesse ermöglichen. «Der Prozess-Outcome-Ansatz ist damit als Bestandteil der Qualitätssicherung und der Optimierung psychotherapeutischer Behandlungen zu betrachten» (Huber, 2021). Therapieforschung soll im Hinblick auf reale Therapien unter naturalistischen Bedingungen stattfinden. Dazu gehört «Patienten-Fokussierte Forschung, die Sammlung von praxisorientierter Evidenz und die Schaffung von Praxis-Forschungs-Netzwerken» (Strauss, 2019, S. 8).

Eine solche naturalistische Prozessergebnisstudie ist die PAP-S Studie (Praxisstudie ambulante Psychotherapie Schweiz) 2007–2012 für den Nachweis der Wirksamkeit von zehn beteiligten Verfahren (s. Kap. 6.4).

Zur Konvergenz psychotherapeutischer Verfahren

Nicht nur zwischen den verschiedenen humanistisch-experienziellen Psychotherapien (HEPs) besteht Konvergenz bezüglich Metatheorie, Modellen und

Praxeologie. Auch die neueren Entwicklungen innerhalb der Verhaltenstherapie (beispielsweise Dialektisch-Behaviorale Therapie (DBT), Acceptance and Commitment therapy (ACT), Mindfulness-Based Cognitive Therapy for Depression (MBCT), Schematherapie, Mentalisierungsbasierte Psychotherapie (MBT)[19] deuten auf die Annäherung der Verfahren. Selbst aus der «Hochburg der Verhaltenstherapie» kommen starke Signale der Annäherung an die humanistischen Verfahren:

> «[Es] bedarf [...] eines geduldigen, kompetenten und für meine emotionalen Zustände sensiblen Lehrers, der mir diese mentalen Zustände so zu spiegeln weiß, dass ich sie als meine zu erkennen lerne. Dazu muss das interpersonelle Spiegeln mentaler Zustände [...] kontingent (zeitnah in einem erkennbaren Zusammenhang stehend) und kongruent (den tatsächlichen Inhalt meines mentalen Zustands treffend) [...] sein» (Pawelzik, 2013a, S. 62, zit. n. Kriz, 2014, S. 56).

Auch «hat die Begeisterung für die bislang nahezu hegemoniale Stellung der kognitiven Therapie stark nachgelassen: Maßgebliche Vertreter dieses Ansatzes konnten zeigen, dass die Therapieeffekte nicht nachhaltig sind» (Pawelzik, 2013b, S. 163, zit. n. Kriz, 2014, S. 56). Und: «Psychotherapie [...] ist nur im Rahmen einer längerfristigen, stabilisierenden, schrittweise ‹korrigierende emotionale Erfahrungen› ermöglichenden Zusammenarbeit zu erreichen» (Pawelzik, 2013b, S. 167, zit. n. Kriz, 2014, S. 56).

Prozessorientierte Psychotherapie ist eine humanistisch-experienzielle Psychotherapie

Modellrahmen

Prozessorientierte Psychotherapie gehört mit ihrem in Kapitel 1 und 2 vorgestellten Modellrahmen zur Familie der humanistisch-experienziellen Psychotherapien (HEPs). Zu diesen zählen ausserdem Psychodrama (Moreno & Moreno, 1959), Personenzentrierte Psychotherapie (Rogers, 1961), Gestalttherapie (Perls et al., 1951), Focusingorientierte Psychotherapie (Gendlin, 1982, 1996), prozessexperienzielle Psychotherapie (Elliott et al., 2013; Greenberg & Goldman, 2018; Mahrer, 2004), existenziell-interpersonale Psychotherapie (Yalom,

19 DBT: s. Linehan, 1996; ACT: s. Hayes et al., 1999; MBCT: s. Segal et al., 2001; Schematherapie: s. Young, et al., 2005; MBT: s. Fonagy, et al., 2002 sowie Heidenreich et al., 2007 u. Heidenreich & Michalak, 2013.

1980), expressive (Daldrup et al., 1988; Engle et al., 1991) und körperorientierte Psychotherapien (Kepner, 1993, zit. n. Elliott et al., 2013, S. 495).

Die humanistisch-experienziellen Verfahren haben die «Konstellierung von Erfahrungsräumen» (Kriz, 2014) für die Verwirklichung von Veränderungsprozessen gemeinsam. Im Unterschied zum nondirektiven Zugang von Rogers ist Prozessorientierte Psychotherapie auf der Linie von Gendlin (1962, 1996), Greenberg et al. (1994) und Mahrer (1996) ein geleiteter und prozessdirektiver Ansatz (Elliott et al., 2013, S. 496). Beziehungs- und aktive Prozessgestaltung gehören in der Prozessorientierten Psychotherapie zusammen: Modulation der Beziehung mit genauer Feedback-Passung *und* Arbeit an Wahrnehmungsgrenzen im Rahmen kritischer Change-Episoden in Sitzungen (s. Kap. 3.2) mithilfe geleiteter Interventionen. Die prozessgeleiteten Varianten der humanistischen Verfahren stellen eine der wesentlichen Entwicklungen innerhalb der humanistisch-experienziellen Psychotherapien dar (Lietaer, 1990, zit. n. Greenberg et al., 1994, S. 510).

Gemeinsame Prämissen der humanistisch-experienziellen Psychotherapien

Die Humanistisch-Experienziellen Psychotherapien (HEPs) teilen gemeinsame philosophische und psychologische Wurzeln. Diese liegen in der Phänomenologie (Husserl, 1913/1995; Merleau-Ponty, 1966; Kap. 1.2.2), der Existenzphilosophie (u. a. Sartre, 1962), der Gestaltpsychologie (u. a. Köhler, 1933) und der daraus hervorgegangenen Sozialpsychologie von Lewin (1948, 1951, 1963/2012; Kap.5.1). Auf diesem Hintergrund entwickelten sich miteinander verwandte Psychotherapie-Verfahren, teilweise von Freud und Jung ausgehend, die Familie der Humanistisch-Experienziellen Psychotherapien (s. o.).

> «Kern des Verfahrens ist die Unterstützung von selbstregulativen Prozessen auf emotionalen, kognitiven und interaktiven sowie körperlichen Ebenen. Das geschieht durch die Förderung von selbstexplorativen Erfahrungen sowie durch verstehende und hinterfragende Konfrontation mit den Sinn-, Wert- und Zielvorstellungen des Patienten und ungelebten Bereichen seiner Existenz» (Eberwein, 2012, S. 505).

Der Mensch ist ein selbstorganisierendes System, eingebunden in Beziehungsnetze, seinen sozialen Beziehungen. Versagen diese (bzw. die frühen Bezugspersonen), können sich psychische Störungen ergeben, die qua therapeutischer Beziehung bzw. korrigierenden sozialen Interaktionen behoben werden.

Zum Menschenbild gehört die Prämisse des menschlichen Bewusstseins. Der Mensch ist seiner selbst bewusst und kann sein Gewahrsein (mindfulness) über bestehende Grenzen seiner Wahrnehmung hinaus erweitern und bisher marginalisierte Erfahrungsbereiche mit einschliessen. Verdammt zur Freiheit (Sartre, 1962), haben wir Wahlmöglichkeiten und tragen Verantwortung für Entscheidungen. Spontaneität und Kreativität zeichnen den Menschen aus (Moreno, 1947, 1987), eine Tendenz zu Individuation oder Ganzwerdung (Jung, 1979b, 1981a), zur Selbstaktualisierung (Rogers, 1955), zum Entfalten der menschlichen Möglichkeiten oder seines:ihres Potentials (Büntig, 1977, 2013).

HEPs sind phänomenologisch, forschungs- und entdeckungsorientiert und gehen von Bewusstheit (awareness) und Erfahrung (experiencing) als zentrale Mediatoren für Veränderung aus. Dabei bauen sie auf echter Beziehung als wirksames Agens für therapeutische Veränderung und initiieren einen cokreativen Prozess zwischen Therapeut:in und Klient:in, in dem der kongruente Kontakt zur eigenen Erfahrung und zum Gegenüber gefördert wird. Zentral ist die Arbeit an den Grenzen der Wahrnehmung. Die Arbeit ist auf Selbstaktivierungstendenzen und Potenziale des Menschen ausgerichtet, wobei sie emotionale Erfahrungen ermöglichen und fördern und diese für Veränderung nutzen. Bedeutung und Sinn lassen sich für die Klient:in unmittelbar aus seiner:ihrer Erfahrung erschliessen. Dabei sind die humanistischen Verfahren existentiell an Potential, Sinn, Werten und Zukunft orientiert.

HEPs fördern Spontaneität, Kreativität und Sinn und stärken dadurch Resilienz (Antonovsky, 1979, 1987). In ihrer Haltung schätzt die Therapeut:in alle Erfahrungen der Klient:in. Sie baut auf erlebnisaktivierenden und erfahrungsintensivierenden (s. Kap. 1.2.2) Interventionen, welche die direkte Erfahrung vertiefen (experiencing). Selbstanteile, Interaktionspartner und Rollen im Feld werden in dialogischen Prozessen inszeniert und unterstützt, sich jeweils vollständig auszudrücken (s. Kap. 3.1.2).

Kontinuierliche Rückmeldungen im therapeutischen Prozess fördern Selbstmitgefühl und Empathie. Diese werden durch Perspektiven- und Rollenwechsel vertieft – hin zu Kongruenz im eigenen Sein, in Beziehung und im Gruppenkontext.

Mit Übungen (s. Anh. B) unterstützen Prozessorientierte Psychotherapeut:innen die Aufmerksamkeits-fokussierung auf körperliche Erfahrung, Beziehung und soziale Prozesse und erleichtern damit Erfahrungen in *allen* Wahrnehmungsmodalitäten. Interventionen richten sich an bewussten und unbewussten Entwicklungspotenzialen der Klient:innen aus und entstammen den oben genannten Ansätzen (Psychodrama, Logotherapie, Gestalttherapie, Körperarbeit, System- und Familientherapie u. a.). Darüber hinaus sind zahlreiche störungsspezifische prozessorientierte Interventionen entwickelt worden (s. Kap. 4).

6.4 Wirksamkeitsstudien zur Prozessorientierten Psychotherapie

Eine Metaanalyse von Greenberg et al. untersuchte 37 Ergebnisstudien erfahrungsorientiert-humanistischer Therapien (1978–1992) und kalkulierte Prä-Post-Effektstärken über 137 Messungen und 1272 Klient:innen (1994, S. 511). Die durchschnittliche Effektstärke betrug 1.32 (Standardabweichung .66). Ein Vergleich erfahrungsorientierter Psychotherapien mit 26 nicht-erfahrungsorientierten Therapien (psychoedukativ, kognitiv, verhaltensorientiert, psychodynamisch) zeigte *keine* Unterschiede (ebd., S. 515).

Knapp 20 Jahre später fassen Elliott et al. die Resultate von rund zweihundert Wirksamkeitsstudien humanistisch-experienzieller Verfahren erneut zusammen (2013, S. 496ff., zit. n. Kriz, 2014, S. 55):

- Die Studien zeigen grosse Verbesserungen, die auch katamnestisch über zwölf Monate stabil bleiben.
- Kontrollierte Studien belegen eine deutliche Verbesserung der Behandlungsgruppen im Vergleich zu unbehandelten Kontrollen.
- Die humanistisch-experienzielle Psychotherapie ist ebenso wirksam wie andere Ansätze, beispielsweise in Deutschland anerkannte Richtlinienverfahren.
- Die Überlegenheit der Verhaltenstherapie hält genaueren Analysen nicht stand: Sie ist weitgehend durch die fehlende Behandlungsallianz der Forscher:innen (non-bona-fide) bedingt.

Elliott et al. (2013) betonen, dass die nachgewiesene Wirksamkeit der humanistisch-experienziellen Psychotherapien die Gemeinsamkeiten der psychotherapeutischen Schulen aufzeigt. Auch Kriz (2014) unterstreicht, dass «die nachgewiesene Wirksamkeit der Humanistischen Psychotherapie ihren Beitrag zur Konvergenz der Vorstellungen über psychotherapeutisches Arbeiten geleistet [hat]». Die Konzepte und Befunde der humanistisch-experienziellen Psychotherapien haben die anderen Grundorientierungen und neuere Verfahren (psychodynamisch, verhaltenstherapeutisch, systemisch) stark befruchtet (ebd., S. 55).

Störungsspezifische Wirksamkeit von humanistisch-experienziellen Psychotherapien

Auch störungsspezifisch ist die Wirksamkeit der humanistisch-experienziellen Psychotherapien gut belegt. Positive Bewertungen liegen für sechs wichtige Störungsbilder vor. Vergleichende Studien von Personzentrierter Psychotherapie und Verhaltenstherapie bei Angst- und Panikstörungen zeigten die Wirksamkeit des personzentrierten Ansatzes, die positiven Wirkungen verbesserten sich teilweise sogar katamnestisch (Biermann-Ratjen, 2017, S. 163). Nach Elliott et al. (2013, S. 523) zeigen Verfahren der humanistisch-experienziellen Psychotherapien in Metaanalysen eindrückliche störungsspezifische Behandlungseffekte («efficacious and specific») bei Depression mit prozessleitenden Verfahren (Goldman et al., 2006) und bei Beziehungsproblemen und Missbrauch (Greenberg et al., 2008; Paivio & Pascual-Leone, 2010). Darüber hinaus sind sie wirksam als Hilfe zur psychologischen Bewältigung von chronischen Körpersymptomen wie HIV oder Krebs und bei selbstschädigendem Verhalten wie Substanzsucht; wahrscheinlich sind sie ebenfalls wirksam bei Angst, Panik und bei Psychosen (Elliott et al., 2013, S. 524).

Wirksamkeitsstudien in der Prozessorientierter Psychotherapie

Die ambulante Praxisstudie PAP-S, eine naturalistische Prozessergebnisstudie, untersucht die komplexen Prozesse real durchgeführter psychotherapeutischer Behandlungen. Dabei handelt es sich um eine Effektivitätsstudie innerhalb eines Kontextmodells, was eine systematische, kontinuierliche Analyse der hochkomplexen Therapiesituation beinhaltet. Erforscht werden Behandlungsergebnisse und Behandlungsverlauf, das heisst, es wird untersucht, welche Faktoren entscheidend für die Qualität von Prozess und Outcome sind. Im Zentrum steht also die Frage nach wirksamen Ingredienzen psychotherapeutischer Behandlung. An dieser grossangelegten Studie haben neun verschiedene Therapieschulen (humanistisch-experienzielle Psychotherapien) in den Jahren 2007 bis 2012 teilgenommen. Dabei wurden insgesamt 362 Klient:innen im Alter zwischen 17 und 72 Jahren und 86 Therapeut:innen einbezogen.

Prä-Post-Vergleich vor Behandlungsbeginn bis ein Jahr nach Abschluss der Behandlung

Im Prä-Post-Vergleich von 272 Klient:innen (222 vollständige und 50 imputierte Datensätze) zeigt sich eine hohe Wirksamkeit aller untersuchten psychotherapeutischen Behandlungen der neun Verfahren mit hohen Effektstärken, welche auch ein Jahr nach Abschluss der Behandlung stabil blieben oder sich zusätzlich verbesserten. Die Behandlungen sind besonders wirksam bei der Verbesserung der psychosozialen Beeinträchtigung und der Symptombelastung (die Messinstrumente sind beschrieben in Crameri, 2016). Zwei Drittel der Klient:innen haben eine oder mehrere komorbide Störungen, 40 % eine oder mehrere Persönlichkeitsstörungen. Bei den Achse-I-Diagnosen waren affektive Störungen am häufigsten (39 %), gefolgt von Angststörungen (24 %), Anpassungsstörungen (16.5 %) und andere (8 %).

Ausgezeichnete Wirksamkeit ergibt sich über einzelne Störungsbilder, wobei die gute Wirksamkeit der Behandlungen gerade auch bei den Persönlichkeitsstörungen auffällt.

Affektive Störungsbilder	ES (1.05)
Angst- und Anpassungsstörungen	ES (1.24)
Persönlichkeitsstörungen	ES (0.95)

(nach ebd., Tab. 5–7, S. 131f.)

Die Resultate der Prä-Post-Messungen zeigten eine vergleichbare Effektivität der untersuchten humanistischen und tiefenpsychologischen Therapien mit evidenzbasierten kognitiv-verhaltenstherapeutischen Verfahren (ebd., S. 121). Die Ergebnisse der PAP-S Studie sind damit sehr ermutigend. Gerade auch Klient:innen mit einer Borderline-Persönlichkeitsstörung oder einer narzisstischen Persönlichkeitsstörung profitieren von humanistischen und tiefenpsychologischen Therapien (Tschuschke et al., 2013).

Die hohen Effektstärken im Prä-Post-Vergleich blieben auch im Prä-Katamnese-Vergleich bis ein Jahr nach Therapieabschluss auf hohem Niveau stabil. Das gilt selbst für die rückfallgefährdete Klient:innengruppe mit Persönlichkeitsstörungen.

Prozessorientierte Psychotherapie im Prä-Post-Vergleich

Das *IPA* hat 60 Klient:innen (ca. 15 % aller Klient:innen) in die PAP-S-Studie eingebracht. Von diesen 60 Fällen konnten zwischen 39 und 44 psychotherapeutische Behandlungen ausgewertet werden. Die Behandlungsergebnisse sind sehr gut. Mit im Schnitt circa 39 Therapiesitzungen werden durchschnittlich sehr gute Effektstärken um .85 erreicht. Bei den Klient:innen handelt es sich um eine psychisch durchschnittlich belastete Klientel mit überwiegend affektiv-ängstlichen Störungsbildern.

Prozessorientierte Psychotherapie im Prä-Katamnese-Vergleich

Die Tabelle zeigt die erzielte Wirksamkeit zwischen Behandlungsbeginn (Prä) und katamnestischer Nachuntersuchung ein Jahr nach Beendigung der Therapie (Kat) in allen vier Outcome-Tests (Brief Symptom-Inventory BSI; Outcome Questionnaire-45-2; Global Assessment Functioning Scale; Beck Depression-Inventory BDI-II). Für die 27 Klient:innen, für die sämtliche Prä-Katamnese-Testwerte vorliegen, sind auf allen vier Skalen hochsignifikante Verbesserungen mit sehr hohen Effektstärken ausgewiesen.

Therapie-Effekte	MW	N	s	T-Wert	p	ES
BSI-GSI prä	0,79	28	0,43	5,30	0,0001	1,00
BSI-GSI Kat	0,42	28	0,35			
OQ-45 prä	61,30	27	20,50	5,42	0,0001	1,04
OQ-45 Kat	40,72	27	20,84			
GAF prä	65,48	27	13,21	-6,51	0,0001	1,25
GAF KAT	81,56	27	13,47			
BDI prä	14,15	27	8,43	4,22	0,0001	0,81
BDI Kat	6,04	27	6,42			

Tab. 7: IPA Behandlungsergebnis Prä-Katamnese (Tschuschke et al., 2013)

Die prozessorientierten Behandlungen sind im Durchschnitt sehr erfolgreich. Ungeachtet der formalen Diagnose oder des Grades der Chronifizierung und psychischen Belastung vor der Behandlung oder der beruflichen Erfahrung der Therapeut:innen liegen sie im Durchschnitt mit einer Effektstärke von 1.03 über der in der Forschungsliteratur berichteten Effektstärke von 0.80. Im katamnestischen Zeitraum von einem Jahr nach Behandlungsende gab es zwar keine weiteren Entwicklungen mehr, aber auch keine Verschlechterungen.

Die zehn IPA-Psychotherapeut:innen, die mit sechzig behandelten Klient:innen an der Studie teilgenommen haben, erbringen eine hohe integrative Leistung. Die Beziehungsqualität gemessen als Behandlungs- und Beziehungszufriedenheit der Klient:innen bewegte sich im Durchschnitt kontinuierlich positiv auf einem hohen Niveau und nahm im Verlauf der Behandlungen sogar noch leicht zu (Tschuschke et al., 2013).

Spezifische versus unspezifische Interventionen beziehungsweise Wirkfaktoren

Das Äquivalenzparadox (s. Kap. 6.1) bestätigt sich in der PAP-S Studie. Psychotherapeut:innen unterschiedlicher schultheoretischer Ausrichtungen verwenden vergleichbar hohe prozentuale Anteile an nicht-spezifischen Interventionen bei insgesamt vergleichbaren Behandlungsergebnissen (Wampold, 2001; Crameri et al., 2014; Tschuschke et al., 2016).

Die eigentlichen Wirkfaktoren sind kontextuell (Wampold & Imel, 2015; Strauss, 2019). Ergebnisrelevant sind die Persönlichkeit der Klient:in, sein:ihr sozialer Hintergrund und aktuelle Lebensereignisse während der psychotherapeutischen Behandlung (ca. 40 %), die Qualität der therapeutischen Beziehung (ca. 30 %) und unspezifische Effekte wie zum Beispiel Hoffnung und Vertrauen (ca. 15 %). Ausserdem wird in der Kompetenz der Therapeut:in zusehends ein Schlüssel für gute beziehungsweise unzureichende Therapieergebnisse gesehen (Baldwin & Imel, 2013; Berglar et al., 2016).

In der Weiterbildung zum Prozessorientierten Psychotherapeuten ist die Entwicklung der Person, die authentische Verwirklichung ihrer Gefühlshaltungen und interpersonellen Fähigkeiten zentral (s. Kap. 3.4).

Haltung und Handlung sind in der Praxis schwer voneinander zu trennen. Zu prüfen wäre die These, ob verwirklichte Gefühlshaltungen die Notwendigkeit von Technik minimieren.

7 Forschungstradition in der FG-POP/IPA

> «Understanding a system is an important function of research. Unless we can formulate questions, search for the answers, understand the answers in terms of the complete system, and finally communicate our findings to others, we are far from completely understanding what we are doing.»
>
> *Goodbread (2004, S. 5)*

Die Forschungsgesellschaft für Prozessorientierte Psychologie (FG-POP) wurde 1982 in Zürich als Institut mit einem Ausbildungslehrgang gegründet. Ihr explizites Anliegen bestand darin, die Erfahrungen des Individuums phänomenologisch zu erforschen und seine interpersonellen Fähigkeiten zu stärken. Als nachweislich wirkungsvolle Methode (s. Kap. 6) ist Prozessorientierte Psychotherapie zur Behandlung des ganzen Spektrums psychischer Störungen geeignet. Diese werden mit optimierten sozialen Wirkfaktoren und prozessgeleitet durch Arbeit an konkreten Aufgaben wirkungsvoll behoben oder gebessert.

7.1 Schulinterne Forschung

Es gibt einen reichen Fundus an Abschlussarbeiten, Dissertationen, publizierten Artikeln und Büchern zu den Anwendungen von Prozessarbeit. Diese Forschungstätigkeit findet in allen Instituten für Prozessarbeit weltweit statt (hier zu einem kleinen Teil gelistet). Unter den verwendeten Forschungsdesigns finden sich Einzel- und Mehrfachfallstudien (Ex-post-facto-Design, Längs- und Querschnittstudien mit qualitativer, quantitativer und gemischter Methodik). Grössere prozessorientierte Arbeiten sind beispielsweise publiziert zu Somatisierungsstörungen (Sedlakova et al., 2020; Weyermann, 2006), komatösen Zuständen und Sterbeprozessen (Mindell, 1989c; Amy Mindell, 2000; Tomandl, 1995; Morin & Reiss, 2010; Ammann, 2012), Abhängigkeit (van Felter, 1987; Hauser, 2001), Angstzuständen und Panikattacken (Vassiliou, 2005), zum besseren Verständnis von Randgruppen wie Obdachlosen (Stewart, 1991), zu Strafgefangenen (Vikkelsoe, 1998), Terroristen (Vassiliou, 1995) und zur Konfliktarbeit (Siver, 2008). Daneben existieren Verfahrensweisen zu Genderthemen (Reiss, 2004a), zum prozessorientierten Umgang mit Perversionen (Helbling, 1998), Beziehung und Sexualität (Dworkin, 2019); für Schulen zur Stärkung der Lehrpersonen (Hohler, 2008) und zur Gewaltprävention (Rose, 2009), zu

Mobbing (Gennermann, 2003), zur Arbeit mit emotional gestörten Kindern (Heizer, 1992) und für die Erziehungsberatung (Zimmermann, 1998). Handlungsoptionen und Lösungsmöglichkeiten bei Konflikten explorierten Arnold Mindell (zit. n. Mason et al., 2015), Müller (2013), Fröhlich (2012), Mindell (1992, 1995). Geschlechtsspezifität in der Psychopathologie wurde von Intlekofer-Lipp (2009) aufgearbeitet und in einer explorativen Fallstudie mit prozessorientierten Konzepten weiterentwickelt. Anwendung findet Prozessarbeit auch in der Entfaltung von kreativen Prozessen, wie zum Beispiel Musik (Arye, 2001a; Neuhaus, 2011; Skvortsova, 2017), Bewegung (Jobe, 2004) und innerer Arbeit (Diesch, 2017; Hollwey & Brierley, 2014; Weidmann, 1999).

Psychotherapie

Die Erforschung der Wirksamkeit bestimmter schulspezifischer Techniken kommt in einigen publizierten Arbeiten mit quantitativen und qualitativen Studiendesigns zum Ausdruck:

- In einer aktuellen randomisierten kontrollierten Studie mit 67 Klient:innen zeigen Sedlakova et al. (2020) die positiven Effekte prozessorientierter Techniken auf den Schweregrad von Körpersymptomen, auf Wohlbefinden und Zufriedenheit der Klient:innen. Dabei wurden folgende Messverfahren benutzt: BSI, CORE-OM, SIP und ORS.

  Methode: Bei 67 Teilnehmenden wurden auf den vier Skalen wiederholte Messungen durchgeführt. 35 Teilnehmende der Experimentalgruppe durchliefen eine experimentelle Sitzung mit Prozessorientierter Psychotherapie. Messungen fanden unmittelbar vor, unmittelbar danach und eine Woche nach der Sitzung statt. 32 Teilnehmende der Kontrollgruppe wurden zweimal – im Abstand von einer Woche – getestet, während in der Zwischenzeit keine Sitzung stattfand. Der Effekt des prozessorientierten Ansatzes wurde mithilfe einer zweifaktoriellen Varianzanalyse (ANOVA) für wiederholte Messungen, ergänzt durch einen Tukey-Test und deskriptive Statistiken zu den subjektiven Sitzungs-Ratingskalen bewertet. Die Ergebnisse waren positiv: Im Vergleich zur Kontrollgruppe zeigten die Klient:innen der Experimentalgruppe eine subjektive Linderung der berichteten Symptome, eine signifikante Verbesserung des subjektiven Wohlbefindens und eine höhere soziale Zufriedenheit nach der Sitzung.

  Der prozessorientierte Ansatz in der Arbeit mit Körpersymptomen scheint wirksam zu sein, um den Schweregrad der subjektiv berichteten Symptome zu reduzieren und das Wohlbefinden und die Zufriedenheit in der Gesellschaft zu erhöhen.

- Weyermann (2006) stellt das subjektive Erleben von Körpersymptomen und die Suche nach Mustern sinnvoller Krankheitsbewältigung ins Zentrum ihrer Dissertation. In dieser explorativen phänomenologischen Forschungsarbeit wird eine prozessorientierte Intervention bei Körpersymptomen untersucht. Die Studie interessiert sich dafür, welche sprachlich-metaphorischen Ausdrucksmittel die Teilnehmenden zur Beschreibung des subjektiven Symptomerlebens verwenden, und welche Veränderungen prozessorientierte Zugangsweisen in Bezug auf die subjektive Wahrnehmung von Symptomen bewirken. Zur Beantwortung dieser Fragen wurde mit zwanzig weiblichen Adoleszenten ein problemzentriertes Interview duchgeführt sowie zeichnerische Skizzen angefertigt. Die qualitative, inhaltsanalytische Auswertung zeigt, dass bei einem grossen Teil der Proband:innen im Kontext der Intervention eine Entwicklung im Sinne einer differenzierten Symptomwahrnehmung und Perspektivenerweiterung stattgefunden hat (s. Kap. 4.3.3).
- Hauser interessiert sich in seiner Arbeit «Heroin Addiction and Altered States: Can a Single Process Oriented Intervention Help?» (2004) sowohl für quantitativ messbare Verbesserungen als auch für die subjektiven Erfahrungen der Klient:innen. Als Forschungsansatz wählte er ein AB-Design, in dem die Experimentalgruppe ihre eigene Kontrolle bildet. Von dreizehn Heroinabhängigen wurden vor und nach einer Intervention zwei Indizes erhoben: Antonovsky's «Sense of Coherence» (SOC-13) und Kleins «Experiencing Scale» (EXP). Die Ergebnisse zeigen signifikante Verbesserungen in Richtung Gesundheit und grössere Involviertheit in den therapeutischen Prozess (s. Kap. 4.4).
- van Felter (1987) hat in einer qualitativen Studie hauptsächlich die analytische Literatur bezüglich Sucht (Heroin) aufgearbeitet und an drei Einzelfällen prozessorientierte Interventionen demonstriert. Sie dokumentiert an den Fallbeispielen, dass der substanzinduzierte Bewusstseinszustand der Affektregulation dient. Sie kommt zum Schluss, dass die Substanz nicht die Abwehr störender Affekte stärkt, sondern Erleichterung bringt durch Identifikation mit der inneren negativ-kritischen Instanz.

Daneben gibt es eine Reihe theoretisch-konzeptioneller Studien wie beispielsweise die umfangreiche Arbeit von Jones (2001) zum Konzept der Marginalisierung, von Hetzer (2011) zur Chaostheorie als Modell für Veränderungsprozesse sowie von Widdra (2017) auf dem Gebiet der Theorie des Geistes. Publikationen zeugen von einem interdisziplinären Interesse. Ein Beispiel hierfür ist die Publikation von Goodbread (2009), der in einer mehrjährigen Forschungsarbeit mythologische und philosophische Hintergründe sozialer Marginalisierung aufgearbeitet hat.

Organisationentwicklung

Als Modell individueller und kollektiver Transformation ermöglicht Prozessarbeit auch die Anwendung im Bereich der Arbeitswelt und des Change Management, wobei Teams, Abteilungen oder ganze Organisationen auf ihre Rollenstrukturen hin analysiert und dann Interventionsmodelle für Veränderungsprozesse zur Nutzung von ungenutztem Potenzial entwickelt werden (Schlehuber & Molzahn, 2007; Schupbach, 2004, 2005, 2007; Fröhlich, 2011, 2016; Diamond, 2016; Hohler, 2021).

Gesundheit

Die Einwirkungen von Gesellschaft und Kultur auf Gesundheit und Lebensqualität von Individuen erforschte Morin (2002a) in *Rank and Salutogenesis: A Quantitative and Empirical Study of Self-Rated Health and Perceived Social Status*. Diese Untersuchung mit 192 Proband:innen ist an statistisch belegbaren Zusammenhängen zwischen sozialem Rang und Lebensqualität beziehungsweise Gesundheitsempfinden interessiert. Zur Konzeptualisierung des wahrgenommenen sozialen Rangs wird die prozessorientierte Theorie zu sozialem Rang verwendet. Beobachtungen über soziale und politische Aspekte von Körpersymptomen finden sich in zahlreichen Arbeiten (Camastral, 1995; Mindell, 1997b; Morin, 2002b, 2014, 2019; Müller & Sinner, 2015; Ackermann, 1994). Als Beispiel für prozessorientierte Komaarbeit sei die Tagung im November 2005 *Veränderte Bewusstseinszustände und Koma* am Klinikum der Universität München genannt, die den wissenschaftlichen Austausch zwischen Pflege, Medizin, Theologie und Psychologie zum Inhalt hatte und weitergeführt wird. Diese Kooperation auf Fachniveau wurde durch eine Buchpublikation öffentlich zugänglich (Kammerer, 2006). Publikationen zu prozessorientierter Komaarbeit finden sich bei Mindell (1989c), Amy Mindell (2000), Amman (2012), Frör & Frör (2018) sowie bei Elsässer & Frör (2015).

7.2 Forschung innerhalb der Weiterbildung

Von den Weiterbildner:innen wird Kenntnis neuerer allgemeiner und schulspezifischer psychotherapeutischer Forschung verlangt. Weiterbildner:innen engagieren und vernetzen sich in Intervisions- und Forschungsgruppen und sorgen dafür, dass die Resultate dieses Engagements in die Weiterentwicklung der Weiterbildung zurückfliessen. Dies geschieht in Form von Vorträgen, Artikeln, durch Teilnahme an Kongressen oder an Fortbildungen, durch Referate an Kongressen des World Council for Psychotherapy (WPC), der European Association of Body Psychotherapy (EABP), der European Association for Psychotherapy (EAP) u. a.

Kolloquium

Ab 1980 fanden am Institut in Zürich regelmässig wöchentliche Forschungsnachmittage statt. Seit der Restrukturierung 2005 dienen jährlich stattfindende eintägige Forschungskolloquien der Weiterbildung und dem Austausch: Themen in den letzten Jahren waren beispielsweise Bindungstheorie (2016), Abschlussarbeiten der prozessorientierten Psychotherapeuten-Kohorte (2017), Psychotherapieforschung und PAP-S Studie (2018), Trauma und Traumafolgestörungen (2020), Konfliktbewältigung – Spannungen positiv nutzen (2021), Methoden, Modelle und Interventionen im Feld von Klinischer Praxis und Prozessorientierter Psychotherapie (2022) u. a.

Fallberichte und Diplomarbeiten

Mit dem Verfassen von Fallberichten im Rahmen der Abschlussprüfungen reflektieren Studierende die gelernten Theorien und Methoden ebenso wie die eigene Entwicklung. Die schriftliche Diplomarbeit «soll nützlich sein für die Weiterentwicklung von Theorie und Praxis der Prozessorientierten Psychologie oder als Material für die Aus- und Weiterbildung dienen können» (Diplomarbeits-Reglement). Sie kann als Forschungsbericht, Lehrmittel oder kreatives Projekt eingereicht werden.

Weltweit gibt es an den Instituten für Prozessarbeit eine grosse Zahl an Diplomarbeiten, Dissertationen und Büchern Prozessorientierter Psychotherapeut:innen in den jeweiligen Landessprachen. Für eine Auswahl an englischsprachiger Literatur siehe «International Association for Process Oriented Psychology (IAPOP)»[20] und das «Processwork Institute Portland, USA (PWI)»[21].

20 Vgl. hierzu: https://iapop.com/bibliography-3

21 Vgl. hierzu: https://www.processwork.edu/research-program-2

7.3 Vernetzung von Forschung und Weiterbildung über die Prozessarbeit hinaus

Kongresse der IAPOP

Die international Association of Process Oriented Psychology organisiert seit ihrer Gründung 2006 in lockerer Folge internationale Konferenzen mit jeweils 200–300 Teilnehmer:innen aus aller Welt mit dem Ziel, neuere Forschungsergebnisse und Verfahrensweisen zu präsentieren sowie den Dialog mit Schulen anderer Ausrichtung zu fördern wie beispielsweise der Tiefenpsychologie, der Humanistischen Psychologie sowie mit Vertreter:innen systemischer, gruppentherapeutischer und verschiedener anderer Konfliktlösungsansätze. Konferenzen fanden 2007 in London (Audergon, 2008), 2010 in Portland, 2012 in Zürich (mit über 50 Referent:innen prozessorientierter und verschiedener anderer Verfahren) und 2018 in Dublin statt.[22]

Worldwork

Ein wichtiges Anwendungsgebiet Prozessorientierter Psychotherapie ist die Arbeit mit sozialen Spannungsfeldern wie sozialer und gesellschaftlicher Diskriminierung. Weiterbildungen in Konfliktarbeit und Community-Building mit grossen und sehr grossen Gruppen mit 200–500 Teilnehmer:innen aus über 30 Nationen nach dem sogenannten Worldwork-Modell finden regelmässig alle zwei bis drei Jahre (1991–2017) statt, organisiert durch das Worldwork-Netzwerk, einen losen Verbund internationaler Prozessorientierter Psychotherapeut:innen und Facilitator:innen.[23]

Als Methode zur Gemeinschaftsbildung, Friedensarbeit und Mediation birgt Worldwork grosse Potenziale (Mindell, 1991, 1995; Rowek, 2018; Bauer-Mehren & Köstler, 2012). Eine Internetsuche nach dem Begriff «Worldwork» erbrachte 2.23 Millionen Ergebnisse, eine Suche zur «Worldwork-Methode» 80000 (Zugriff 10.05.2021). Zahlreiche Anwendungen von Worldwork sind belegt, unter anderem in der Weiterbildung von lokalen Facilitator:innen in Nordirland im Rahmen eines UN-gesponserten Projektes (Goodbread, 2010), in Versöhnungsprozessen nach kollektiven Traumata in Deutschland, Rwanda, Kroatien, Irland und Israel (Schupbach, 2013; Hetzer, 2016, 2013; Hetzer und Goeres, 2016; Audergon & Audergon, 2017; Hauser, 2015; Goodbread, 2010;

22 Vgl. hierzu: http://iapop.com/international-association-of-process-oriented-psychology

23 Vgl. hierzu: www.worldwork.org

Nees, 2015; Audergon & Arye, 2006; Audergon, 2004; Reiss, 2018, 2004b), in Offenen Foren in der Schweiz mit Einheimischen und Flüchtlingen (Hauser, 2016; Frischknecht, 2016) und in der Facilitation soziopolitischer, gesellschaftlicher und kultureller Spannungsfelder (wie Rassimus, Sexismus, Homophobie usw.) im Rahmen von Grossgruppenprozessen in vielen Teilen der Welt. Für Videobeispiele siehe unter anderem Audergon und Audergon (2018).

Publikationen in wissenschaftlichen Journalen

Die Veröffentlichung von wissenschaftlichen Beiträgen wird gefördert. Nachfolgend geben einige Beispiele einen Einblick in die Publikationstätigkeit: Individuation und Gesellschaft (Amy Mindell, 1997, 2008), Prozessarbeit in der Physiotherapie (Hockley, 2000), Suchtforschung (Hauser, 2000), Prozessarbeit als Komplementär- und Alternativmethode im Bereich psychischer Störungen (Schupbach, 2002), Konfliktforschung (Audergon, 2004; Audergon & Arye, 2006; Katrivanou, 2005; Audergon & Audergon, 2017; Nees, 2015; Schupbach, 2013; Mason et al., 2015), sozialer Status und Gesundheit (Morin, 2002a), Spieltherapie mit Kindern (Camastral, 2008) uvm. Rund 50 Publikationen finden sich im Ressourcenbereich des Processwork Centers Portland/OR, USA[24] und auf der IAPOP Webseite[25].

7.4 Grenzen der Anwendbarkeit der Prozessorientierten Psychotherapie

Grenzen der Anwendbarkeit ergeben sich aus den Begrenzungen des jeweiligen ambulanten oder institutionellen Settings, worin die Behandlungen eingebettet sind. Ambulant arbeitende Prozessorientierte Psychotherapeut:innen sind auf die Zusammenarbeit mit ambulanten und stationären Institutionen angewiesen, etwa bei Sucht (Entzug), Suizidalität und Dekompensationen.

Klient:innen und Therapeut:innen können in ihren Eigenschaften und Wesensarten ungeachtet der angewandten Methode inkompatibel sein. Auf die Reflexion über den eigenen therapeutischen Stil und dessen Begrenzungen wird daher in der Weiterbildung grosser Wert gelegt.

Die erlebensorientierte Methode der Prozessarbeit, welche die Integration von marginalisierten Inhalten und Persönlichkeitsanteilen vor allem multimo-

24 Vgl. hierzu: https://www.processwork.edu/research-program-2/journal-references

25 Vgl. hierzu: https://iapop.com/bibliography-3

dal und erfahrungsorientiert anstrebt, findet nicht bei allen Klient:innen die gleiche Resonanz. Eine minimal vorhandene Bereitschaft, sich Veränderungsprozessen auf erfahrungsorientiertem Weg zu öffnen, ist eine Voraussetzung für gelingende Prozessarbeit.

Literatur

Ackermann, R. (1994). *Stories of our lives: experiences with threatening illnesses.* Unveröff. Diss., Union Institute, Cincinnati/OH.

Alanen, Y. O. (2001). *Schizophrenie. Entstehung, Erscheinungsformen und die bedürfnisangepasste Behandlung*. Stuttgart: Klett-Cotta.

American Psychiatric Association (2018). *Diagnostisches und Statistische Manual Psychischer Störungen DSM-5.* 2., korr. Aufl. Göttingen: Hogrefe.

Ammann, P. (2012). *Reaching out to People in Comatose States: Contact and Communication*. Norderstedt: Books on Demand.

Antonovsky, A. (1979). *Health, stress, and coping*. San Francisco/CA: Jossey-Bass.

Antonovsky, A. (1987). *Unraveling the mystery of health: how people manage stress and stay well.* San Francisco/CA: Jossey-Bass.

Arbeitskreis PISO (Hrsg.). (2012). *Somatoforme Störungen. Psychodynamisch-interpersonelle Therapie (PISO). Praxis der psychodynamischen Psychotherapie – analytische und tiefenpsychologisch fundierte Psychotherapie*. Göttingen: Hogrefe.

Arye, L. (2001a). *Unintentional Music. Releasing Your Deepest Creativity*. Charlottesville/VA: Hampton Roads Publ.

Arye, L. (2001b). Difficult contacts. *The Journal of Process Oriented Psychology, 8*(1), 7–17.

Audergon, A. (1990). *Gates of Society*. Unveröff. Diss., Union Institute, Cincinnati/OH.

Audergon, A. (2004). Collective trauma: the nightmare of history. *Psychotherapy and Politics International, 2*(1), 16–31.

Audergon, A. (2005). *The War Hotel. Psychological Interventions in Violent Conflict.* London: Whurr Publ.

Audergon, A. & Arye, L. (2006). Transforming conflict into community: Post-war reconciliation in Croatia. In N. Totton (Hrsg.), *Psychotherapy and Politics* (S. 135–146). Maidenhead: Open Univ. Press. http://worldwork.org/wp-content/uploads/2016/02/5.Audergon_Arye_Transforming_Conflict_into_Community.pdf (26.11.2021).

Audergon, A. & Audergon, J.-C. (1994). Looking for unicorns. Processwork at the Princess Royal Hospital. *The Journal of Process Oriented Psychology, 6*(1), 39–50.

Audergon, A. & Audergon, J.-C. (2017). Contribution of worldwork methodology for violence prevention and community recovery after mass violence: An example from Rwanda. *Psychotherapy and Politics International, 15*(1), 1–13.

Audergon, A. & Audergon, A. (2018). Reconciliation in Rwanda. http://www.cfor.info/documentaries (29.1.2022).

Audergon, J.-C. (Hrsg.). (2008). *Deep Democracy. Where Fields Meet. Proceedings of the first IAPOP International Conference London 2007.* London: Lulu Press.

AWMF (2021). Screening, Diagnose, Behandlung alkoholbezogener Störungen. https://awmf.org/uploads/tx_szleitlinien/076-001k_S3-Screening-Diagnose-Behandlung-alkoholbezogene-Stoerungen_2021-02.pdf (03.02.2021).

Bächler, C. (2018). Kernthema und Lebensmythos. Vortrag, 21.1.2018, präsentiert am IPA Forschungskolloquium, Institut für Prozessarbeit.

Baldwin, S.A. & Imel, Z.E. (2013). Therapist effects. Findings and methods. In M.J. Lambert (Hrsg.), *Bergin and Garfield's handbook of psychotherapy and behavior change*. 6. Aufl. (S. 258–297). Hoboken/NJ: Wiley.

Baldwin, S.A, Wampold, B.E. & Imel, Z.E (2007). Untangling the alliance – outcome correlation. Exploring the relative importance of therapist and patient variability in the alliance. *Journal of Consulting and Clinical Psychology, 75*, 842–852.

Bandler, R. & Grinder, J. (1981). *Metasprache und Psychotherapie. Die Struktur der Magie I.* Paderborn: Junfermann.

Bandura, A. (1976). *Lernen am Modell: Ansätze zu einer sozial-kognitiven Lerntheorie.* Stuttgart: Klett.

Barone, L., Fossati, A. & Guiducci, V. (2011). Attachment mental states and inferred pathways of development in borderline personality disorder: a study using the Adult Attachment Interview. *Attachment & Human Development, 13*(5), 451–469.

Basaglia, F. (1977). Macht das Tor auf! Die Vergesellschaftung der psychiatrischen Anstalt am Beispiel Triest. *Neues Forum, 285*, 39–43.

Bateman, A.W. & Fonagy, P. (2007). *Psychotherapie der Borderline Persönlichkeitsstörung. Ein mentalisierungsgestütztes Behandlungskonzept*. Gießen: Psychosozial-Verlag.

Bateson, G. (1972). *Steps to an ecology of mind.* Northvale/NJ: Aaronson.

Bateson, G. (1985). *Ökologie des Geistes. Anthropologische, psychologische, biologische und epistemologische Perspektiven.* Frankfurt/Main: Suhrkamp.

Bateson, G., Jackson, D.D., Haley, J. & Weakland, J.H. (1956/1984). Auf dem Weg zu einer Theorie der Schizophrenie-Theorie. In C. Kulenkampf (Hrsg.), *Schizophrenie und Familie* (S. 11–43). Frankfurt/Main: Suhrkamp.

Bauer-Mehren, R. & Köstler, A. (2012). *Der Konflikt weiß alles besser. Worldwork, Quantenphysik und Mediation*. Stuttgart: Concadora.

Bednar, R.L. & Kaul, T.J. (1994). Experiential group research: can the canon fire? In A.E. Bergin & S.L. Garfield (Hrsg.), *Handbook of Psychotherapy and behavioral change.* 4. Aufl. (S. 631–663). Hoboken/NJ: Wiley.

Bedrick, D. (2013). *Talking back to Dr. Phil. Alternatives to Mainstream Psychology*. Santa Fe/NM: Belly Song Press.

Bedrick, D. (2020). *You can't judge a body by its cover. 17 women's stories of hunger, body shame, and redemption*. Santa Fe/NM: Belly Song Press.

Benedetti, G. (1983). *Todeslandschaften der Seele. Pychopathologie, Psychodynamik und Psychotherapie der Schizophrenie*. Göttingen: Vandenhoeck & Ruprecht.

Benedict, R. (1934). Anthropology and the abnormal. *Journal of General Psychology 10*, 59–82.

Berger, P. & Luckmann, T. (1980). *Die gesellschaftliche Konstruktion der Wirklichkeit. Eine Theorie der Wissenssoziologie*. Frankfurt/Main: Fischer.

Bergin, A.E. & Garfield, S.L. (Hrsg.). (1994). *Handbook of Psychotherapy and Behavior Change*. 4. Aufl. Hoboken/NJ: Wiley.

Berglar, J., Crameri, A., von Wyl, A., Koemeda-Lutz, M., Köhler, M., Staczan, P., Schulthess, P. & Tschuschke, V. (2016). Therapist effects on treatment outcome in psychother-

apy: a multilevel modelling analysis. *Interrnational Journal of Psychotherapy, 20*(2), 61–80.
Berne, E. (1966). *Principles of group treatment*. New York: Oxford University Press.
Biermann-Ratjen, E. & Eckert, J. (2017). *Gesprächspsychotherapie, Ursprung, Vorgehen, Wirksamkeit*. Stuttgart: Kohlhammer.
Birchwood, M. & Jackson, C. (2004). *Schizophrenie. Eine Einführung*. Bern: Huber.
Bohus, M. (2007). Zur Versorgungssituation von Borderline-Patienten in Deutschland. *Persönlichkeitsstörungen – Theorie und Therapie, 11*, 149–153.
Boss, M. (1954). *Einführung in die psychosomatische Medizin*. Bern, Stuttgart: Huber.
Bourguignon, E. (1973). *Religion, Altered States of Consciousness and Social Change*. Columbus/OH: Ohio State Univ. Press.
Bowlby, J. (1969). *Attachment and loss. Vol. 1. Attachment*. New York: Basic Books.
Bowlby, J. (1973). *Attachment and loss. Vol. 2. Separation*. New York: Basic Books.
Bowlby, J. (1980). *Attachment and loss. Vol. 3. Loss*. New York: Basic Books.
Bowlby, J. (1982). *Bindung – Eine Analyse der Mutter-Kind-Beziehung*. München: Kindler.
Brenner, H., Hoffmann, H. & Heise, H. (2000). Sozio- und Psychotherapie schizophrener Störungen. In H. Helmchen, F. Henn, H. Lauter & N. Sartorius (Hrsg.), *Psychiatrie der Gegenwart. Bd. 5* (S. 265–277). Berlin: Springer.
Brisch, K.H. (2015). *Bindungsstörungen. Von der Bindungsstörung zur Therapie*. Stuttgart: Klett-Cotta.
Brisch, K.H. (2020). *Bindungsstörungen: Grundlagen, Diagnostik, Therapie vom Säuglingsalter bis zum alten Menschen*. Stuttgart: Klett-Cotta.
Brown, D.P. & Elliott, D.S. (2016). *Attachment Disturbances in Adults: Treatment for Comprehensive Repair*. New York, London: Norton & Company.
Büntig, W. (1977). Die Gestalttherapie Fritz Perls'. In D. Eicke (Hrsg.), *Die Psychologie des 20. Jahrhunderts. III. Freud und die Folgen* (S. 1044–1066). Zürich: Kindler.
Büntig, W. (1990). Wissenschaft als Glaube. https://www.zist.de/de/veroeffentlichung/wissenschaft-als-glaube (13.1.2022).
Büntig, W. (2013). Wesen und Charakter. In H.-O. Mühleisen (Hrsg.), *Das Mögliche verwirklichen. Perspektiven der Humanistischen Psychologie* (S. 71–79). Freiburg: Kreuz-Verlag.
Burlingame, G.M., Strauss, B. & Joyce, A.S. (2013). Change mechanisms and effectiveness in small group treatment (S. 640–689). In M.J. Lambert (Hrsg.), *Bergin & Garfield's Handbook of Psychotherapy and behavioral change*. 6. Aufl. Hoboken/NJ: Wiley.
Camastral, S. (1995). *The Constant Itch to Self-Development, a Personal Journey with Atopic Dermatitis*. Unveröff. Diss., Union Institute, Cincinnati/OH.
Camastral, S. (2008). No Small Change: Process-Oriented Play Therapy For Children of Separating Parents. *Australian and New Zealand Journal of Family Therapie, 29*(2), 100–106.
Castonguay, L.G., & Hill, C.E. (Hrsg.). (2017). *How and why are some therapists better than others? Understanding therapist effects*. Washington D.C.: American Psychological Association.
Chomsky, N. (1957/1985). *Syntactic Structures*. Berlin, New York: The Hague Mouton.
Christopher, J.C. & Maris, J.A. (2010). Integrating mindfulness as self-care into counselling and psychotherapy training. *Counselling Psychother Res 10*, 114–125.
Ciompi, L. (1982). *Affektlogik. Über die Struktur der Psyche und ihre Entwicklung. Ein Beitrag zur Schizophrenieforschung*. Stuttgart: Klett-Cotta.
Ciompi, L. (2000). Welche Zukunft hat die Psychiatrie. Hoffnungen, Befürchtungen und Leitbilder. *Verhaltenstherapie und psychosoziale Praxis, 1*, 9–18.

Cohen, A. (2004). A Process-Oriented Approach to Learning Process-Oriented Counselling Skills in Groups. *Canadian Journal of Counselling/Revue Canadienne de Counseling, 38*(3), 152–164.

Cohen, S. & Herbert, T.B. (1996). Health psychology: Psychological factors and physical disease from the perspective of human psychoneuroimmunology. *Annual Review of Psychology, 47*, 113–142.

Crameri, A. (2016). Outcome. In A. von Wyl, V. Tschuschke, A. Crameri, M. Koemeda-Lutz, & P. Schulthess (Hrsg.), *Was wirkt in der Psychotherapie. Ergebnisse der Praxisstudie ambulante Psychotherapie zu 10 unterschiedlichen Verfahren* (S. 121–139). Gießen: Psychosozial-Verlag.

Crameri, A., Koemeda, M., Tschuschke, V., Schulthess, P. & von Wyl, A. (2014). Ergebnisqualität ambulanter Psychotherapie: Ergebnisse aus der Grundversorgung in der Schweiz. *Psychotherapie-Wissenschaft (2014)2*, 96–107.

Creswell, J.W. (2007). *Qualitative Inquiry and Research Design. Choosing Among Five Traditions*. Thousand Oaks/CA: Sage.

Daldrup, R., Beutler, L., Engle, D. & Greenberg, L. (1988). *Focused expressive therapy. Freeing the overcontrolled patient*. London: Cassell.

Dell, P. (1985). Understanding Maturana and Bateson. *Journal of Marital and Family Therapy, 11*(1), 1–20.

Dell, P. & Goolishian, H.A. (1981). Ordnung durch Fluktuation. Eine evolutionäre Epistemologie für menschliche Systeme. *Familiendynamik 6*, 104–122.

Diamond, J. (1987). *Patterns of communication*. Unveröff. Ms., Institut für Prozessarbeit, Zürich.

Diamond, J. (2016). *Power. A user's guide*. Santa Fe/NM: Belly Song Press.

Diamond, J. & Jones, L.S. (2004a). Paradigms of Influence in the Process Work Approach to Multiple Role Relationships. *The Journal of Process Oriented Psychology, 9*(1), 87–98.

Diamond, J. & Jones, L.S. (2004b). *A path made by walking*. Processwork in practice. Portland/OR: Lao Tse Press.

Diamond, J. & Summers, G. (1994). Facilitation and Multi-leveled Interventions in Community Building. *The Journal of Process Oriented Psychology, 6*(1), 75–84.

Diesch, M. (2017). *Die Reise des verwundeten Heilers. Eine mythische Nachtmeerfahrt*. Unveröff. Dipl.-Arb., Institut für Prozessarbeit, Zürich.

Dittrich, A. & Scharfetter, C. (1987). *Ethnopsychiatrie*. Stuttgart: Enke.

Dozier, M., Stovall-McClough, K.C. & Albus, K.E. (2008). Attachment and psychopathology in adulthood. In J. Cassidy & P.R. Shaver (Hrsg.), *Handbook of attachment: Theory, research, and clinical applications* (S. 718–744). New York, London: Guilford Press.

Dworkin, J. (2019). *Make love better*. Santa Fe/NM: Belly Song Press.

Ebel, H. & Podoll, K. (1998). Komorbidität von somatoformen Störungen mit anderen psychischen Störungen. In G. Rudolf & P. Henningsen (Hrsg.), *Somatoforme Störungen. Theoretisches Verständnis und therapeutische Praxis* (S. 25–38). Stuttgart: Schattauer.

Eberwein, W. (2012). Humanistische Psychotherapie: Unterstützung von selbstregulativen Prozessen und Potenzialentfaltung. *Deutsches Ärzteblatt PP 11*(11), 503–504. https://www.aerzteblatt.de/archiv/132443/ (27.1.2022).

Egger, J.W. (2015). *Integrative Verhaltenstherapie und psychotherapeutische Medizin. Ein biopsychosoziales Modell. Zuerst heile mit dem Wort …?* Wiesbaden: Springer.

Egle, U.T. (2010). Körperschmerz und Seelenschmerz. https://docplayer.org/68619161-Koerperschmerz-und-seelenschmerz-ulrich-t-egle.html (26.09.2020).

Egle, U.T. & Zentgraf, B. (2017). *Psychosomatische Schmerztherapie*. Stuttgart: Kohlhammer.

Elliott, R. (1983). Fitting process research to the practicing psychotherapist. *Psychotherapy, Research, Theory and Practice, 20*(1), 47–55.

Elliott, R. (1991). Investigating therapy significant events. In L.E. Beutler & M. Crago (Hrsg.), *An international review of programmatic studies* (S. 317–321). Washington D.C.: American Psychological Association.

Elliott, R., Greenberg, L.S, Watson, J., Timulak, L. & Freire, E. (2013). Research on Humanistic-Experiential psychotherapies. In M.J. Lambert (Hrsg.), *Bergin and Garfield's Handbook of Psychotherapy and Behavior Change*. 6. Aufl. (S. 495–538). Hoboken/NJ: Wiley.

Elsässer, S. & Frör, P. (2015). Die Intensivstation. Prozessorientierte Vorgehensweisen und geistliche Begleitung in extremen Lebenssituationen. Kontinuierliche Seminarreihe. https://forum-seelsorge.de/downloads/Flyer_Die%20Intensivstation_2015.pdf (23.01.2022).

Emmichoven, I., van Ijzendoorn, M., De Ruiter, C. & Brosschot, J. (2003). Selective processing of threatening information: Effects of attachment representation and anxiety disorder on attention and memory. *Development and psychopathology, 15*(1), 219–237.

Engel, G.L. (1977). The Need for a New Medical Model: A Challenge for Biomedicine. *Science, 196*, 129–136.

Engle, D., Beutler, L.E. & Daldrup, R.J. (1991). Focused expressive psychotherapy: Treating blocked emotions. In J.D. Safran & L.S. Greenberg (Hrsg.), *Emotion, psychotherapy, and change* (S. 169–196). New York: Guilford Press.

Espenlaub, G. (2006). *Psychose aus Sicht der Prozessorientierten Psychologie*. Dipl.-Arb., Freie Univ. Berlin.

Euler, S., Dammann, G., Endtner, K., Leihener, F., Perroud, N.A., Reisch, T., Schmeck, K., Sollberger, D., Walter, M. & Kramer, U. (2018). Borderline-Störung: Behandlungsempfehlungen der SGPP. *Swiss Archives of Neurology, Psychiatry and Psychotherapy, 169*(5), 135–143.

Eysenck, H.J. (1952). The effects of psychotherapy: an evaluation. *Journal of Consulting Psychology, 16*(5), 319–324.

Federn, P. (1956/1978). *Ich-Psychologie und die Psychosen*. Frankfurt/Main: Suhrkamp.

Fenton, W.S. (2000). Evolving perspectives on individual psychotherapy for schizophrenia. *Schizophrenia Bulletin, 26*(1), 42–72.

Fiedler, R. (1995). The exploration of change events and change episodes in psychotherapy: model, tools, and outcome. In J. Siegfried (Hrsg.), *Therapeutic and everyday discourse as behavior change. Toward a micro-analysis in Psychotherapy Process Research* (S. 141–165). Westport/CT: Greenwood Publ. Group.

Fiedler, P. (2005). *Verhaltenstherapie in Gruppen*. Weinheim: PVU.

Finzen, A. (2000). *Schizophrenie – die Krankheit verstehen*. Bonn: Psychiatrie Verlag.

Flores, P.J. (2001). Addiction as an attachment disorder. Implications for group therapy. *International Journal for Group Psychotherapy, 51*, 63–81.

Flores, P.J. (2010). Group psychotherapy and neuro-plasticity. An attachment theory perspective. *International Journal for Group Psychotherapy, 60*, 546–569.

Fonagy, P., Gergely, G., Jurist, E. & Target, M. (2002). *Affektregulierung, Mentalisierung und die Entwicklung des Selbst*. Stuttgart: Klett-Cotta.

Foucault, M. (1961/2007). *Wahnsinn und Gesellschaft. Eine Geschichte des Wahns im Zeitalter der Vernunft*. 17. Auflage. Frankfurt/Main: Suhrkamp.

Frank, J.D. (1961). *Persuasion and healing. A comparative study of psychotherapy*. Baltimore/MD: John Hopkins Univ. Press.

Frankl, V.E. (1959). *Man's Search for Meaning. An Introduction to Logotherapy*. Boston/MA: Beacon Press.

Frankl, V.E. (1982). *...trotzdem Ja zum Leben sagen. Ein Psychotherapeut erlebt das Konzentrationslager*. München: DTV.

Frankl, V.E. (2008). *Das Leiden am sinnlosen Leben*. 19. Aufl. Freiburg: Herder.

Freud, S. (1895). *Studien über Hysterie. GW I*, S. 75–312.

Freud, S. (1911c [1910]). *Psychoanalytische Bemerkungen über einen autobiographisch beschriebenen Fall von Paranoia (Dementia paranoides). GW VIII*, S. 289–316.

Freud, S. (1924b [1923]). *Neurose und Psychose. GW XIII*, S. 387–391.

Frischknecht, M. (2016). Der Welt-Prozess. *Spuren, Herbst 2016*, 43–45.

Fröhlich, C. (2011). Deep Democracy. *Organisationsentwicklung, 3*, 81–85.

Fröhlich, C. (2012). Deep democracy «Vektor-Gehen». Essentielle Qualitäten eines Konflikts für die persönliche Entwicklung nutzen. In P. Knapp (Hrsg.), *Konfliktlösungs-Tools. Klärende und deeskalierende Methoden für die Mediations- und Konfliktmanagement – Praxis. managerSeminare* (S. 289–293). Bonn: Manager-Seminare-Verl.-GmbH.

Fröhlich, C. (2016). *Deep Democracy in der Organisationsentwicklung*. Stuttgart: Schäffer-Poeschel.

Frör, P. & Frör, W. (2018). *Praxisort Intensivstation. Seelsorge und moderne Bewusstseinsforschung im Dialog*. Stuttgart: Kohlhammer.

Gaebel, W. (1996). *Schizophrenie und wahnhafte Störungen*. Berlin: Springer.

Gaebel, W. (2000). *Qualitätsoptimierung klinischer Schizophreniebehandlung*. Darmstadt: Steinkopf.

Geißler, P. & Heisterkamp, G. (2013). *Einführung in die analytische Körperpsychotherapie*. Gießen: Psychosozial-Verlag.

Gendlin, E.T. (1962). *Experiencing and the creation of meaning*. Evanston: Northwestern Univ. Press.

Gendlin, E.T. (1973). Experiential Psychotherapy. In R. Corsini (Hrsg.), *Current psychotherapies* (S. 317–352). Itasca: Peacock.

Gendlin, E.T. (1982). *Focusing*. 2. Aufl. Salzburg: Otto Müller Verlag.

Gendlin, E.T. (1986). What comes after traditional psychotherapy research. *American Psychologist, 41*(2), 131–136.

Gendlin, E.T. (1996). *Focusing-oriented Psychotherapy. A manual of the experiential method*. New York: Guilford Press.

Gendlin, E.T. (1998). *Focusing. Selbsthilfe bei der Lösung persönlicher Probleme*. 12. Aufl. 1998. Hamburg: Rowohlt.

Gennermann, S. (2003). *Mobbing Trauma Initiation. Gedanken zum prozessorientierten Umgang mit Konflikten und Diskriminierung am Arbeitsplatz*. Dipl.-Arb., Institut für Prozessarbeit, Zürich.

Gergen, K.J. (2002). *Konstruierte Wirklichkeiten. Eine Hinführung zum sozialen Konstruktionismus*. Stuttgart: Kohlhammer.

Giefer, M. (2011). Das Es bei Groddeck und Freud. http://www.georg-groddeck.de/allg/pdf/GGzum150_Giefer_DasEs_de.pdf (24.09.2020).

Glaser, B.G. & Strauss, A.L. (1998). *Grounded Theory. Strategien qualitativer Forschung*. Bern: Huber.

Goldberg, S.B., Tucker, R.P., Greene, P.A., Davidson, R.J., Wampold, B.E., Kearney, D.J. & Simpson, T.L. (2018). Mindfulnessbased interventions for psychiatric disorders: A systematic review and meta-analysis. *Clinical Psychology Review, 59*, 52–60.

Goldfried, M.R., (Hrsg.). (1982). *Converging themes in psychotherapy: trends in psychodynamic, humanistic, and behavioral practice*. New York: Springer Pub. Co.

Goldfried, M.R. & Padawer, W. (1982). Current status and future directions in psychotherapy. In M.R. Goldfried (Hrsg.), *Converging themes in psychotherapy* (S. 3–49). New York: Springer.

Goldman, R.N., Greenberg, L.S. & Pos, A. (2005). Depth of emotional experience and outcome. *Psychotherapy Research, 15*(3), 248–260.

Goldman, R.N., Greenberg, L.S. & Angus, L. (2006). The effects of adding emotion-focused interventions to the client-centered relationship conditions in the treatment of depression. *Psychotherapy Research, 16*(5), 537–549.

Goodbread, J. (1994). Homage to R.D. Laing: a new politics of experience. *The Journal of Process Oriented Psychology, 6*(1), 11–18.

Goodbread, J. (1997a). *The Dreambody Toolkit: A Practical Introduction to the Philosophy, Goals, and Practice of Process-Oriented Psychology*. Portland/OR: Lao Tse Press.

Goodbread, J. (1997b). *Radical Intercourse. How Dreams Unite Us in Love, Conflict and Other Inevitable Relationships*. Portland/OR: Lao Tse Press.

Goodbread, J. (2004). Process Work Research at the Crossroads. *The Journal of Process Oriented Psychology, 8*(1), 5–8.

Goodbread, J. (2009). *Living on the Edge: The Mythical, Spiritual, and Philosophical Roots of Social Marginality*. New York: Nova Science.

Goodbread, J. (2010). *Befriending conflict*. Portland/OR: Process Oriented Psychology Publ.

Gottwald, C. (2015). Bewusstseinsprozesse und Körper in der Psychotherapie – neurobiologische Aspekte. *Psychologische Medizin, 1*, 15–35.

Grabhorn, R., Kaufhold, J., Burkhardt, M., Kerkhof, K. & Overbeck, G. (2000). Die Bedeutung differentiellen Gruppenerlebens während einer stationären Psychotherapie. *Gruppenpsychotherapie und Gruppendynamik, 36*, 317–332.

Grawe, K., Bernauer, F. & Donati, R. (1990). Psychotherapien im Vergleich: Haben wirklich alle einen Preis verdient? *Psychotherapie, Psychosomatik, Medizinische Psychologie, 40*, 102–114.

Grawe, K., Donati, R. & Bernauer, F. (1994). *Psychotherapie im Wandel. Von der Konfession zur Profession*. Göttingen: Hogrefe.

Greenberg, L.S. (1979). Resolving splits: Use of the two chair technique. *Psychotherapy: Theory, Research & Practice, 16*(3), 316–324.

Greenberg, L.S. (1983a). Toward a task analysis of conflict resolution in Gestalt therapy. *Psychotherapy: Theory, Research & Practice, 20*(2), 190–201.

Greenberg, L.S. (1983b). Psychotherapy process research. In C.E. Walker (Hrsg.), *The Handbook of Clinical Psychology* (S. 169–204). Homewood: Dow-Jones-Irwin.

Greenberg, L.S, (1986). Change Process Research. *Journal of Consulting and Clinical Psychology, 54*(1), 4–9.

Greenberg, L.S., Elliott, R.K. & Lietar, G. (1994). Research on experiential psychotherapies. In A.E. Bergin & L.S. Garfield (Hrsg.), *Handbook of psychotherapy and behavior change*. 4. Aufl. (S. 509–542). Hoboken/NJ: Wiley.

Greenberg, L.S. & Foerster, F. (1996). Resolving unfinished business: the process of change. *Journal of Consulting and Clinical Psychology, 64*, 439–446.

Greenberg, L.S. & Goldman, R.N. (Hrsg.). (2018). *Clinical Handbook of Emotion-focused therapy*. Washington D.C.: American Psychological Association.

Greenberg, L.S. & Pinsof, W.M. (1986). *The psychotherapeutic process: a research handbook*. London: Guilford Press.

Greenberg, L.S., Rice, L.N. & Elliott, R.K. (1993). *Facilitating emotional Change: The moment-by-moment Process*. New York: Guilford Press.

Greenberg, L.S., Warwar, S.H. & Malcom, W.M. (2008). Differential effects of emotion-focused therapy and psychoeducation in facilitating forgiveness and letting go in emotional injuries. *Journal of Counseling Psychology, 55*, 185–196.

Greenberg, L.S., Watson, J.C. & Lietar, G. (Hrsg.). (1998). *Handbook of experiential psychotherapy*. New York: Guilford Press.

Grepmair, L., Mitterlehner, F., Loew, T., Bacheler, E., Rother, W. & Nickel, M. (2007). Promoting mindfulness in psychotherapists in training influences the treatment results of their patients: a randomized, double-blind, controlled study. *Psychother Psychosom, 76*(6), 332–338.

Groddeck, G. (1923/2004). *Das Buch vom Es*. Hrsg. v.S. Müller. Frankfurt/Main: Stroemfeld.

Grof, C. & Grof, S. (2017). Spiritual emergency: The understanding and treatment of transpersonal crises. *International Journal of Transpersonal Studies, 36*(2), 30–43.

Grossmann, K.E. & Grossmann, K. (2003). *Bindung und menschliche Entwicklung. John Bowlby, Mary Ainsworth und die Grundlagen der Bindungstheorie*. Stuttgart: Klett-Cotta.

Gruen, A. (1997). *Der Verlust des Mitgefühls. Über die Politik der Gleichgültigkeit*. München: DTV.

Gruen, A. (2014). *Wider den Gehorsam*. Stuttgart: Klett Cotta.

Guidano, V.F. & Liotti, G. (1983). *Cognitive processes and emotional disorders: a structural approach to psychotherapy*. New York: Guilford Press.

Haken, H. (1987). Synergetik und die Anwendung auf psychosoziale Systeme. In H. Stierlin, F.B. Simon & G. Schmidt (Hrsg.), *Familiäre Wirklichkeiten. Der Heidelberger Kongress* (S. 36–50). Stuttgart: Klett-Cotta.

Haken, H. & Schiepek, G. (2006). *Synergetik in der Psychologie. Selbstorganisation verstehen und gestalten*. Göttingen: Hogrefe.

Haley, J. (1959/1984). Die Interaktion von Schizophrenen. In C. Kulenkampf (Hrsg.), *Schizophrenie und Familie* (S. 81–107). Frankfurt/Main: Suhrkamp.

Hall, W. (2013). *Harm Reduction Guide to Coming Off Psychiatric Drugs*. o.O.: The Icarus Project and Freedom Center.

Hall, W. (2016). *Outside Mental Health. Voices and Visions of Madness*. o.O.: Madness Radio.

Hauser, R. (1994). A message in the bottle. Process Work with Addictions. *Journal for Process-oriented Psychology, 6*(2), 85–90.

Hauser, R. (2000). Altered States of Consciousness as a Complement in the Treatment of Addiction – a process-oriented approach. *Alkoholizmus a Drogové závislosti, 35*(3), 170–184.

Hauser, R. (2001). *Altered States of Consciousness as Adjunct in the Treatment of Addiction. Effectiveness of a single process-oriented intervention – An empirical study with 13 heroin addicts*. Unveröff. Diss., Comenius Univ., Bratislava.

Hauser, R. (2004). Heroin Addiction and Altered States. Can a single process-oriented intervention help? *Journal for Process oriented Psychology, 9*(1), S. 36–50.

Hauser, R. (2015). Worldwork, Konfliktarbeit und Spiritualität. Bewusstseinswissenschaften. *Transpersonale Psychologie und Psychotherapie, 21*(2), 42–57.

Hauser, R. & Scharfetter, C. (1990). On the prognostic relevance of Ego-Psychopathology in Schizophrenie. A 2 ½ year follow-up. *Eur Arch Psychiatr Sci, 239*, 293–302.

Hauser, R. (2016). Offene Foren zum Thema ‹Flüchtlinge in der Schweiz›, St. Gallen, Lokremise, 9.6.2016, und Zürich, Volkshaus, 28.6.2016. https://reinihauser.net/de/catalogs/videos.html (26.1.2022).

Hayes, S.C., Strosahl, K.D. & Wilson, K.G. (1999). *Acceptance and commitment therapy: An experiential approach to behavior change*. New York: Guilford Press.

Hehr, G.S. (1987). Heilen mittels Meditation und Yoga in Asien. Die Bedeutung einer alten Kunst für die moderne Zeit. In A. Dittrich & C. Scharfetter (Hrsg.), *Ethnopsychiatrie* (S. 90–101). Stuttgart: Enke.

Heidenreich, T. & Michalak, J. (Hrsg.). (2013). *Die «dritte Welle» der Verhaltenstherapie. Grundlagen und Praxis*. Weinheim, Basel: Beltz.

Heidenreich, T., Michalak, J. & Eifert, G. (2007). Balance von Veränderung und achtsamer Akzeptanz: Die dritte Welle der Verhaltenstherapie. *Psychother Psych Med, 57*, 475–486.

Heil, C. (2019). Somatische Belastungsstörung. In M.A. Wirz (Hrsg.), *Dorsch – Lexikon der Psychologie*. Bern: Hogrefe. https://dorsch.hogrefe.com/stichwort/somatische-belastungsstoerung (26.08.2020).

Helliker, K. (2009, March 24). No Joke: Group Therapy Offers Savings in Numbers. *Wall Street Journal* vom 24.03.2009, S. 1.

Heimann, P. (1950). On countertransference. *International Journal of Psychoanalysis, 31*, 364–374.

Heinroth, I.C.A. (1818). *Lehrbuch der Störungen des Seelenlebens oder der Seelenstörungen und ihre Behandlung*. Leipzig: Vogel.

Heinzel, R. & Enke, H. (2010). Gruppenpsychotherapie – Grundlagen und Zugänge: Psychotherapie, Sozialpsychologie, Systemtheorie. In V. Tschuschke (Hrsg.), *Gruppenpsychotherapie. Von der Indikation bis zu Leitungstechniken* (S. 2–7). Stuttgart: Thieme.

Heizer, L.A. (1992). *Beyond Compare: A Personal Reflection on Process Oriented Approaches with Emotionally Disturbed Children*. Unveröff. Masterarb., Processwork Center, Portland/OR.

Helbling, J. (1998). *Psychotherapie und Perversion: Von der «Psychopathia Sexualis» zur Traumentfaltung*. Unveröff. Dipl.-Arb., Forschungsgesellschaft für Prozessorientierte Psychologie, Zürich.

Hell, D. (2010). *Die Wiederkehr der Seele. Wir sind mehr als Gehirn und Geist*. Freiburg: Kreuz Verlag.

Hell, D. (2012). *Depression als Störung des Gleichgewichts. Wie eine personenbezogene Depressionstherapie gelingen kann*. Stuttgart: Kohlhammer.

Hell, D. (2018). *Welchen Sinn macht Depression. Ein integrativer Ansatz*. Hamburg: Rowohlt.

Hell, D. & Schupbach, D. (2016). *Schizophrenien. Ein Ratgeber für Patienten und Angehörige*. Berlin: Springer.

Henningsen, P. & Rudolf, G. (2000). Zur Bedeutung der Evidence-Based Medicine für die Psychotherapeutische Medizin. *Psychother Psychosom Med Psychol, 50*(9/10), 366–337.

Herpertz, S., Dietrich, T.M., Wenning, B., Erberich, S.G., Krings, T., Thron, A. & Sass, H. (2001). Evidence of abnormal amygdala functioning in borderline personality disorder: a functional MRI study. *Biological psychiatry, 50*, 292–298.

Hetzer, T. (2011). Chaos – Höllenfahrt zur Transformation? In D. Jarzombek (Hrsg.), *Chaos Schöpfung Evolution – Was die Welt im Innersten zusammenhält* (S. 31–69). Berlin: LIT.

Hetzer, T. (2013). Empathie als Schlüssel zur Transformation von Konflikten. *Spektrum der Mediation, 49*, 56–58.

Hetzer, T. (2016). *Gespaltene Wurzeln. Prozessarbeit in Deutschland mit den Folgen vom Zweiten Weltkrieg und Holocaust für die Nachkommen*. Berlin: edition winterwork.

Hetzer, T. & Goeres, A. (2016). Transformation und kollektive Traumatisierung. Bewusstseinswissenschaften. *Transpersonale Psychologie und Psychotherapie, 2*, 66–82.

Hill, C.E. (1990). Exploratory in-session process research in individual psychotherapy: A review. *Journal of Consulting and Clinical Psychology, 58*(3), 288–294.

Hockley, J. (2000). The Use of Process Work within Physiotherapy. In R.A. Charman (Hrsg.), *Complementary Therapies for Physical Therapists* (Kap. V). London: Elsevier Health Sciences.

Hohler, L. (2006). *Starke Lehrkräfte. Ein Handbuch zur Stärkung von Lehrerinnen und Lehrer*. o.O.: o.V.

Hohler, L. (2021). Potenzial und Weisheit kollektiver Intelligenz: Der Grundkraft-Prozess für Organisationen. Hamburg: Tredition.

Hohler, U. (2003). Prozessorientierte Psychologie/Prozessarbeit. In L. Müller, & A. Müller (Hrsg.), *Wörterbuch der Analytischen Psychologie*. (S. 331–332). Eschbach: Patmos.

Hollwey, S. & Brierley, J. (2014). *The inner camino. A path of awakening*. Forres: Findhorn Press.

Horvath, A., Del Re, A.C., Flückiger, C. & Symonds, D. (2011). Alliance in individual psychotherapy. In J. Norcross (Hrsg.), *Psychotherapy relationships that work*. 2. Aufl. (S. 25–91). New York: Oxford Univ. Press.

Huber, D. (2021). Emotionale Verarbeitung und Therapieergebnis in Langzeitpsychotherapien: Eine Prozess-Outcome Studie. https://www.ipu-berlin.de/emotionale-verarbeitung-und-therapieergebnis-in-langzeitpsychotherapien-eine-prozess-outcome-studie (21.03.2021).

Hüther, G. (2011). *Biologie der Angst. Wie aus Stress Gefühle werden*. 10. Aufl. Göttingen: Vandenhoeck & Ruprecht.

Husserl, E. (1913/1995). *Ideen zu einer reinen Phänomenologie und phänomenologischen Philosophie. Erstes Buch: Allgemeine Einführung in die reine Phänomenologie*. Berlin: Springer.

Hutter, C. & Schwehm, H. (2009). *J.L. Morenos Gesamtwerk in Schlüsselbegriffen*. Wiesbaden: VS für Sozialwissenschaften.

IAPOP (2007). *Deep Democracy. Where fields meet. Proceedings of the 1st IAPOP International Conference*. London: IAPOP.

Intlekofer-Lipp, J. (2009). *Beyond Gender: New Identities, Relationship Patterns and Social Roles Emerging from a Therapy Process. A Case Study from the Perspective of Process-Oriented Psychology*. Unveröff. Masterarb., Univ. Antioch, Yellow Springs/OH.

Jacobi, J. (1971). Die Psychologie von C.G. Jung. Zürich: Ex Libris.

Jacoby, M. (1998). *Grundformen seelischer Austauschprozesse. Jungsche Therapie und neuere Kleinkindforschung*. Olten: Walter.

Jaffé, A. (1987). *Aus C.G. Jungs letzten Jahren*. Einsiedeln: Daimon.

James, W. (1907/1929). *Pragmatism: a new name for some old ways of thinking*. London, New York: Longmans, Green & Co.

James, W. (1976). *The varieties of religious experiences*. 10. Aufl. New York: Collier Books.

Jobe, K. (2004). Sit-ups and Paradigm Crunches. *The Journal of Process Oriented Psychology, 9*(1), S. 20–35.

Johnson, J.E., Burlingame, G.M., Strauß, B., & Bormann, B. (2008). Die therapeutischen

Beziehungen in der Gruppenpsychotherapie. *Gruppenpsychotherapie und Gruppendynamik, 44*, 52–89.

Jones, L. (2001). *Margins of Uncertainty: A qualitative study of marginality in multiple dimensons of experience*. Unveröff. Diss., Univ. of Wollongong.

Jung, C. G. (1979a). *Psychogenese der Geisteskrankheiten. GW Bd. 3*. 2. Aufl. Olten: Walter.

Jung, C. G. (1979b). *Die Dynamik des Unbewussten. GW Bd. 8*. 3. Aufl. Olten: Walter.

Jung, C. G. (1979c). *Praxis der Psychotherapie. GW Bd. 16*. 3. Aufl. Olten: Walter.

Jung, C. G. (1981a). *Zwei Schriften über Analytische Psychologie. GW Bd. 7*. 3. Aufl. Olten: Walter.

Jung, C. G. (1981b). *Zivilisation im Übergang. GW Bd. 10. 2. Aufl.* Olten: Walter.

Jung, C. G. (1984a) *Selected letters of C. G. Jung, 1909–1961*. Hrsg. v. G. Adler & A. Jaffé. Princeton/NJ: Princeton Univ. Press.

Jung, C. G. (1984b). *Mysterium Conjunctionis. GW 14/2*. 4. Aufl. Olten: Walter.

Jung, C. G. (1987). *Kinderträume. Psychologische Interpretation von Kinderträumen*. Hrsg. v. I. Jung & M. Meyer-Grass. Olten: Walter.

Kadzin, A. E. (2007). Mediators and mechanisms of change in psychotherapy research. *Annual Review of Clinical Psychology, 3*, 1–27.

Kammerer, T. (Hrsg.). (2006). *Traumland Intensivstation. Veränderte Bewusstseinszustände und Koma Interdisziplinäre Expeditionen*. Norderstedt: Books on Demand.

Kast, V. (1990). *Die Dynamik der Symbole. Grundlagen der Jungschen Psychotherapie*. Olten: Walter.

Katrivanou, V. (2005). On Conflict, Gender and Nationalism in Cypriot Society: Beliefs and Contradictions. *Annual Review of Critical Psychology, 4*, 66–76.

Kepner, J. (1993). Body process. Working with the body in psychotherapy. San Franciso/CA: Gestalt Press.

Kernberg, O. F., (1983). *Borderline-Störungen und pathologischer Narzißmus*. Frankfurt: Suhrkamp.

Keupp, H. (1994). Gemeindepsychologie. In R. Asanger & G. Wenninger (Hrsg.), *Handwörterbuch Psychologie* (S. 219–226). Weinheim, Beltz: Psychologie Verlag.

Khantzian, E. J. (1997). The self medication hypothesis of addictive disorders: Focus on heroin and cocain dependence. In D. L. Yalisove (Hrsg.), *Essential Papers on Addiction* (S. 429–440). New York, London: New York University Press.

Kierkegaard, S. (1969). *Die Krankheit zum Tode*. München: Rowohlt.

Kiesler, D. J. (1966). Some myths of psychotherapy research and the search for a paradigm. *Psychol. Bull., 65*, 110–136.

Kiyoshi, H. (2004). Metaskills: Therapists' attitudes which hold a key to therapy. *Japanese Journal of Clinical Psychology, 4*(1), 145–148.

Kleespies, W. (1998). *Vom Sinn der Depression. Selbstwertstörungen im Blickwinkel der Analytischen Psychologie*. München: Reinhardt.

Klein, M. (1935/1975). A contribution to the psychogenesis of manic-depressive states. In M. Klein (Hrsg.), *Love, guilt and Reparation and other works 1921–1945* (S. 262–289). New York: The Free Press.

Klein, M. H., Mathieu-Coughlan, P. & Kiesler, D. J. (1986). The experiencing scales. In L. S. Greenberg & W.M Pinsof (Hrsg.), *The psychotherapeutic process. A research handbook* (S. 21–71). New York: Guilford Press.

Klein, M. H., Mathieu-Coughlan, P., Kiesler, D. J. & Gendlin, E. T. (1969). *The experiencing scale. A research and training manual, Volume 1*. Madison/WI: Univ. of Wisconsin.

Kobak, R.R. (1989/1993). *The Adult Attachment Interview Q-Set*. Unveröff. Ms., Univ. of Delaware, Newark/DE.

Kobak, R.R., Sudler, N. & Gambler, W. (1991). Attachment and depressive symptoms during adolescence: A developmental pathways analysis. *Development and Psychopathology, 3*(4), 461–474.

Köhler, W. (1933). *Psychologische Probleme*. Berlin: Springer.

König, O. (2018). Gruppendynamische Grundlagen. In B. Strauss & D. Mattke (Hrsg.), *Gruppenpsychotherapie. Lehrbuch für die Praxis*. 2. Aufl. (S. 21–36). Berlin: Springer.

Kohut, H. (1971). *The analysis of the self: A systematic approach to the psychoanalytic treatment of narcissistic personality disorders*. Chicago/IL, London: The University of Chicago Press.

Kohut, H. (1979). *Die Heilung des Selbst*. Frankfurt/Main: Suhrkamp.

Krause-Utz, A., Winter, D., Nietfeld, I. & Schmahl, C. (2014). The latest neuroimaging findings in Borderline Personality Disorder. *Current Psychiatry Reports, 16*, 438.

Kriz, J. (2014). Sinn und Unsinn von Richtlinientherapie. https://aghpt.de/juergen-kriz-sinn-und-unsinn-von-richtlinientherapie (20.1.2022).

Laing, R.D. (1960). *The Divided Self. An existential study on sanity and* madness. London: Tavistock.

Laing, R.D. (1969). *Phänomenologie der Erfahrung*. Berlin: Suhrkamp.

Laing, R.D. (1972). *Das geteilte Selbst. Eine existentielle Studie über geistige Gesundheit und Wahnsinn*. Köln: Kiepenheuer & Witsch.

Laing, R.D. (1965/1984). Mystifizierung, Konfusion und Konflikt. In C. Kulenkampf (Hrsg.), *Schizophrenie und Familie* (S. 274–304). Frankfurt/Main: Suhrkamp.

Lambert, M.J. (Hrsg.). (2013a). *Bergin and Garfield's Handbook of psychotherapy and behavior change*. 6. Aufl. Hoboken/NJ: Wiley.

Lambert, M.J. (2013b). The Effieancy an Effectiveness of Psychotherapy. In M.J. Lambert (Hrsg.), *Bergin and Garfield's Handbook of psychotherapy and behavior change*. 6. Aufl. (S. 169–218). Hoboken/NJ: Wiley.

Lambert, M.J. & Bergin, A.E. (1994). The effectiveness of psychotherapy. In A.E. Bergin & S.L. Garfield (Hrsg.), *Handbook of psychotherapy and behavior change*. 4. Aufl. (S. 143–189). Hoboken/NJ: Wiley.

Lechler, W.H. & Lair, J.C. (1980/2021). *Von mir aus nennt es Wahnsinn. Protokoll einer Heilung*. Bad Herrenalb: Förderkreis für Ganzheitsmedizin.

Leijssen, M. (1998). Focusing Microprocesses. In L.S. Greenberg, J.C. Watson & G. Lietar (Hrsg.), *Handbook of experiential psychotherapy* (S. 121–154). New York: Guilford Press.

Lempa, G. (2005). Psychoanalytische Therapie der Schizophrenie – gestern und heute. *Analytische Psychologie, 129*(1), 41–55.

Levine, P.A. (1999). *Trauma-Heilung: Das Erwachen des Tigers. Unsere Fähigkeit, traumatische Erfahrung zu transformieren*. 2. Aufl. Essen: Synthesis.

Lewin, K. (1948). *Resolving social conflicts: selected papers on group dynamics*. New York: Springer.

Lewin, K. (1951). *Field theory in social science*. New York: Harper & Row.

Lewin, K. (1963/2012). *Feldtheorie in den Sozialwissenschaften*. Bern: Huber.

Lichtenberg, J.D., Lachmann, F.M. & Fosshage, J.L. (1996). *The Clinical Exchange: Techniques derived from self and motivational systems*. Hillsdale/NY: The Analytic Press.

Lichtenberg, J.D., Lachmann, F.M. & Fosshage, J.L. (2000). *Das Selbst und die motivationa-*

len Systeme. Zu einer Theorie psychoanalytischer Technik. Frankfurt/Main: Brandes & Apsel.

Lidz, T., Cornelison, A., Fleck, S. & Terry, D. (1957/1984). Spaltung und Strukturverschiebung in der Ehe. In C. Kulenkampf (Hrsg.), *Schizophrenie und Familie* (S. 108–127). Frankfurt/Main: Suhrkamp.

Lietaer, G. (1990). The client-centered approach after the Wisconsin project: A personal view on its evolution. In G. Lietaer, J. Rombauts & R. Van Balen (Hrsg.), *Client-centered and experiential psychotherapy in the nineties* (S. 19–45). Leuven: Univ. Press.

Linehan, M. (1996). *Dialektisch-Behaviorale Therapie der Borderline Persönlichkeitsstörung*. München: CIP-Medien.

Luborsky, L., Rosenthal, R., Diguer, L., Andrusyna, T.P., Berman, J.S., Levitt, J.T., Seligman, D.A. & Krause, E.D. (2002). The dodo bird verdict is alive and well – mostly. *Clinical Psychology: Science and Practice, 9*(1), 2–12.

Luborsky, L., Singer, B. & Luborsky, L. (1975). Comparative studies of psychotherapies: is it true that «everyone has won and all must have prices?» *Archives of General Psychiatry, 32*(8), 995–1008.

Ludwig, A.M. (1966). Altered states of consciousness. *Arch Gen Psychiatry, 15*(3), 225–234.

Luhmann, N. (1984). *Soziale Systeme. Grundriss einer allgemeinen Theorie*. Frankfurt/Main: Suhrkamp.

Luhmann, N. (1990). The autopoiesis of social systems. In N. Luhmann (Hrsg.), *Essays on self reference*. New York: Columbia Univ. Press.

Luhmann, N. (2002). *Einführung in die Systemtheorie*. Heidelberg: Carl-Auer.

Mahrer, A.R. (1985). *Psychotherapeutic Change*. New York: Norton & Co.

Mahrer, A.R. (1988). Discovery-oriented psychotherapy research. *American Psychologist, 43*(9), 694–702.

Mahrer, A.R. (1996). *The complete guide to experiential psychotherapy*. Hoboken/NJ: Wiley.

Mahrer, A.R. (2004). *Why Do Research in Psychotherapy? An Introduction to a Revolution*. London: Whurr Publ.

Mahrer, A.R. & Nadler, W.P. (1986). Good moments in psychotherapy. *Journal of Consulting and Clinical Psychology, 56*(1), 10–15.

Maier, W. (2006). Psychiatrie als Neurowissenschaften: Neue Perspektiven und Chancen. In F. Schneider (Hrsg.), *Entwicklungen in der Psychiatrie* (S. 27–32). Heideberg: Springer.

Margraf, J. & Schneider, S. (1989). *Panik: Angstanfälle und ihre Behandlung*. Berlin, Heidelberg: Springer.

Margulis, L. & Sagan, D. (1995). *What is life*? New York: Simon and Schuster.

Marlock, G. & Weiss, H. (2006). *Handbuch der Körperpsychotherapie*. Stuttgart, New York: Schattauer.

Marmar, C.R. (1990). Psychotherapy process research: Progress, dilemmas, and future directions. *Journal of Consulting and Clinical Psychology, 58*(3), 265–272.

Marmar, C.R., Wilner, N. & Horowitz, M.J. (1984). Recurrent client states in psychotherapy. In L.N. Rice & L.S Greenberg (Hrsg.), *Pattern of change* (S. 194–212). New York: Guilford Press.

Mason, P.T. & Kreger, R. (2014). *Schluss mit dem Eiertanz. Für Angehörige von Menschen mit Borderline*. 8. Aufl. Köln: Balance.

Mason, S., Hess, A., Gasser, R. & Palmiano Federer, J. (2015). Gender in Mediation: An Exercise Handbook for Trainers. Zürich: Center for Security Studies ETH Zürich and swisspeace.

Masterson, J.E. (1998). *Psychotherapie bei Borderline-Patienten*. Stuttgart: Klett-Cotta.

Mathieu, P. & Klein, M.H. (1984). Experiential psychotherapy: key events in therapist-client interaction. In L.N. Rice & L.S Greenberg (Hrsg.), *Pattern of change* (S. 213–248). New York: Guilford Press.

Mattke, D. & Streeck, U. (2015). *Praxis stationärer und teilstationärer Gruppen*. Stuttgart: Klett-Cotta.

Mattke, D. & Weber, R. (2020). Auf der Suche nach dem Heiligen Gral – Wirkfaktoren der Gruppenpsychotherapie. *PiD – Psychotherapie im Dialog, 21*(2), 24–29.

Maturana, H.R. & Varela, F.J. (1990). *Der Baum der Erkenntnis: Die biologischen Wurzeln des menschlichen Erkennens*. München: Goldmann.

Maturana, H.R., Varela, F.J. & Uribe, R. (1974). Autopoiesis: The organization of living systems, its characterization and a model. *Biosystems, 5*, 187–196.

Matussek, P. (1993). *Analytische Psychosetherapie*. Berlin: Springer.

McClelland, S. (1992). Brief art therapy in acute states: a process-oriented approach. In D. Waller & A. Gilroy (Hrsg.), *Art therapy. A handbook*. Buckingham, Philadelphia/PA: Open Uni Press.

McGory, P. (2000). Psychotherapy and recovery in early psychosis: a core clinical and research challenge. In B.V. Martindale, A. Batemann, M. Cowe & F. Margison (Hrsg.), *Psychosis: Psychological approaches and their effectiveness* (S. 266–290). London: Gaskell.

Meier, C.A. (1950/2008). Psychosomatic medicine from the Jungian point of view. *The Journal of Analytical Psychology, 8*(2), 103–122.

Meier, C.A. (1962). Psychosomatik in Jungscher Sicht. *Psyche – Zeitschrift für Psychoanalyse, 15*(10), 625–638.

Menken, D. (2002). *Speak out!* Las Vegas/NV: New Falcon Publ.

Menken, D. (2013). Raising Parents, Raising Kids: Hands-On Wisdom for the Next Generation. Santa Fe/NM: Belly Song Press.

Menken, D. (2021). *Facilitating a more perfect union: A guide for politicians and leaders*. Portland/OR: Independently published.

Mentzos, S. (1999). *Psychodynamische Modelle in der Psychiatrie*. Göttingen: Vandenhoeck & Ruprecht.

Merleau-Ponty, M. (1966). *Phänomenologie der Wahrnehmung*. Berlin: de Gruyter.

Mindell, Amy (1986). The hidden dance. An introduction to process-oriented movement work. Zürich, FG-POP, 1986. https://www.processwork.org/files/Finalprojects/Mindell,_Amy_March_1986.pdf

Mindell, Amy (1995). *Metaskills: The Spiritual Art of Therapy*. Tempe/AZ: New Falcon Publ.

Mindell, Amy (1997). Die Entdeckung der Welt im Individuum: Der Weltkanal in der Psychotherapie. *Transpersonale Psychologie and Psychotherapie Journal, 3*(2), 38–52.

Mindell, Amy (1998). *Die Weisheit der Gefühle: Metafähigkeiten – Die spirituelle Kunst in der Therapie*. Petersberg: Via Nova.

Mindell, Amy (2000). *Koma. Ein Weg der Liebe. Ratgeber für Familie, Freunde und Helfer*. Petersberg: Via Nova.

Mindell, Amy (2002a). *Alternative To Therapy: A Creative Lecture Series On Process Work*. Portland/OR: Lao Tse Press.

Mindell, Amy (2002b). A brief review of recent evolutions in process theory. http://static1.squarespace.com/static/54a386c7e4b07985e3618194/t/57b2b61c414fb514a397d011/1471329833991/2016+Update+of+The+Evolution+of+Process+Theory+wHyperlinks.pdf (14.03.2021).

Mindell, Amy (2005). *The Dreaming Source Of Creativity: 30 Simple Ways To Have Fun And Work On Yourself*. Portland/OR: Lao Tse Press.
Mindell, Amy (2008). Bringing deep democracy to life: an awareness paradigm for deepening political dialogue, personal relationships, and community interactions. *Psychotherapy and Politics International, 6*(3), 212–225.
Mindell, Arnold (1982). *Dreambody. The Body's Role in Revealing the Self*. London: Routlege & Kegan Paul.
Mindell, Arnold (1985a). *The Dreambody. Der Körper im Märchen. Krankheit und Individuation*. Fellbach-Oeffingen: Bonz.
Mindell, Arnold (1985b). *River's way: The Process Science of the Dreambody*. London: Penguin Arkana.
Mindell, Arnold (1985c). *Working With The Dreaming Body*. London: Routledge & Kegan.
Mindell, Arnold (1987a). *Der Leib und die Träume. Prozessorientierte Psychologie in der Praxis*. Paderborn: Junfermann.
Mindell, Arnold (1987b). *The dreambody in relationships*. London: Arkana, Penguin Books.
Mindell, Arnold (1989a). *Schatten der Stadt*. Paderborn: Junfermann.
Mindell, Arnold (1989b). Addictions, Trances, Altered States. Seminar, Juni 1989. Luzern: Switzerland.
Mindell, Arnold (1989c). *Schlüssel zum Erwachen. Sterbeerlebnisse und Beistand im Koma*. Freiburg, Olten: Walter.
Mindell, Arnold (1991). *Das Jahr 1. Ansätze zur Heilung unseres Planeten*. Olten: Walter.
Mindell, Arnold (1992). *Traumkörper und Meditation. Arbeit an sich selbst*. Zürich, Düsseldorf: Walter.
Mindell, Arnold (1993a). *Traumkörperarbeit oder Der Lauf des Flusses*. Paderborn: Junfermann.
Mindell, Arnold (1993b). *The Shaman's Body*. San Francisco/CA: Harper & Row.
Mindell, Arnold (1994). An interview with Arny Mindell on extreme states. *The Journal of Process Oriented Psychology, 6*(1), 7–10.
Mindell, Arnold (1995). *Sitting In The Fire. Large Group Transformation Through Diversity and Conflict*. Portland/OR: Lao Tse Press.
Mindell, Arnold (1997a). *Der Weg durch den Sturm. Weltarbeit im Konflikt der Zeitgeister*. Petersberg: Via Nova.
Mindell, Arnold (1997b). *Mitten im Feuer. Gruppenkonflikte kreative nutzen*. München: Hugendubel.
Mindell, Arnold (2000a). *The Quantum Mind. The Edge Between Physics and Psychology*. Portland/OR: Lao Tse Press.
Mindell, Arnold (2000b). *Dreaming While Awake. Techniques For 24-Hour Lucid Dreaming*. Charlottesville/VA: Hampton Roads.
Mindell, Arnold (2001). *The Dreammaker's Apprentice. Using Heightened States of Consciousness to Interpret Dreams*. Charlottesville/VA: Hampton Roads.
Mindell, Arnold (2002a). *The deep democracy of Open Forums*. Charlottesville/VA: Hampton Roads.
Mindell, Arnold (2002b). *24 Stunden luzid träumen. Techniken, um den nichtdualistischen träumenden Hintergrund der Alltagsrealität wahrzunehmen*. Petersberg: Via Nova.
Mindell, Arnold (2006). *Quantengeist und Heilung. Auf seine Körpersymptome hören und darauf antworten*. Petersberg: Via Nova.
Mindell, Arnold (2007). *Earth-Based Psychology: Path Awareness from the Teachings of Don Juan, Richard Feynman, and Lao Tse*. Portland/OR: Lao Tse Press.

Mindell, Arnold (2010). *Die Verbindung mit dem Urgrund des Seins*. Petersberg: Via Nova.

Mindell, Arnold (2016). Meeting different realities. In W. Hall (Hrsg.), *Outside Mental Health. Voices and Visions of Madness* (S. 309–318). o. O.: Madness Radio.

Mindell, Arnold (2019). *The Leader's 2nd training. For your life and the world*. Gatekeeper Press.

Mindell, Arnold & Mindell, Amy (1997). *Das Pferd rückwärts reiten*. Petersberg: Via Nova.

Minuchin, S. (1977). *Familie und Familientherapie, Theorie und Praxis struktureller Familientherapie*. Freiburg: Lambertus.

Minzenberg, M. J., Fan, J., New, A. S., Tang, C. Y. & Siever, L. J. (2007). Fronto-limbic dysfuntion in response to facial emotion in borderline personality disorder: an event-related fMRI study. *Psychiatry Research, 155*, 231–243.

Moreno, J. L. (1946). *Psychodrama. Volume 1*. New York: Beacon House.

Moreno, J. L. (1947). *The Theatre of Spontaneity*. New York: Beacon House.

Moreno, J. L. (1959). *Psychodrama. Volume 2: Foundations of Psychodrama*. New York: Beacon House.

Moreno, J. L. (1987). *Writing on Psychodrama, Group method and Spontaneity*. Hrsg. v. J. Fox. New York: Springer.

Moreno, J. L. & Moreno, Z. T. (1959). *Foundations of psychotherapy*. New York: Beacon House.

Morgenthaler, F. (1984). *Homosexualität, Heterosexualität, Perversion*. Frankfurt/Main: Qumran.

Morin, P. (2002a). *Rank and Salutogenesis: A Quantitative and Empirical Study of Self-Rated Health and Perceived Social Status*. Diss., Union Institute, Cincinnati/OH. http://www.creativehealing.org/Diss%20INTRODUCTION.pdf (10.05.2021).

Morin, P. (2002b). Life span development. The Paradox of Illness: Why me? Why not me? Chronic Illness and Disability as Developmental Opportunities in Adults. http://www.creativehealing.org/The%20paradox%20of%20illness.pdf (26.02.2021).

Morin, P. (2014). *Health in Sickness. Sickness in Health*. San Francisco/CA: Deep Democracy Exchange.

Morin, P. (2019). *Big Medicine. Transforming Your Relationship with Your Body, Health, and Community*. Santa Fe/NM: Belly Song Press.

Morin, P. & Reiss, G. (2010). *Inside Coma: A New View of Awareness, Healing, and Hope*. Westport/CT: Praeger.

Müller, S. A. (2013). Perspektivwechsel durch Superposition zweier polarer Teile. In P. Knapp (Hrsg.), *Konflikte lösen in Teams und großen Gruppen* (S. 310–313). Bonn: Manager-Seminare-Verl.-GmbH.

Müller, S. A. & Sinner, M. (2015). Körpersymptome. In C. Herrera Krebber (Hrsg.), *Ganzheitsmedizin, die Ganzheitlichkeit von Gesundheit und Heilung – Konzepte von Körper, Geist und Seele, Erde und Kosmos* (S. 477–496). München: Infomed.

Nees, G. (2015). *Connecting Hearts and Minds: Insights, Skills, and Best Practices for Dealing with Differences*. Longmont/CO: Vagus Publ.

Neuhaus, P. (2011). *Ich höre. Lernen und Lehren mit Prozessarbeit*. Unveröff. Dipl.-Arb., Institut für Prozessarbeit, Zürich.

Odgen, T. (1992). *Projective Identification and Psychotherapeutic Technique*. London: Karmac Books.

Orlinsky, D. E., Grawe, K. & Parks, B. K. (1994). Process and outcome in psychotherapy. In A. E. Bergin & L. S. Garfield (Hrsg.), *Bergin and Garfield's Handbook of Psychotherapy and Behavioral Change*. 4. Aufl. (S. 270–390). Hoboken/NJ: Wiley.

Orlinsky, D.E. & Howard, K.I. (1986). Process and outcome in psychotherapy. In S.L. Garfield & A.E. Bergin (Hrsg.), *Handbook of psychotherapy and behavior change*. 3. Aufl. (S. 311–381). Hoboken/NJ: Wiley.

Orlinsky, D.E., Ronnestad, M.H. & Willutzki, U. (2004). Fifty years of process-outcome research: continuity and change. In M.J. Lambert (Hrsg.), *Bergin and Garfield's Handbook of Psychotherapy and Behavioral Change*. 5. Aufl. (S. 307–389). Hoboken/NJ: Wiley.

Orlinsky, D.E., Willutzki, U., Meyerberg, J., Cierpka, Buchheim, M.P. & Ambühl, H. (1996). Die Qualität der therapeutischen Beziehung: Entsprechen gemeinsame Faktoren in der Psychotherapie gemeinsamen Charakteristika von PsychotherapeutInnen? *Psychotherapie, Psychosomatik, Medizinische Psychologie, 46*(3–4), 102–110.

Orlinsky, D.E. (2009). The «Generic Model of Psychotherapy» after 25 years: Evolution of a research-based metatheory. *Journal of Psychotherapy Integration, 19*(4), 319–339.

Paivio, S.C. & Pascual-Leone, A. (2010). *Emotion-focused therapy for complex trauma. An integrative approach*. Washington D.C: American Psychological Association.

Pawelzik, M. (2013a). Psychotherapie des sozialen Gehirns. *Zeitschrift Verhaltenstherapie & Verhaltensmedizin, 34*(1), 43–74.

Pawelzik, M. (2013b). Psychotherapie des sozialen Gehirns. *Zeitschrift Verhaltenstherapie & Verhaltensmedizin, 34*(2), 143–177.

Peichl, J. (2013). *Innere Kritiker, Verfolger und Zerstörer. Ein Praxishandbuch zur Arbeit mit Täterintrojekten*. Stuttgart: Klett-Cotta.

Perls, F.S. (1969). *Gestalt therapy verbatim*. Lafayette/CA: Real People Press

Perls, F.S. (1982). *Grundlagen der Gestalt-Therapie. Einführung und Sitzungsprotokolle*. München: Pfeiffer.

Perls, F.S., Hefferline, R.F. & Goodman, P. (1951). *Gestalt Therapy. Excitement and Growth in the Human Personality*. New York: Julian Press.

Perls, F.S., Hefferline, R.F. & Goodman, P. (1979). *Gestalt-Therapie. Wiederbelebung des Selbst*. Stuttgart: Klett-Cotta.

Perrez, M. & Baumann, U. (2011). *Lehrbuch Klinische Psychologie – Psychotherapie*. Bern: Huber, Hogrefe.

Perry, J.W. (1953/1987). *The Self in the Psychotic Process. Its Symbolization In Schizophrenia*. Dallas/TX: Spring Publ.

Perry, J.W. (1974/1989). *The far side of madness*. Dallas/TX: Spring Publ.

Petzold, H. (1981). *Widerstand. Ein strittiges Konzept in der Psychotherapie*. Paderborn: Junfermann.

Petzold, H. (1996). *Integrative Bewegungs- und Leibtherapie. Ein ganzheitlicher Weg leibbezogener Psychotherapie. 2 Bde*. 3. Aufl. Paderborn: Junfermann.

Piaget, J. (1982). *Sprechen und Denken des Kindes*. Düsseldorf: Schwann.

Pieh, C., Lahmann, C., von Heymann, F., Tritt, K., Loew, T., Busch, V. & Probst, T. (2011). Prävalenz und Komorbidität der somatoformen Störung: Eine Multicenter-Studie. *Zeitschrift für Psychosomatische Medizin und Psychotherapie, 57*(3), 244–250.

Plassmann, R. (2013). Prozessorientierte Psychotherapie. *Psychotherapeuten-Journal 2*, 131–137.

Pos, A.E. & Chol, B.H. (2018). Relating Process to Outcome in emotion-focused therapy. In L.S. Greenberg & R.N. Goldman (Hrsg.), *Clinical Handbook of Emotion-focused therapy* (S. 171–191). Washington D.C.: APA.

Pos, A.E., Greenberg, L.S. & Warwar, S. (2010). Testing a model of change for experiential treatment of depression. *Journal of Consulting and Clinical Psychology, 77*, 1055–1066.

Prigogine, I. (1992). *Vom Sein zum Werden*. München, Zürich: Piper.

Prigogine, I. & Stengers, I. (1993). *Dialog mit der Natur. Neue Wege naturwissenschaftlichen Denkens*. 7. Aufl. München, Zürich: Piper.

Rabung, S. & Leichsenring, F. (2016). Evidenz für psychodynamische Langzeittherapie. Überblick über vorliegende Reviews. *Psychotherapeut, 61*, 441–446.

Reiss, G. (1993). The role of the disturber in process-oriented family therapy. *The Journal of Process Oriented Psychology, 5*(1), 60–66.

Reiss, G. (2004a). *Angry men, angry women, angray world. Moving from destructiveness to creativity*. Eugene/OR: Changing Worlds Publ.

Reiss, G. (2004b). *Beyond war and peace in the Arab Israeli conflict*. Eugene/OR: Changing Worlds Publ.

Reiss, G. (2013). *Families that Dream Together – Process-Oriented Family Therapy and Community Based Healing*. Scotts Valley/CA: CreateSpace.

Reiss, G. (2018). *Healing history. Breaking the Circle of Personal and Historical Trauma*. Scotts Valley/CA: CreateSpace.

Rice, L.N. & Greenberg, L.S. (1984). *Patterns of Change. Intensive Analysis of Psychotherapy Process*. New York: Guilford Press.

Rice, L.N. & Saperia, E.P. (1984). Task analysis of the resolution of problematic reaction. In L.N. Rice & L.S. Greenberg (Hrsg.), *Patterns of change: Intensive analysis of psychotherapy process* (S. 67–123). New York: Guilford Press.

Riggs, S.A. & Jacobvitz, D. (2002). Expectant parents' representations of early attachment relationships: Associations with mental health and family history. *Journal of Consulting and Clinical Psychology, 70*(1), 195–204.

Rogers, C.R. (1955). Personality change in psychotherapy. *The International Journal of Social Psychiatry, 1*(1), 31–41.

Rogers, C.R. (1957). The necessary and sufficient conditions of therapeutic personality change. *Journal of Consulting Psychology, 21*, 95–103.

Rogers, C.R. (1961). *On becoming a person. A therapist's view of psychotherapy*. London: Constable.

Rombach, H. (1991). Das Tao der Phänomenologie. *Philosophisches Jahrbuch, 98*, 1–15.

Rombach, H. (2003). *Die Welt als lebendige Struktur. Probleme und Lösungen der Strukturontologie* (S. 51–70). Freiburg: Rombach.

Rose, I. (2009). *School Violence. Studies in Alienation, Revenge and Redemption*. London: Taylor & Francis.

Rosenzweig, S. (1936). Some implicit common factors in diverse methods of psychotherapy. *American Journal of Orthopsychiatry, 6*(3), 412–415.

Rössler, W. (2000). Psychosoziale Aspekte der Schizophrenie. In H. Helmchen, F. Henn, H. Lauter & N. Sartorius (Hrsg.), *Psychiatrie der Gegenwart. Bd. 5*, (S. 265–277). Berlin: Springer.

Rössler, W. (2011). Epidemiologie der Schizophrenie. *Swiss Medical Forum, 11*(48), 885–888.

Roth, G. (1987). Erkenntnis und Realität: Das reale Hirn und seine Wirklichkeit. In S.J. Schmidt & J. Siegfried (Hrsg.), *Der Diskurs des radikalen Konstruktivismus* (S. 229–286). Frankfurt/Main: Suhrkamp.

Roth, G. (1997). *Das Gehirn und seine Wirklichkeit. Kognitive Neurobiologie und ihre philosophischen Konsequenzen*. Frankfurt/Main: Suhrkamp.

Roth, G. (2001). *Fühlen, Denken, Handeln. Wie das Gehirn unser Verhalten steuert*. Frankfurt/Main: Suhrkamp.

Rowek, M. (2018). *The political necessity of transpersonal work. Deep democracy's potential to transform polarized conflict*. Innsbruck: Springer.

Rumi, M.J. (o.J.). Das Gasthaus. https://wirkraum.ch/images/content/fundgrube/texte/Das%20Gasthaus.pdf (25.1.2022).

Safran, J.D. & Greenberg, L.S. (Hrsg.). (1991). *Emotion, psychotherapy, and change*. New York: Guilford Press.

Sartre, J.-P. (1962). *Das Sein und das Nichts. Versuch einer phänomenologischen Ontologie*. 22. Aufll. Hamburg: Rowohlt.

Sauer, N. & Eich, W. (2009). Somatoforme Störungen und Funktionsstörungen. In aerzteblatt.de, cme Kompakt 1. https://www.aerzteblatt.de/archiv/64188/Somatoforme-Stoerungen-und-Funktionsstoerungen (20.09.2020).

Scharfetter, C. (1975). *Psychopathologie*. Thieme: Stuttgart.

Scharfetter, C. (1987). Meditation in der Psychotherapie. In A. Dittrich & C. Scharfetter (Hrsg.), *Ethnopsychiatrie* (S. 215–226). Stuttgart: Enke.

Scharfetter, C. (1995). *Schizophrene Menschen. Diagnostik, Psychopathologie, Forschungsansätze*. 4. Aufl. Weinheim: PVU.

Scharfetter, C. (1998). Ich-Psychopathologie und Leiberleben. In F. Röhricht & S. Priebe (Hrsg.), *Körpererleben in der Schizophrenie* (S. 25–39). Göttingen: Hogrefe.

Schindler, R. (1957). Grundprinzipien der Psychodynamik in der Gruppe. *Psyche*, 11(5), 308–314.

Schindler, R. (1969). Das Verhaltnis von Soziometrie und Rangordnungsdynamik. *Gruppenpsychotherapie und Gruppendynamik, 3*, 31–37.

Schlehuber, E. (2004). *Prozessarbeit mit Gruppen als Teil der Organisationsentwicklung*. Dipl.-Arb., Institut für Prozessarbeit, Zürich.

Schlehuber, E. & Molzahn, R. (2007). *Die heiligen Kühe und die Wölfe des Wandels – Warum wir ohne kulturelle Kompetenz nicht mit Veränderungen klarkommen*. Offenbach: Gabal.

Schmidt-Traub, S. (2000). *Panikstörung und Agoraphobie. Ein Therapiemanual*. Bern: Hogrefe.

Schneider, K. (1981). «Widerstand» in der Gestalttherapie. In H. Petzold (Hrsg.), *Widerstand. Ein strittiges Konzept in der Psychotherapie* (S. 239–258). Paderborn: Junfermann.

Schöne-Seifert, B. (2014). Biologismusvorwürfe gegenüber Neurowissenschaften und Psychiatrie. In O. Güntürkün & J. Hacker (Hrsg.), *Geist – Gehirn – Genom – Gesellschaft. Wie wurde ich zu der Person, die ich bin?* (S. 123–142). Stuttgart: Wiss. Verl.-Ges.

Schulthess, P. (2010). Gestalttherapeutische Gruppentherapie. In V. Tschuschke (Hrsg.), *Gruppenpsychotherapie. Von der Indikation bis zu Leitungstechniken* (S. 311–315). Stuttgart: Thieme.

Schulthess, P. (2019). Kriterien der Wissenschaftlichkeit. *À jour!, 9*, 23–27.

Schupbach, M. (2000). Wie Krankheiten und Träume den Sinn des Lebens erschliessen. In L. Riedel (Hrsg.), *Dem Wesentlichen auf der Spur* (S. 251–264). Riehen: perspectiva.

Schupbach, M. (2002). Process Work. In S. Shannon (Hrsg.), *Handbook of Complementary and Alternative Therapies in Mental Health* (S. 355–373). San Diego/CA: Academic Press.

Schupbach, M. (2004). Worldwork in Organizations. An Introduction and Three Case Studies. https://www.dmeforpeace.org/resource/worldwork-in-organizations-an-introduction-and-three-case-studies (15.02.2021).

Schupbach, M. (2005). Process Oriented Psychology. Amy and Arnolds Mindell's «Worldwork». In H. Nauheimer (Hrsg.), *Taking Stock. A Survey on the Practice and Future of Change Management* (S. 114). Berlin: The Change Management Toolbook.

Schupbach, M. (2007). World Work – ein multidimensionales Change Management Modell. *OrganisationsEntwicklung. Zeitschrift für Unternehmensentwicklung und Change Management, 4*, 56–64.

Schupbach, M. (2013). Ost – und Westdeutsche in Berlin einige Jahre nach dem Mauerfall, Ossies und Wessis in einem Worldwork Gruppenprozess. In H.-O. Mühleisen (Hrsg.), *Das Mögliche verwirklichen. Perspektiven der Humanistischen Psychologie* (S. 329–340). Freiburg: Kreuz-Verlag.

Schwartz-Salant, N. (1991). *Die Borderline-Persönlichkeit. Vom Leben im Zwischenreich*. Walter: Olten.

Sroufe, L.A. (2005). Attachment and Development: A Prospective, Longitudinal Study from Birth to Adulthood. *Attachment & Human Development, 7*(4), 349–367.

Searles, H.F. (1959/1984). Das Bestreben den anderen verrückt zu machen – ein Element in der Ätiologie und der Psychotherapie. In C. Kulenkampf (Hrsg.), *Schizophrenie und Familie* (S. 128–167). Frankfurt/Main: Suhrkamp.

Searles, H.F. (1965). *Collected papers on schizophrenia and related subjects*. London: The Hogarth Press.

Searles, H.F. (1979). *Countertransference and related subjects: Selected papers*. New York: International Univ. Press.

Sedlakova, B., Dominik, T. & Kolarik, M. (2020). Process-Oriented Approach to Working with Body Symptoms. *International Body Psychotherapy Journal, 19*(2), 43–55.

Seemann, H. (1998). *Freundschaft mit dem eigenen Körper schliessen. Über den Umgang mit psychosomatischen Schmerzen*. Stuttgart: Pfeiffer, Klett-Cotta.

Segal, Z.V., Williams, J.M.G. & Teasdale, J.D. (2001). *Mindfulness-Based Cognitive Therapy for Depression: A New Approach to Preventing Relapse*. New York: Guilford Press.

Selvini Palazzoli, M., Boscolo, L., Cecchin, G. & Prata, G. (1977/2011). *Paradoxon und Gegenparadoxon*. 12. Aufl. Stuttgart: Klett-Cotta.

Shannon, C.E. (1948). A mathematical theory of communication. *Bell System Technical Journal, 27*, 379–423, 623–656.

Shapiro, R. (2001). Noticing the Spirits in Everyday Life. PW as Spiritual Practice and Antidote for MCD. *The Journal of Process Oriented Psychology, 8*(2), 75–83.

Sharbanee, J.M., Goldman, R.N. & Greenberg, L.S. (2018). Task analysis of emotional change. In L.S. Greenberg & R.N. Goldmann (Hrsg.), *Clinical handbook of emotion-focused therapy* (S. 217–242). Washington D.C.: American Psychological Association.

Shaver, P.R. & Mikulincer, M. (2007). Adult Attachment Strategies and the Regulation of Emotion. In J.J. Gross (Hrsg.), *Handbook of emotion regulation* (S. 446–465). New York: Guilford Press.

Siirala, M. (1961). *Die Schizophrenie des Einzelnen und der Allgemeinheit*. Göttingen: Vandenhoeck & Ruprecht.

Simon, G. & von Korff, M. (1991). Somatization and psychiatric disorder in the NIMH Epidemiologic Catchment Area Study. *American Journal of Psychiatry, 148*, 1494–1500.

Sinner, M. (2010). Das Opfersein verlassen. Vom Umgang mit posttraumatischen Symptomen aus dem Blickwinkel einer Prozessarbeiterin nach Arnold Mindell. *FORUM Kunsttherapien, 1/2010*, 22–27.

Siver, S. (2008). *Processwork and the Facilitation of Conflict*. Unveröff. Diss., Union Institute, Cincinnati/OH.

Skvortsova, E. (2017). *Träumen am Klavier. Nutzen von subtilen Körpererfahrungen und Essenzzuständen zur Befreiung des musikalischen Potentials.* Unveröff. Dipl.-Arb., Institut für Prozessarbeit, Zürich.

Smith, J. (2017). *Applications cliniques de l'ICV Collection: Les Ateliers du praticien.* Malakoff Cedex: Dunod.

Smith, M.L. & Glass, G.V. (1977). Meta-Analysis of Psychotherapy Outcome Studies. *American psychologist, 9,* 752–760.

Smith, T.E., Liberman, P.R., Kopelowicz, A. (2000). Schizophrenie: Rehabilitation. In H. Helmchen, F. Henn, H. Lauter & N. Sartorius (Hrsg.), *Psychiatrie der Gegenwart. Bd. 5* (S. 265–277). Berlin: Springer.

Stahl, E. (2012). *Dynamik in Gruppen.* Weinheim, Basel, Beltz.

Stern, D.N. (1985). *The interpersonal world of the infant. A view from psychoanalysis and developmental psychology.* New York: Basic Books.

Stewart, R. (1991). *The Homeless: Gold within the Garbage. A Process Oriented Approach to Working with the Homeless.* Unveröff. Diss., Union Institute, Cincinnati/OH.

Stierlin, H. (1978). *Delegation und Familie.* Frankfurt/Main: Suhrkamp.

Stiglmayer, C. & Gunia, H. (2017). *Dialektisch-Behaviorale Therapie (DBT) zur Behandlung der Borderline-Persönlichkeitsstörung.* Stuttgart: Hogrefe.

Stinckens, N., Lietaer, G. & Leijssen, M. (2013). Working with the inner critic. Therapeutic approach. *Person-centered and experiential psychotherapies, 122,* 141–156.

Straub, S. (1990). *Stalking your inner critic. A Process-oriented approach to self-criticism.* Unveröff. Diss., Union Institute, Cincinnati/OH.

Strauss, B. (2018). Die Gruppe als sichere Basis. Bindungstheoretische Überlegungen zur Gruppenpsychotherapie. In B. Strauss & D. Mattke (Hrsg.), *Gruppenpsychotherapie. Lehrbuch für die Praxis.* 2. Aufl. (S. 85–98). Berlin: Springer.

Strauss, B. (2019). Innovative Psychotherapieforschung – Wo stehen wir und wo wollen wir hin? *Psychotherapeuten Journal, 18,* 4–10.

Strauss, B. & Burlingame, G.M. (2018). Gruppenpsychotherapieforschung und Wirksamkeitsnachweise von Gruppenbehandlungen. In B. Strauss & D. Mattke (2018). *Gruppenpsychotherapie. Lehrbuch für die Praxis.* 2. Aufl. (S. 191–209). Berlin: Springer.

Strauss, B. & Mattke, D. (2018). *Gruppenpsychotherapie. Lehrbuch für die Praxis.* 2. Aufl. Berlin: Springer.

Strümpfel, U. (2006). *Therapie der Gefühle. Forschungsbefunde zur Gestalttherapie.* Bergisch-Gladbach: EHP.

Subic-Wrana, C., Milrod, B. & Beutel, M.E. (2012). *Panikfokussierte psychodynamische Psychotherapie. Praxis der psychodynamischen Psychotherapie – analytische und tiefenpsychologisch fundierten Psychotherapie. Bd 3.* Göttingen: Hogrefe.

Suzuki, S. (1970). *Zen Mind, Beginner's Mind.* Hrsg. v. T.Dixon. New York: Weatherhill.

Swissinfo (2009). Schlechte Erinnerungen bleiben länger haften. www.swissinfo.ch/ger/schlechte-erinnerungen-bleiben-laenger-haften/7168386 (13.01.2022).

Szasz, T. (1961/2013). *Geisteskrankheit – ein moderner Mythos? Grundlagen einer Theorie des persönlichen Verhaltens.* Heidelberg: Carl-Auer.

Tart, C.T. (Hrsg.). (1969). *Altered States of Consciousness. A book of readings.* Hoboken/NJ: Wiley.

Tart, C. (1988). *Hellwach und bewusst leben. Anleitung zur Entfaltung des menschlichen Potentials – die Anleitung zum bewussten Sein.* Bern, München: Barth/Scherz.

Thomas, S.E., Randall, C.L. & Carrigan, M.H. (2003). Drinking to cope in socially anxious individuals. A controlled study. *Alcoholism, 27,* 1937–1943.

Tomandl, S. (1995). Coma, communication and community. Coma Communication. http://www.comacommunication.com/sharing_cc_and_community.htm (21.02.2022)

Tuckmann, B.W. (1965). Developmental sequences in small groups. *Psychological Bulletin, 63*, 348–399.

Tschuschke, V. & Weber, R. (2002). Gruppenpsychotherapie bei Persönlichkeitsstörungen. *PTT-Persönlichkeitsstörungen, 6*(2), 80–93.

Tschuschke, V. (2005). Psychotherapie in Zeiten evidenzbasierter Medizin. Fehlentwicklungen und Korrekturvorschläge. *Psychotherapeutenjournal, 4*, 106–115.

Tschuschke, V. (Hrsg.). (2010). *Gruppenpsychotherapie. Von der Indikation bis zur Leitungstechnik*. Stuttgart: Thieme.

Tschuschke, V. (2015). Psychotherapiewissenschaft. Ein Kommentar. Interview. *Psychotherapie Wissenschaft, 5*(1). www.psychotherapie-wissenschaft.info/index.php/psywis/article/view/300/648 (01.03.2021).

Tschuschke, V., Crameri, A., Koemeda, M., Schulthess, P. & von Wyl, A. (2013). Abschlussbericht Praxisstudie Ambulante Psychotherapie Schweiz (PAP-S) für Institut für Prozessarbeit (IPA). Teil 1. https://www.institut-prozessarbeit.ch/images/MediaDir/uploads/forschung/PAPSAbschlussberichtIPATeil1.pdf (20.09.2020).

Tschuschke, V., Crameri, A., Koemeda, M., Schulthess, P., von Wyl, A. & Weber, R. (2009). Psychotherapieforschung – Grundlegende Überlegungen und erste Ergebnisse der naturalistischen Psychotherapie-Studie ambulanter Behandlungen in der Schweiz (PaP-s). *Psychotherapie Forum, 17*, 160–167.

Tschuschke, V., Crameri, A., Koemeda, M., Schulthess, P., von Wyl, A. & Weber, R. (2010). Fundamental reflections on psychotherapy research and initial results of the naturalistic psychotherapy study on outpatient treatment in Switzerland (PAP-S). *International Journal of Psychotherapy, 14*(3), 23–35.

Tschuschke, V. & Freyberger, H.J. (2015). Zur aktuellen Situation der Psychotherapiewissenschaft und ihrer Auswirkungen – eine kritische Analyse der Lage?/On the present situation in psychotherapy and its implications – A critical analysis of the facts. *Zeitschrift für Psychosomatische Medizin und Psychotherapie, 61*(2), 122–138.

Tschuschke, V., Koemeda, M. & Schlegel, M. (2016). PAP-S-Rating-Manual (PAP-S-RM). In A. von Wyl, V. Tschuschke, A. Crameri, M. Koemeda-Lutz, & P. Schulthess (Hrsg.), *Was wirkt in der Psychotherapie. Ergebnisse der Praxisstudie ambulante Psychotherapie zu 10 unterschiedlichen Verfahren* (S. 65–73). Gießen: Psychosozial-Verlag.

Unterrainer, H.F., Hiebler-Ragger, M., Rogen, L. & Kapfhammer, H.P. (2018). Sucht als Bindungsstörung. *Der Nervenarzt, 89*, 1043–1048.

Vaitl, D. (2012). *Veränderte Bewusstseinszustände. Grundlagen – Technik – Phänomenologie*. Stuttgart: Schattauer.

van der Kolk, B. (2006). Geleitwort II. In G. Marlock & H. Weiss (Hrsg.), *Handbuch der Körperpsychotherapie*. Stuttgart, New York: Schattauer.

van der Kolk, B. (2021). *Verkörperter Schrecken. Traumaspuren in Gehirn, Geist und Körper und wie man wie man sie heilen kann*. 7. Aufl. Lichtenau/Westfalen: Probst.

van Felter, D. (1987). *Heroin Addiction – From a Process-Oriented Viewpoint*. Diss., William Lyon Univ., San Diego/CA.

Vassiliou, A.A. (1995). *Listen or Die. The Terrorist as a Role*. Diss., Union Institute, Cincinnati/OH.

Vassiliou, L. (2005). *Discovering Meaning in Panic: A Process Oriented Approach to Panic Attacks*. Diss., Union Institute, Cincinnati/OH. https://iapop.com/wp-content/uploads/2011/02/dissertations/vassiliou-meaninginpanic.pdf (20.02.2020).

Vikkelsoe, J. (1998). *Beyond Guilt and Innocence.Towards a process-oriented criminology*. Unveröff. Diss., Union Institute, Cincinnati/OH.

von Foerster, H. (1992). Entdecken oder Erfinden. Wie lässt sich Verstehen verstehen? In H. von Foerster, E. von Glasersfeld, P.M. Hejl, S.J. Schmidt & P. Watzlawick (Hrsg.), *Einführung in den Konstruktivismus* (S. 41–88). München: Piper.

von Franz, M.-L. (1990). Zahl und Zeit. Stuttgart: Klett-Cotta.

von Franz, M.-L. (2015). Divination und Synchronizität. Herausgeber:Stiftung für Jungsche Psychologie.

von Gebsattel, V.E. (1954). *Prolegomena einer medizinischen Anthropologie*. Berlin, Heidelberg, New York: Springer.

von Glasersfeld, E. (1987). *Wissen, Sprache und Wirklichkeit. Arbeiten zum radikalen Konstruktivismus*. Wiesbaden: Vieweg.

von Glasersfeld, E. (1996). *Wege des Wissens. Konstruktivistische Erkundungen durch unser Denken*. Heidelberg: Carl-Auer-Systeme.

von Glasersfeld, E. (1997). *Radikaler Konstruktivismus. Ideen, Ergebnisse, Probleme*. Frankfurt/Main: Suhrkamp.

von Känel, R., Georgi, A., Egli, D. & Ackermann, D. (2016). Die somatische Belastungsstörung: Stress durch Körpersymptome. *Primary and Hospital Care – Allgemeine Innere Medizin, 16*(10), 192–195. https://www.researchgate.net/profile/Roland_Von_Kaenel2/publication/303700142_Die_somatische_Belastungsstorung_Stress_durch_Korpersymptome/links/574e8c1908ae061b33039068/Die-somatische-Belastungsstoerung Stress-durch-Koerpersymptome.pdf (06.09.2020).

von Wyl, A., Tschuschke, V., Crameri, A, Koemeda-Lutz, M., Schulthess, P. (2016). *Was wirkt in der Psychotherapie? Ergebnisse der Praxisstudie ambulante Psychotherapie zu 10 unterschiedlichen Verfahren*. Gießen: Psychosozial-Verlag.

Waldenfels, B. (2000). *Das leibliche Selbst. Vorlesungen zur Phänomenologie des Leibes*. Frankfurt/Main: Suhrkamp.

Wallin, D. (2016). *Bindung und Veränderung in der psychotherapeutischen Beziehung*. Lichtenau: G.P. Probst.

Wampold, B.E. (2001). *The great psychotherapy debate: models, methods, and findings*. Mahwah/NJ: Erlbaum.

Wampold, B.E. (2007). Psychotherapy. The humanistic (and effective) treatment. *American Psychologist, 62*(8), 857–873.

Wampold, B.E. (2019). *The basics of Psychotherapy. An Introduction to Theory and Practice*. Washington D.C.: APA.

Wampold, B.E. & Imel, Z.E. (2015). *The great pychotherapy debate. The evidence for what makes psychotherapy work*. 2. Aufl. New York: Routledge.

Wampold, B.E., Imel, Z.E. & Flückiger, C. (2018). *Die Psychotherapie-Debatte. Was Psychotherapie wirksam macht*. Bern: Hogrefe.

Wampold, B.E., Mondin, G.W., Moody, M., Stich, F., Benson, K. & Ahn, H. (1997). A meta-analysis of outcome studies comparing bona fide psychotherapies: Empirically «all must have prizes». *Psychological Bulletin, 122*, 203–215.

Waller, E. & Scheidt, C.E. (2002). Somatoforme Störungen und Bindungstheorie. *Psychotherapeut, 47*, 157–164.

Watzlawick, P., Beavin, J. & Jackson, D. (1985). *Menschliche Kommunikation. Formen, Störungen, Paradoxien*. Bern: Huber.

Watzlawick, P., Bavelas, J.B. & Jackson, D.D. (1967/1969). *Pragmatics of Human Commu-*

nication. A Study of Interactional Patterns, Pathologies, and Paradoxes. New York: Norton and Company

Weidmann, T. (1999). *Der steinige Weg zur Selbstliebe*. Dipl.-Arb., FGPOP, Zürich.

Weil, A. (1972). *A natural mind*. Boston/MA: Houghton Mifflin.

Weltgesundheitsorganisation (2016). *Internationale Klassifikation psychischer Störungen ICD-10*. 6. überarb. Aufl. Göttingen: Hogrefe.

Wendisch, M. (2015). *Verhaltenstherapie emotionaler Schlüsselerfahrungen. Vom kognitiven Training zur emotionalen Transformation*. Bern: Huber.

Weyermann, R. (2006). *Subjektives Erleben von Körpersymptomen. Prozessorientierte Entfaltung, Perspektiven und Bedeutungen*. Saarbrücken: SVH.

WHO (2017). Millionen leiden an Depressionen. www.aerzteblatt.de/nachrichten/73297/WHO-Millionen-leiden-an-Depressionen (23.01.2022).

Widdra, T. (2017). *Levels of Awareness in Process Work. Structural Properties and Dimensions of Description*. Unveröff. Dipl.-Arb., Institut für Prozessarbeit, Zürich.

Wiener, N. (1952). *Mensch und Menschmaschine. Kybernetik und Gesellschaft*. Frankfurt/Main: Alfred Metzner.

Wilde, K. (1999). *Understanding, Unfolding*. Unveröff. Masterarb., Process Work Center, Portland/OR.

Wittchen, H.-U. & Hoyer, J. (2011). *Klinische Psychologie und Psychotherapie*. 2. Aufl. Berlin, Heidelberg, New York: Springer.

Wittchen, H.-U. & Jacobi, F. (2011). Die Versorgungssituation psychischer Störungen in Deutschland. *Bundesgesundheitsblatt – Gesundheitsforschung – Gesundheitsschutz, 44*(10), 993–1000.

Wittchen, H.-U., Müller, N., Pfister, H., Winter, S. & Schmidkunz, B. (1999). Affektive, somatoforme und Angststörungen in Deutschland – erste Ergebnisse der bundesweiten Zusatzsurveys «Psychische Störungen», *Das Gesundheitswesen, 61*, 216–222.

Wöllner, W. (2014). *Bindungstrauma und Borderline-Störung*. Stuttgart: Schattauer.

Woolfolk, R. I. & Allen, L. A. (2007). *Treating Somatization – a cognitive-behavioral approach*. New York: Gilford.

Woolfolk, R. I. & Allen, L. A. (2014). Wirksame Behandlung von somatoformen Störungen und von Somatisierungsstörungen. München: CIP-Medien.

Wurmser, L. (1974). Psychoanalytic considerations of the etiology of compulsive drug use. *Journal of American Psychoanalytic Association, 22*, 820–843.

Wynne, L. C., Cromwell, R. L. & Matthysse, S. (Hrsg.). (1978). *The nature of schizophrenia*. Hoboken/NJ: Wiley.

Wynne, L. C., Ryckoff, I. M., Day, J. & Hirsch, S. J. (1959/1984). Die Verteidigung stereotyper Rollen in den Familien von Schizophrenen. In C. Kulenkampf (Hrsg.), *Schizophrenie und Familie* (S. 44–80). Frankfurt/Main: Suhrkamp.

Yalisove, D. L. (1997). *Essential Papers on addiction*. New York: Univ. Press.

Yalom, I. D. (1970). *The theory and practice of group psychotherapy*. New York: Basic Books.

Yalom, I. D. (1980). *Existential psychotherapy*. New York: Basis Books.

Yalom, I. D. (2015). *Theorie und Praxis der Gruppenpsychotherapie. Ein Lehrbuch*. 13. Aufl. Stuttgart: Klett-Cotta.

Young, J. E., Klosko, J. S. & Weishaar, M. E. (2005). *Schematherapie*. Paderborn: Junfermann.

Zimmermann, M. (1998). *Prozessarbeit und Erziehung*. Dipl.-Arb., FGPOP, Zürich.

Abbildungen und Tabellen

Abbildungen

Tabellen

Fallbeispiele

Glossar

Amplifikation: Methode der Verstärkung, Vergrösserung, Erweiterung von wahrnehmbaren Signalen, um Kontakt mit der dahinterliegenden Energie und Botschaft zu schaffen. Der Begriff «Amplifikation» wurde von C.G. Jung geprägt. Es geht um die Erweiterung und Vertiefung eines Traumbildes durch gerichtete Assoziationen und mit Parallelen aus der Symbol- und Geistesgeschichte, wodurch sich sein Sinn erschliessen soll. Mindell (1992, S. 64f., 1993a, S. 36) verwendet diesen Begriff nicht nur auf visuelle Inhalte, sondern darüber hinaus auch auf propriozeptive, kinästhetische, auditive und andere mehr.

Aufträumen: Tendenz des psychologischen (intersubjektiven) Feldes, sich zu differenzieren und alle Anteile sichtbar zu machen. Die Therapeut:in wird von unbewussten Persönlichkeitsaspekten (bspw. einem negativen Vater) der Klient:in «aufgeträumt»: Er:sie wird in seinen Gefühlsreaktionen und seiner Verhaltenstendenz zu eben diesem Vater. Im Rollenspiel macht die Therapeut:in dessen Qualitäten der Klient:in zugänglich. Teilweise überschneidet sich der Begriff mit dem psychoanalytischen Terminus der Gegenübertragung: Anstelle der Deutung wird der Prozess jedoch bewusst «reinszeniert», um eine Integration zu ermöglichen.

Bewusstseinsdimensionen oder Ebenen der Wahrnehmung: **Konsensrealität**: Allgemeine Übereinkunft darüber, was «real» ist, in Raum, Zeit, Materie und Energie beobachtbar und messbar. **Traumland:** Bewusstseins- und damit verbunden Wahrnehmungsebene, die Träume und traumartige Erfahrungen in sich einschliesst. **Essenz/Essenzerfahrung:** Die nicht-duale Bewusstseinsebene, eine Erfahrungsebene der Wahrnehmung einer phänomenalen Wirklichkeit, die einen nicht-dualen Erlebnisgehalt (↗Qualia) umfasst.

Bewusstseinszustand: Ein Bewusstseinszustand ist eine «einzigartige Konfiguration oder einzigartiges System psychischer Strukturen oder Subsysteme [...]. Dieses Muster oder System ist der Bewusstseinszustand» (Tart, 1988, S. 20f.).

Deep democracy: Haltung der Gastfreundschaft, der Offenheit und Wertschätzung allen Seiten und Wahrnehmungen gegenüber. Phänomene in allen ↗Bewusstseinsdimensionen achten und wertschätzen. Eine Haltung (↗Metaskill) für die Gestaltung von Veränderungs- und Transformationsprozessen. Deep democracy ist «a new awareness procedure that respects all individuals, parts, and states of consciousness» (Mindell, 2002a, S. 174).

Doppelsignale: Botschaften, die wir aussenden, derer wir uns aber nicht bewusst sind, Aspekte einer Botschaft, die unbeabsichtigt kommuniziert werden. Doppelsignale sind mit dem sekundären ↗Prozess verbunden.

Emergente Prozesse: (lat. *emergere* «auftauchen», «herauskommen», «emporsteigen») bezeichnet am Rande der Identität bzw. des Systems auftauchende neue Eigenschaften oder Strukturen, die von Therapeut:in oder Klient:in wahrgenommen werden.

Facilitation/Facilitator:in: Die Gruppenleiter:in als Vermittler:in, Unterstützer:in. Er:sie sucht keine schnellen Lösungen, sondern erleichtert die Interaktionen zwischen Aspekten im Feld. Er:sie ist daran interessiert, die Wahrnehmung von Prozessen im Feld zu wecken und die vorgefundenen Prozesse zu entfalten. Dazu ist sowohl innere als auch äussere Feldwahrnehmung wichtig.

Feedback (Rückkoppelung): Die (verbale oder somatische) Antwort auf einen Input. Prozessarbeit arbeitet grundlegend feeedbackorientiert. Negatives Feedback greift den Stimulus (im Dienst der Homöostase) nicht auf, positives Feedback nimmt ihn auf und folgt Veränderungsimpulsen. Feedback an einer Grenze greift den Impuls auf und leistet ihm gleichzeitig Widerstand. Die Arbeit am Widerstand führt zur Systemänderung (im Dienst der Evolution).

Feinspürbewusstsein: Das Feinspürbewusstsein ist die Anwendung der Fähigkeit, unsere Wahrnehmung auf präverbale Tendenzen (vage Wahrnehmungen, Stimmungen, Intuitionen) zu fokussieren, die wir üblicherweise in unserem Alltagsbewusstsein übergehen (Mindell, 2001, 2002a). Durch das Feinspürbewusstsein können Qualitäten erfahren werden, die jenseits von Dualität und Diversität liegen und auf eine tiefere, einheitliche Ebene unseres Seins hinweisen (z.B. «Liebe», «Humanität» uvm.). Der direkte Kontakt mit dieser Erfahrungsebene der Wirklichkeit wird auch ↗«Essenzerfahrung» genannt. Sie deutet auf einen nicht-dualen Erlebnisgehalt (↗Qualia).

Feld: Der Begriff des Feldes ist aus der Physik entlehnt und bezeichnet die schwer zu fassende Atmosphäre einer Gruppe, die wir seelisch und körperlich aufnehmen, mit unseren Gefühlen, Fantasien und Spürerfahrungen, und die sich differenziert und in Interaktionen zwischen ↗Rollen entfalten kann.

Geisterrolle: Rolle mit spürbarer Wirkung auf das Feld, ohne dass jemand diese Rolle vertreten würde. Eine marginalisierte Tendenz, deren Wirkung sich oft um Tabuthemen herum entfaltet, wie zum Beispiel der Einfluss der Kritiker:in, aber auch der Rassist:in, der Sexist:in usw. auf das Feld.

Grenze/Grenzfigur: Widerstand dagegen, über die personale Identität hinausgehende Signale wahrzunehmen und aufzugreifen. Die Grenze trennt die gewohnte Alltagserfahrung strukturell vom Anderen, vom Nicht-Ich, ab. Damit wird eine personale oder gruppale Identität aufrechterhalten, und emergente Prozesse werden ausgeschlossen. Die Grenzfigur ist eine Personifikation von Überzeugungen, Werten und Glaubenssystemen, die unsere Identität schützen und gegen das Unbekannte abgrenzen.

Heisser Moment (hot spot): Ein «heisser Moment» ist ein Moment grosser Energie im Gruppengeschehen. Etwas Überraschendes oder Unerwartetes bringt die Gesamtgruppe an ihre Grenzen. Signale dafür sind: kurze Schockstarre, aufgeregtes Lachen, erwartungsvolles Schweigen oder ehrfürchtiges Staunen. Gruppen tendieren dazu, sich von diesen Momenten weg- und in die Komfortzone zurückzubewegen.

Kanal: (auch Repräsentationsmodus) Art und Weise der Übermittlung von Information beziehungsweise der Wahrnehmung von Signalen, auch Austragungsort des Prozesses: visuell, auditiv, propriozeptiv, kinästhetisch, in Beziehungen und in der Erfahrung der äusseren Welt.

Komplex: Komplexe sind abgesprengte seelische Persönlichkeitsteile, Gruppen von psychischen Inhalten, die sich vom Bewusstsein abgetrennt haben, willkürlich und autonom funktionieren, «also ein Sonderdasein im Unbewussten führen, von wo aus sie jederzeit bewusste Leistungen fördern oder hemmen können» (Jung, zit. n. Jacobi, 1971, S. 52; Jung, 1979b, S. 109–124).

Metakommunikation: Die Fähigkeit, über die eigene Art und Weise der Kommunikation zu reflektieren, sich dazu zu äussern und darüber zu sprechen. Damit assoziiert ist das Zeugenbewusstsein und achtsames Gewahrsein.

Metaskills: Gefühlshaltungen und der bewusste Gebrauch von Gefühlshaltungen im therapeutischen Prozess, zum Beispiel zur Spiegelung einer Gegenübertragung beziehungsweise eines ↗sekundären Prozesses.

Primärprozess: Gewohnte Einstellung, Alltagsidentität, mit der Identität verbundene Denkweise und Gefühle einer Person.

Qualia: Begriff aus der Philosophie des Geistes, auch phänomenales Bewusstsein, bezeichnet einen nicht-dualen Erlebnisgehalt («a raw feel», z. B. der Geschmack einer Birne), der nicht weiter reduzierbar ist. Man versteht unter Qualia den subjektiven Erlebnisgehalt eines mentalen Zustandes.

Rang und Privilegien: Relative (Macht-)Position in einer äusseren, sozialen oder inneren, psychologischen Dimension oder Hierarchie und damit verbundene Privilegien. Rang und Privilegien sowie ihre Überschneidungen werden reflektiert und in ihrer Wirkung auf ein Gegenüber bewusst gemacht. Machtunterschiede spielen in der therapeutischen Begegnung eine wichtige Rolle und führen, wenn sie unbewusst sind, zu Beziehungsstörungen und Konflikten, wenn sie bewusst sind, zu einem Gefühl von authentischer Bezogenheit.

Repräsentationsmodus: ↗Kanal.

Rolle: Die Manifestation einer starken oder schwachen Tendenz in einem Feld, eine Position, die grösser ist als das Individuum und von verschiedenen Mitgliedern eingenommen werden kann.

Sekundärprozess: Erfahrungsanteile, Botschaften und Signale, mit denen sich die Person nicht identifiziert, die der Person zustossen.

Traumfigur: Entspricht einem Komplex nach Jung (autonome Teilpersönlichkeit), umgangsprachlich ein Persönlichkeitsanteil.

Synchronizität: Zwei oder mehrere gleichzeitige Ereignisse, die nicht über eine Kausalbeziehung verknüpft sind, jedoch als in sinnvoller Weise miteinander verbunden erlebt und wahrgenommen werden. Der Begriff wurde vom Schweizer Psychiater C. G. Jung geprägt (Jung, 1979b, S. 457–554).

Traumkörper: Die zugrundeliegende Einheit der Persönlichkeit, deren Austragungsweisen Körperprobleme, Traum- und Beziehungsprozesse sind, die sich als äquivalente Bedeutungen *eines* unbewussten Prozesses zeigen können. Körpererfahrungen wie beispielsweise ein scharfer Schmerz, der sich in Träumen in Form von Symbolen als Messer widerspiegelt, in Beziehung als eine schneidende Bemerkung.

Veränderter Bewusstseinszustand: Ein veränderter Bewusstseinszustand ist eine subjektive Veränderung im Erleben relativ zum normalen durchschnittlichen Wachbewusstseinszustand (Ludwig, 1966; Tart, 1969; Vaitl, 2012). *Extreme Bewusstseinszustände* weichen sehr stark ab von der Norm in einer bestimmten Gemeinschaft (in Dauer, Intensität und Frequenz). Attribute sind fehlende ↗Metakommunikation und mangelnde Fähigkeit zu adäquatem, auf die Umwelt bezogenem ↗Feedback (Mindell, 1989a, S. 26).

Anhang

Übersicht

A «Reaccessing» bei Abhängigkeitsstörung

In Hauser (2000). Übersetzung aus dem Englischen durch Autor.

Schritte zur Entfaltung des Versprechens im Verlangen nach einer Substanz
Die Klientin wird unterstützt, das Versprechen im Verlangen nach der Substanz sinnesorientiert zu erforschen, Zugang zum veränderten Bewusstseinszustand zu finden, zu einer im Alltag marginalisierten Erfahrung, die noch vage und nonverbal repräsentiert ist. Sprechpausen geben dem spürenden Forschen Zeit. Die Interventionen passen sich dem Feedback der Klientin so an, dass sie dem Fluss der Erfahrung möglichst präzise folgen und diesen verstärken.

1. Entspannen Sie sich … lassen Sie Ihre Gedanken los … erinnern Sie sich … was ist das Versprechen im Verlangen … folgen Sie dem Impuls und spüren Sie den körperlichen Zustand, den Sie sich erhoffen …

   Der Therapeut verstärkt die Signale der Spürerfahrung und Bewegung, bis die Klientin die Bedeutung des Erfahrenen, Gespürten, Gefühlten, Bewegten, in Geräuschen oder Klängen Ausgedrückten entdeckt. Dadurch ergänzt sich das fragmentierte Selbst zu einer gefühlten Resolution.
2. Folgen Sie dem Impuls, dem Verlangen, in die Welt dieser Sehnsucht. Ja … tief hinein … da ist sie … Tauchen Sie ganz in diese Welt ein, lassen Sie sich von ihr bewegen … ja …

   Die Klientin wird angehalten, den Impuls nach dem ersehnten veränderten Bewusstseinszustand zu erforschen. Das anfänglich vage Potenzial, aus dem das Begehren spontan auftaucht, wird in der Erfahrung imaginativ entfaltet bis hin zu einem verkörperten Zustand im Hier und Jetzt.
3. Was hindert Sie im Alltag, mit diesem Zustand tiefer verbunden zu sein?

   Wie marginalisiert die Klientin diesen Bewusstseinszustand im Alltag und sucht über die Substanz den Zugang dazu? Ist es möglich, diese Erfahrung einzuladen und im Alltag zu leben? Wie? Welche Tendenzen, Glaubenssysteme sind dagegen?
4. Im letzten Schritt wird die Klientin ermutigt, ihre Erfahrung in eine Beziehung oder in die Gruppe einzubringen (in der Imagination, im Rollenspiel, in Beziehung zum Therapeuten oder den Teilnehmer:innen der Gruppe.

Diese Schritte sind nichtlinear und im Zusammengehen mit der Klientin als co-kreativer Prozess zu verstehen. Sie sind zudem ganz vom Feedback und dem Timing der Klientin abhängig.

Dreissig-Minuten-Sitzung mit Tina, einer 18-jährigen jungen Frau
Tina ist Teilnehmerin einer Gruppe und möchte an ihrem Suchtprozess arbeiten. Sie konsumierte während zwei Jahren Heroin, durchlief einen Entzug in einer psychiatrischen Klinik, besuchte anschliessend während fünf Monaten ein Outbound-Programm und befindet sich seit sechs Monaten in einer therapeutischen Wohngemeinschaft. Der Therapeut schlägt vor, den ersehnten Zustand zu erforschen. Die Klientin gibt positives Feedback, verneint kongruent Rückfallfantasien.

01:15 T.: Ja, passt … Meine Mutter ist hier (zeigt auf sie im Raum). Ich lebe mit ihr allein, seitdem mein Vater, als ich zwei war, die Familie verliess (streng). Er arbeitet in einem

Strassenprojekt. Er holte mich von der Strasse und schickte mich in den Entzug (wirft in einer schnellen Bewegung beide Arme um sich, begleitet von einem kurzen glücklichen Lachen). Zu der Zeit war ich ganz unten (leise Stimme).

Der Therapeut bemerkt zwei unterschiedliche Muster der Erfahrung: Eines ist um ihre Identität als Ex-Junkie herum organisiert, die mit ihrer Mutter aufwuchs und vom Vater verlassen worden war. Ein anderes Erfahrungsmuster, weiter vom Alltagsich entfernt, bildet den Vater ab, der sie von der Strasse holte; dieses Muster manifestiert sich in einem kurz aufflackernden Signal des sich Umarmens, begleitet von einem glücklichen Gesichtsausdruck.

04:00 Th.: Erinnern Sie sich jetzt an die körperlich gespürte Erfahrung ... Ihre Gefühle ... beobachten Sie genau und nüchtern, was in Ihrem Körper passiert, wenn Sie diesen Zustand jetzt wieder erfahren, spüren ...

04:25 Th.: Sie schauen nach unten, was spüren Sie ...? (Augenbewegung als Zugangshinweis der Spürerfahrung)

04:30 T: Ich möchte mich hinlegen (legt sich auf den Boden mit einem Kissen auf dem Bauch).

04:45 Th.: Erinnern Sie sich an jene Erfahrung und spüren Sie sie in ihrem Körper ...

05:00 (Klientin nimmt mehr Kissen). Machen Sie es sich richtig bequem ...

05:40 Th.: Können Sie die Erfahrung wieder ... wahrnehmen ... spüren ... nehmen Sie sich alle Zeit der Welt ... spüren Sie ... fühlen Sie, was Sie unter dem «Einfluss» wahrnehmen.

Der Therapeut unterstützt die sich vertiefende Körpererfahrung – den innerlich gefühlten «felt sense» –, während er ihre Signale beobachtet und ihr nonverbales Feedback verstärkt (Atmung, minimale Körper- und Augenbewegungen): ja ... genau ... so ... mmm ... da sitzt dieses Gefühl ... Pausen folgen ... die Klientin folgt ihrer Spürerfahrung. Der Therapeut unterstützt die Repräsentation ihrer Erfahrung durch einige inhaltslose Hinweise ... ja, wunderbar, schön ... mmm ... und erinnert sie ab und zu, den Zustand wieder tief zu spüren.

09:20 Th.: Was fühlen, spüren Sie ... ein klein wenig vielleicht und wo ...?

09:25 T.: In meinem Kopf, das Denken verändert sich ...

09:30 Th.: Sie spüren etwas in Ihrem Kopf ... (30 Sekunden Pause)

10:00 Th.: ... spüren Sie, wie sich etwas in Ihrem Kopf ändert ... (60 Sekunden Pause)

11:00 Th.: Es sieht so aus, als ob Sie mehr Kissen brauchen könnten. (Der Therapeut legt mehr Kissen auf sie, die sie sofort mit den Armen umfasst.)

12.20: Th.: Sie sehen grossartig aus ... (mit den vielen Kissen).

12:50 Th.: Lassen Sie die Erfahrung geschehen ... spüren Sie die Wirkung ... wo sitzt sie ... im Kopf und ...?

13.25 T.: In meiner Brust. (Sie erforscht ihre obere Brustregion mit Händen und Fingern.)

13:50 Th.: Wunderbar, vertiefen Sie dieses Gefühl und breiten Sie es im ganzen Körper aus ...

14:30 T.: Es ist sehr warm, welch ein Gefühl!!

14:50 Th.: Sie können diese Wärme im ganzen Korper ausbreiten ... Kommen vielleicht sogar ... Töne dazu?

16.20 T.: Nicht wirklich ...

16:25 Th.: Aha, folgen Sie der Wärme ...

17:00 T.: Eine ganz neue Atmosphäre … Sicherheit … ich bin nicht allein!
17:15 Th.: Grossartig. Eine andere Atmosphäre … warm und sicher … fühlen Sie dieses Gefühl und halten sie sich an diese Kissen …
18.20 (Klientin umarmt die vielen Kissen, während einzelne Gruppenteilnehmer:innen mehr Kissen dazulegen …)
18:50 Th.: Erlauben Sie sich ganz lange und tief in diesem Gefühl von … Sicherheit zu verweilen …
20:30 Th.: Oh, Sie bewegen sich leicht hin und her … wunderbar … (pfeift ein Kinderlied und bewegt die Kissen leicht in ihrem Rhythmus.)
21:30 Th.: Können Sie diese Bewegungen verstärken und damit Ihr Bedürfnis nach diesem Zustand vertiefen? (Klientin schaukelt sanft hin und her unter den vielen Kissen.)
22:00 Th.: Ja … so …
22:15 (Klientin bewegt sich und schaukelt heftiger unter den Kissen): Ahhhhhhhhhhh! (mit lauter Stimme, dann stoppt sie abrupt.)
22:30 Th.: Können Sie dieses Geräusch noch einmal und noch lauter machen …?
22:50 (Klientin schwingt ihren Körper hin und her, stösst ein lautes: Ahhhhhhhhhhhhhhhhh! aus).
23:30 Th.: Das ist es …! Ahhhhhhhh (brummt auch). Was, wenn ich auch ein paar Kissen möchte?
23:55 (Klientin kämpft um die Kissen, hält sie alle ganz fest.) Die gehören alle mir! Die nehme ich mit nach Hause!

Lange Pausen, die das innere Nachspüren und Fühlen ermöglichen. Vieles, das sich manifestiert und sie berührt, zeigt sich in nicht-verbalen Signalen, kleinen und grossen Bewegungen, paralinguistischen Ausrufen. Der heftige Seufzer ist einen Moment lang kongruent, stoppt dann aber abrupt (Widerstand). Mit etwas Ermutigung fliesst der Prozess über die Grenze und vervollständigt sich in einem befreienden Schrei.

26:00 Th.: Nehmen Sie dieses Gefühl mit nach Hause, lassen Sie es nicht los! Können Sie das Gefühl in eine Beziehung einbringen, vielleicht in die Beziehung zu Ihrer Mutter?
26:50 T.: Ich fühle mich grossartig, es macht Spass, ich fühle mich gut!
27:20 Th.: Nehmen Sie dieses Gefühl mit, beziehen Sie sich aus diesem Gefühl heraus …
27:45 (Klientin taucht unter den Kissen hervor und setzt sich auf.)
28:00 Th.: Vergessen Sie diesen Zustand des Wohlgefühls nicht! Ich bin mir nicht sicher, ob da nicht noch etwas passieren will … Hallo, Mutter!
29:00 T.: Ich habe das Gefühl, Sie packen zu wollen (steht auf, geht zur Mutter, umarmt sie, hebt sie in die Luft, küsst sie und weint … beide weinen nun zusammen, halten sich gegenseitig, es entsteht eine warme und liebevolle Szene. Die Gruppe ist berührt, einige klatschen).

(Stille, während sich die beiden halten und die Tränen fliessen lassen …)

30.30 T.: Sind wir fertig?
30:40 Th.: Vielen Dank!

Sie beschreibt sich als 18-jährige Frau, mit ihrer Mutter aufgewachsen, im Alter von zwei Jahren von ihrem Vater verlassen, heute in einer therapeutischen Wohngemeinschaft lebend, auf dem Weg der Heilung einer vergangenen Heroinabhängigkeit. Ein sekundäres Muster zeigt sich in den ersten Minuten der Sitzung, als sie sich von ihrem Vater angenommen fühlt und sich dabei umarmt. Im Verlauf der Sitzung identifiziert sie sich zunehmend mit einem Gefühl von Wärme, Sicherheit und Geborgenheit. Zum Schluss umarmt sie ihre Mutter in Liebe und Geborgenheit.

Für die junge Frau ist die Heroinabhängigkeit um die Sehnsucht nach dem Vater organisiert, den positiven (realen und projizierten) Eigenschaften, die sie mit ihm assoziiert. Psychologisch gesprochen sucht sie im veränderten Bewusstseinszustand nach einem marginalisierten Selbstanteil. Ein Selbstanteil, der sich – wenn auch unbewusst – in ihren Signalen zeigt: dem Glück auf ihrem Gesicht, während sie sich umarmt auf der Suche nach sicherer Bindung und Geborgenheit.

B Übungen

Übung 1: Erfahrungsorientierte Arbeit mit Rang/inneren Ressourcen (aus Goodbread, 2010)

Bringen Sie Ihren unveräusserlichen Rang in eine herausfordernde Situation ein:

1. Erinnern Sie sich an eine Situation, in der Sie sich sicher und wohl fühlten und eine herausfordernde Situation wirksam lösen konnten.
2. Spüren und fühlen Sie wieder in jene Situation hinein, nehmen Sie wahr, wie Sie sich bewegen, was Sie denken, achten Sie auf Ihre Atmung, Ihre Körperhaltung, Ihren Rücken und den Ausdruck Ihrer Augen usw. Vergegenwärtigen Sie sich jenen Zustand vollständig.
3. Drücken Sie diesen tiefen Körperzustand in einer Bewegung (möglicherweise in einer Energieskizze) aus.
4. Gibt es eine Situation – vielleicht jetzt gerade –, in der Sie sich unzureichend mächtig fühlen, Ihre Seite einzubringen? Wer oder was fordert Sie heraus? Übersetzen Sie die Erfahrung in eine Bewegung (oder eine Skizze).
5. Finden Sie nun wieder Zugang zu Ihren inneren Ressourcen (2 u. 3). Fühlen Sie sie, bewegen Sie sie, lassen Sie sie ertönen und lassen Sie nun eine Landschaft auftauchen, die Sie mit diesem selbstwirksamen Zustand assoziieren. Seien Sie die Landschaft, fühlen Sie ihre Kraft.
6. Bringen Sie nun diese Erfahrung in die herausfordernde Situation ein, mit Worten, Gesten, mit Ihrem ganzen Wesen

Übung 2: Bearbeiten von «Aufträumen» oder Arbeiten mit Gegenübertragung

1. Nehmen Sie sich *vor* der Sitzung einen Moment Zeit, um Ihren Zustand wahrzunehmen, spüren Sie sich. Beschreiben Sie Ihren Zustand in einem Satz und notieren Sie den Satz.
2. Achten Sie in den ersten fünf Minuten der Arbeit mit der Klient:in darauf, wie sich Ihr Zustand im Zusammensein ändert, vielleicht nur leicht und subtil.
3. Bringen Sie Ihren Zustand (Ihre Gefühle, Körperhaltung, Spürerfahrungen), in die momentane Beziehung ein und entfalten Sie ihn mit der Klient:in zusammen.

Diskussion: Videoanalyse der ersten fünf Minuten: Welche Signale der Klient:in haben die Gefühls- beziehungsweise Verhaltensreaktionen der Therapeut:in mutmasslich ausgelöst? Identifizieren Sie Signale und ordnen Sie sie zu.

Übung 3: Innere Arbeit für die Therapeut:in

1. Welche Verhaltensweise Ihres Gegenübers ist anstrengend, irritierend, lässt Sie sich ohnmächtig fühlen, überfordert Sie? Greifen Sie ein konkretes Signal auf, das Sie stört (einen Tonfall, einen bestimmten Blick, eine Bewegung, eine Mimik oder Gestik o.ä.).
2. Entfalten Sie dieses Signal (beispielsweise den Tonfall, einen Blick, eine Bewegung, eine Miene oder Geste) und verkörpern Sie den störenden Aspekt so vollständig wie möglich als das Verhalten eines unbekannten Wesens. Wie bewegt es sich, wie spricht

es, klingt es, wie blickt es in die Welt, wie bezieht es sich? Was ist seine tiefste Qualität (Essenz)?
3. Inwiefern könnten Sie genau diese Qualität in Ihrem Alltag (in der konkreten Beziehung zur Klient:in) mehr benötigen?

Übung 4: Finden Sie Ihren Ort, Ihre Landschaft auf der Erde (aus Reiss, 2013, S. 96)

Der Zweck dieser Übung besteht darin, eine Metaposition für die Arbeit an persönlichen Themen und Familienthemen zu entwickeln, indem Sie Zugang zu Ihrem Ort, Ihrer Landschaft, vielleicht einer Art Kraftort finden und sich damit verbinden.

1. Setzen Sie sich bequem hin, richten Sie ihren Fokus nach innen und spüren Sie Ihren Atem. Zählen Sie jedes Ausatmen von eins bis zehn.
2. Scannen Sie Ihren Körper und spüren Sie, wo sich Ihr «tiefster Prozess» gerade jetzt in Ihrem Körper befindet. Das ist ein irrationales Gefühl. Wenn sich dieser Ort im Körper zeigt, atmen Sie in diesen Bereich hinein.
3. Spüren Sie diesen Ort im Körper, und während Sie ihn spüren, beginnen Sie Bewegungen zu machen, die die Sensationen und Gefühle in diesem Teil Ihres Körpers zum Ausdruck bringen.
4. Assoziieren Sie nun diese Sensationen/Bewegungsimpulse mit einem Ort auf der Erde. Finden Sie einen Ort auf der Erde, der Sie an dieses Gefühl, diese Bewegung erinnert.
5. Gehen Sie in Ihrer Vorstellung an diesen Ort. Riechen Sie ihn, hören Sie ihn, fühlen Sie ihn, und beginnen Sie, mit diesem Ort der Erde eins zu werden. Werden Sie zu diesem Ort, dieser Landschaft und lassen Sie sich von ihren Qualitäten bewegen, bis sie die Essenz des Ortes oder der Landschaft spüren.
6. Was ist die wesentliche Qualität/Energie dieses Ortes? Verharren Sie in der Erfahrung, bis Sie die Energie und die Qualitäten, die diesen Ort oder diese Landschaft kennzeichnen, benennen können.

In einem folgenden Schritt wird die Klient:in gefragt, wo sie die in der Übung gefundene Qualität in seinem:ihrem Leben benötigen könnte. Im Rollenspiel oder imaginativ wird dann eine belastende Situation aus dem Leben der Klient:in durchgespielt, während er:sie in Kontakt mit der neu gefundenen Ressource steht.

Übung 5: Burnout als eine Form von Resilienz (aus Morin, 2019, S. 187f.)

1. Lehnen Sie sich zurück, entspannen Sie sich und nehmen Sie wahr, wie es sich anfühlt, in diesem Moment Sie selbst zu sein.
2. Wenn Sie sich müde, ausgebrannt, deprimiert oder hoffnungslos fühlen, erforschen Sie diese Erfahrung mit Neugier. Wenn Sie sich momentan nicht ausgebrannt fühlen, erinnern Sie sich an eine Zeit, in der Sie sich überwältigt, erschöpft, verzweifelt oder taub fühlten.
3. Nehmen Sie sich Zeit, um Ihre Reaktion auf das Gefühl des Burnouts zu untersuchen. Brauchen Sie Urlaub, eine Auszeit oder Zeit für sich selbst? Gibt es bestimmte Themen (individuelle, beziehungsbezogene, soziale, kulturelle), die Sie belasten und die Sie angehen müssen? Machen Sie sich eine mentale Notiz, um zu planen, wie Sie das angehen könnten.

4. Wie fühlt sich die Burnout-Erfahrung emotional, mental und in Ihrem Körper an? Ist es Lethargie, eine Art innere «Erstarrung», Leere, Angst, Panik oder etwas anderes? Lassen Sie sich ganz auf die Erfahrung ein.
5. Atmen Sie in die Erfahrung hinein und geben Sie ihr Raum, lassen Sie sie sich in Ihrem eigenen Tempo und Timing bewegen. Umarmen Sie Ihre Burnout-Erfahrung.
6. Während Sie in dieser Erfahrung verharren, lassen Sie die Erfahrung durch Bilder, Gefühle, Gedanken und Einsichten zu Ihnen sprechen.
7. Für welchen Teil von Ihnen ist die Erfahrung von Burnout gedacht? Fragen Sie sich als nächstes, wer in Ihnen die Burnout-Medizin braucht.
8. Entscheiden Sie sich, die Burnout-Erfahrung als Werkzeug für Ihre Resilienz zu nutzen.

Übung 6: Meditationspraxis für die Therapeut:in

1. Setzen Sie sich bequem hin, entspannen Sie sich und lassen Sie Ihren Alltagsverstand zurücktreten.
2. Richten Sie Ihre Wahrnehmung auf den Atem, auf die Empfindung des Ein- und Ausatmens um die Nasenlöcher herum. Verweilen Sie beim Atem, in der Spürerfahrung.
3. Schweift Ihr Geist in Gedanken, Träume, Geräusche, Symptome ab, kehren Sie zur Wahrnehmung Ihres Atems zurück.[26]
4. Nach einer (langen) Weile, wenn es sich richtig anfühlt, lassen Sie Ihre innere Erfahrung als Ton oder Melodie erklingen, die Ihre innere Kohärenzerfahrung zum Ausdruck bringt (Feedback der Klient:in beachten).
5. Lassen Sie eine innere Landschaft auftauchen und, wenn Sie möchten, beschreiben Sie diese (auf Feedback achten) oder, wenn es stimmig ist, sitzen Sie einfach in der Stille und lassen Sie diese Atmosphäre sich vertiefen.

Übung 7: Stufen der Konfliktlösung (aus Mindell, 1997a, S. 127–141)

1. **Vermeiden oder Verstehen**
   Hauptstrategie im Umgang mit Konflikten: Versuch, den Konflikt zu vermeiden, auszuweichen. Einige Gefühlshaltungen, die dabei unterstützen, den Konflikt aufzugreifen:
   - Selbsterkenntnis. Konflikt als Potenzial, unbekannte Seiten von Ihnen kennenzulernen.
   - Konflikte sind normal, eine selbstorganisierende Tendenz in Richtung Ganzheit.
   - Konflikte sind Ausdruck Ihrer Psyche, von Beziehungsproblemen, Gruppenkonflikten und sozialen Spannungen.
   - Konflikte schaffen Gemeinschaft. Ihre Rolle, Ihre Position in den Konflikt einzubringen, hilft dem ganzen Feld, sich kennenzulernen.
2. **Wahrnehmung von Konflikt**
   Unsere Wahrnehmung von Konflikten wird durch unsere Tendenz zur Harmonie, einem Gefühl, ewig Zeit zu haben und unserer Angst vor dem Unbekannten behindert. Zeichen von Konflikten sind
   - verbale Differenzen
   - Fehlen von Gespräch/Kommunikation

26 Atemmeditation im Theravada Buddhismus.

- Einander ausweichen in Raum und Zeit
- Klatschen über den Kontrahenten
- Schlechte Träume und Fantasien über den anderen
- Fehlen von Vertrauen, argwöhnisch sein gegenüber Kontrahenten

3. **Bestimmen der Bösartigkeit des Konfliktes**
Es gibt kleine, wenig zentrale Konflikte und es gibt bösartigere, sich ausweitende Konflikte. Die Vermeidung eines Konfliktes kann neue Probleme schaffen, der Klatsch und schlechte Gefühle nehmen möglicherweise zu, die Atmosphäre kann sich verschlechtern oder immer mehr Menschen können in den Konflikt hineingezogen werden.
4. **Bewusste Entscheidung fällen, ob und wie der Konflikt ausgetragen wird**
   - Bewusstheit und Mut. Bewusstheit über Ihre Position, Ihre Gefühle gewinnen, schafft eine gewisse Distanz. Mut allein kann Sie verführen, gewinnen zu wollen.
   - Angst: Warum und wovor haben Sie Angst? Experimentieren Sie mit der Figur, mit der zu interagieren Sie ängstigt. Vor welcher Ihrer Launen oder Trancen haben Sie Angst? Versuchen Sie, im Voraus an diesem Gefühlszustand zu arbeiten.
5. **Konfliktpartner ansprechen**
   - Einwilligung des Konfliktpartners einholen, am Konflikt zu arbeiten.
   - Ort und Zeit gemeinsam vereinbaren.
   - Motivation für Konfliktarbeit einbringen, Hoffnung auf Lernen, Bewusstheit, Friede usw.
6. **Bewusstheit über Position**
Jeder Konflikt hat mindestens drei Positionen. Die eigene Position, die Position des Gegners und eine neutrale Metaposition. Finden Sie heraus, wo Sie stehen.
7. **Eigene Seite einnehmen**
Positionierung im Konflikt, eigene Seite einnehmen und vertreten:
   - Eigene Gefühle wahrnehmen und direkt und präzise einbringen. Zeigen Sie Ihre Emotionen, verleihen Sie Ihnen Ausdruck und lassen Sie sie dann gehen.
   - Zeitgeister. Erinnern Sie sich daran, dass Ihre Seite eine Rolle im Feld sein kann, eine Position, die das Feld durch Sie zum Ausdruck bringen möchte.
   - Veränderte Bewusstseinszustände. Vielleicht haben Sie Angst vor eigenen starken Emotionen und entdecken Grenzen dagegen. Bereiten Sie sich vor, indem Sie eigene starke Emotionen wie Trauer, Wut, Ärger, Angst spüren und zu akzeptieren suchen.
   - Finden und prozessieren Sie Ihre Grenzen gegen Gefühle.
8. **Deeskalation und Neutralität**
Nehmen Sie eigene Signale von Deeskalation wahr, eine leisere Stimme, einen freundlichen Blick, einen Schritt weg usw. Vielleicht sind Sie nicht mehr ganz so identifiziert mit Ihrer Position, lassen etwas los, empfinden Unbehagen über den Ausdruck Ihrer Gefühle, entwickeln Verständnis für Ihr Gegenüber. Folgen Sie Ihren Deeskalationssignalen bewusst und bringen Sie sie ein. Fühlen Sie sich noch immer mit Ihrer Seite identifiziert und verletzt, bleiben Sie dabei (dies ist oftmals ein Zeichen dafür, dass Ihre Seite ungenügend zum Ausdruck gebracht wurde oder Sie sich gewohnheitsmässig mit Ihrer Seite identifizieren und Deeskalationen übersehen).
9. **Neutralität**
Wenn Sie sich in der neutralen Metaposition wiederfinden, machen Sie einen Schritt aus der Beziehung heraus und vertreten Sie die Aussenposition bewusst. Studieren Sie sich in der eigenen Position: Wie erfahren Sie sich von aussen? Teilen Sie Ihre Beobachtungen

Ihrer Partner:in mit. Versuchen Sie Ihre Position aus der Vogelperspektive zu beschreiben. Vielleicht entdecken Sie, dass Ihre Partner:in ihre Seite besser vertreten könnte?

10. **Die Seite der Konfliktpartner:in einnehmen**
Die Seite der Partner:in einzunehmen funktioniert nur, wenn Ihre Gefühle authentisch sind. Vielleicht entdecken Sie echtes Mitgefühl mit Ihrem Gegenüber, Verständnis für seine:ihre Position oder Gefühle. Helfen Sie ihm:ihr, diese vollständig zum Ausdruck zu bringen. Während Sie sich in die Position Ihres Gegenübers einfühlen und seine:ihre Seite übernehmen, nehmen Sie sein:ihr Feedback wahr. Treffen Sie auf negatives Feedback, bitten Sie Ihr Gegenüber um Hilfe, Sie zu korrigieren.

Übung 8: Bewusstheit über eigenen Rang (in Kleingruppen, 60 min)

1. Diskutieren Sie die Rangkonstellationen untereinander (in Dreier- oder Vierergruppen).
2. Nehmen Sie wahr, wie die wahrgenommenen Ränge und Privilegien Ihres Gegenübers Ihr Verhalten, Ihre Kommunikation, Ihre Gefühle oder sogar Ihre Körpererfahrung beeinflussen. Diskutieren Sie Ihre Erfahrungen gemeinsam.
3. Welchen sozialen, psychologischen, spirituellen oder kontextuellen Rang besitzen Sie? Welchen Rang und damit verbundene Privilegien können Sie nicht gut voll und ganz annehmen und ausfüllen?
4. Versuchen Sie nun, in der Gruppe, sich gerade diesen Rang ganz zu eigen zu machen, füllen Sie ihn aus, besetzen Sie ihn ganz. Verwandeln Sie sich während der Erfahrung in die Person, die diesen Rang innehat und die dazugehörigen Privilegien besitzt.
5. Nehmen Sie Widerstände wahr? Was hindert Sie daran, vollständig in Kontakt mit Ihrem Rang zu sein und ihn ganz zum Ausdruck zu bringen? Erforschen Sie einige der Gedanken, die Sie hemmen oder zurückhalten.
6. Verkörpern Sie Ihren Rang vollständig, nehmen Sie Körperhaltung, Stimme und Beziehungsqualitäten an, die mit diesem Rang und seinen Privilegien einhergehen und geniessen Sie ihn.

Übung 9: Kleingruppen-Facilitation (90 min)

1. **Vorbereitung (10 min)**
   Wählen Sie eine Gruppenleiter:in und verteilen Sie die Aufgaben an verschiedene Gruppenteilnehmer:innen:
   1. Zeitlichen Ablauf einhalten.
   2. Feldwahrnehmung: Was zeigt sich am Rande, zum Beispiel Geisterrollen, Minoritäten, marginalisierte Prozesse, Gefühle?
   3. Besteht ein Konsens über das gewählte Thema? Ist der Konsens implizit, explizit, stimmig?
   4. Wahrnehmen und Rückmelden von Grenzen einzelner Positionen, von heissen Momenten und Entspannungsmomenten der Gruppe als Ganzes.
2. **Kleingruppenprozess**
   Einstieg (30 min)
   1. Wie ist die Atmosphäre (Feld) im Moment oder in diesen Tagen, in dieser Gruppe? Worüber plaudern Sie mit Freunden in und ausserhalb der Gruppe? Was beschäftigt Sie?

2. Welche Themen sind im Raum wahrnehmbar, explizit oder implizit? Auflisten, sortieren.
3. Konsensfindung, Einigung auf ein zentrales Thema für heute (alle einigen sich, für dieses Zeitfenster bei diesem Thema zu bleiben).
4. Welche Rollen, möglicherweise Geisterrollen, sind um das Thema herum konstelliert?

Prozess (30 min)

1. Die Hauptpolaritäten (zwei bis vier Positionen) um das Thema durch Markierungen auf dem Boden als Rollen erkennbar machen. Einladung an die Teilnehmenden, jene Position räumlich einzunehmen, zu der sie sich hingezogen fühlen.
2. Facilitation der Interaktion. Verdeutlichen beziehungsweise Verstärken der Positionen, den einzelnen Seiten über ihre jeweiligen Grenzen helfen.
3. Unter Umständen Geisterrolle(n) wahrnehmen und einbringen.
4. Heisse Momente im Prozess halten und entfalten.
5. Positionen in ihrer tiefsten Essenz wahrnehmen, spüren, fühlen – und in den Prozess einbringen.
6. Facilitation der Interaktionen bis zur temporären Lösung.

3. **Nachbereitung – Feedback (20 min)**
   1. Wie ging es mir in meiner Rolle als Facilitator:in? Welche Interventionen konnte ich gut einbringen? Was war schwierig? Welchen primären Leitungsstil pflege ich, welcher neue Stil zeigte sich, den ich weiterentwickeln kann?
   2. Wie konnte ich mich als Teilnehmer:in in den Prozess einbringen? Habe ich eigene Grenzen wahrgenommen, die mich daran hinderten, mich ganz zum Ausdruck zu bringen? Schildern Sie einen solchen Moment.
   3. Welche Gefühlshaltungen kann ich verkörpern, welche noch weniger gut (die jedoch am Rande der Wahrnehmung präsent sind)?

Übung 10: Gegenübertragung – die innere Atmosphäre als Rolle im Feld (20 min)

Übung zum Fallbsp. 37 einer stationären Gruppenpsychotherapie (Gegenübertragungsreaktionen auf depressive Klient:innen)

1. Stellen Sie sich die Atmosphäre Ihrer Gruppe vor und lassen Sie sie zu einem Wesen werden.
2. Verkörpern Sie dieses Wesen und lassen Sie sich von ihm bewegen. Werden Sie zu diesem Wesen.
3. Worin besteht die Essenz, die tiefste Erfahrung dieses Wesens, in der Welt zu sein? Wie tritt dieses Wesen in Beziehung? Wie würde dieses Wesen mit Ihrem Alltagsich sprechen?
4. Wenn diese Art, in der Welt zu sein, eine Medizin für Sie wäre, wie könnten Sie sie im Alltag gebrauchen?

Übung 11: Am Rand der Familie, der Gruppe oder der Gesellschaft: Die Essenz des Aussenseiters nutzen

Aufmerksamkeitsübung:

1. Diskutieren Sie ein Familienproblem, in dem eine «identifizierte Patient:in» (Aussenseiter:in) vorkommt, ein Familienmitglied aus dem nahen oder weiteren Familienfeld. Vielleicht gibt es einen «Familiengeist», eine mythische Figur, die vor Generationen eine Rolle spielte.

2. Geben Sie eine detaillierte Beschreibung davon, wie und warum die Aussenseiter:in der Familie so schwierig und problematisch ist.
3. Schildern Sie zusätzliche Details aus dem Leben der Familie und der Situation.
4. Erstellen Sie einige Hypothesen – aufgrund Ihrer Beschreibungen –, inwiefern die Aussenseiter:in für die Familie wichtig sein könnte. Was würde die Familie verpassen, wenn sie die Person und das identifizierte Problem lediglich marginalisieren würde?
5. Vermögen Sie zu sehen, wie das Verhalten von vorherrschender Kultur/vorherrschendem Kontext und Aussenseiter:in ineinanderpassen – oder wie sich das Verhalten von Outsider und Insidern gegenseitig spiegelt?

Übung:

1. Diskutieren Sie eine Ihrer Familiensituationen, die eine «identifizierte Patient:in», einen misshandelnden oder anderweitig schwierigen Charakter enthält.
2. Nehmen Sie sich einige Minuten Zeit, um über diese Person zu klatschen und über ihr Verhalten zu klagen, zum Beispiel wie sie Sie oder Ihre Familie verletzt, geschädigt oder gar zerstört hat. Erlauben Sie sich zu übertreiben, zu verstärken, extrem zu sein (ansonsten wird es schwierig, den nächsten Schritt zu tun).
3. Verwandeln Sie sich für einige Minuten in diese Person und verleihen Sie ihr in allen Kanälen Ausdruck, bis Sie ihre Botschaft vernehmen. Wie lautet die Botschaft?
4. Stellen Sie eine Maske aus Papier oder einem Pappteller her, die die Aussenseiter:in darstellt und schreiben Sie die Botschaft (Satz/Wort) auf den oberen Rand der Maske.
5. Tragen Sie dann die Maske. Streifen Sie sie über. Bewegen Sie sich wie jene schwierige Person, reden, beziehen und fühlen Sie sich für einen Moment wie sie.
6. In dem Moment, in dem Sie die Figur vollständig zum Ausdruck gebracht haben, lassen Sie Ihre Bewegungen ruhig werden und spüren Sie in die tiefste Essenz des Verhaltens hinein. Lassen Sie sich Zeit, probieren Sie diesen Schritt zwei bis dreimal. Finden Sie die Ressource in der Essenz. Schreiben Sie Ihre Erfahrung in einem Wort auf den unteren Rand der Maske.
7. Diskussion: Auf welche Weise marginalisieren Sie die Erfahrung dieser Essenz in Ihrem Leben, in Ihren Beziehungen, in der Welt? Wie können Sie die Energie dieser Essenz vermehrt in den Alltag einbringen? Was/wer hindert Sie möglicherweise daran? Diskutieren und notieren Sie zwei bis drei Situationen: was/wer kann Sie unterstützen, diese Erfahrung konkret zu leben? Wie setzen Sie sie um?

C Handout Gruppenpsychotherapie

Die prozessorientierte Gruppenarbeit hilft einer Gruppe (über einen bestimmten Zeitraum in einem definierten Setting), ihre Identität und mögliche Zukunft beziehungsweise Entwicklungsschritte zu erforschen:
a. Gruppenidentität (das «Wir», der primäre Prozess),
b. die Grenzen oder dynamischen Kräfte gegen Veränderungsimpulse,
c. emergente Erfahrungen, die über die momentane Identität hinaus auf die Zukunft der Gruppe hinweisen (das «Nicht-Wir», der sekundäre Prozess).

Prozessarbeit mit Gruppen sucht in einer kontextuell angepassten Weise der Gruppe Zugang zu ihrem gesamten Informationsfeld zu ermöglichen, indem sie der Gruppe dazu verhilft, alle Teile des Gruppenfeldes zu erkennen, zu repräsentieren und miteinander in Beziehung zu bringen (starke und schwache Signale). Dadurch erhalten Individuen, Beziehungen und die Gruppe als Gruppe die Möglichkeit, sich vollständiger und differenzierter auszudrücken. Ihr «Beziehungswissen» wird angereichert und vertieft durch die im Hier und Jetzt stattfindende Interaktion. Dieser Prozess kann zu einem Gefühl von Kohärenz, Verbundenheit und Gemeinschaft führen, wo vorher Unklarheit, Unbewusstheit, Konflikt oder Unverständnis vorherrschten.

Vorgehen: Einzelne Schritte im Gruppenprozess

1. *Einführung:* Eine kurze Einführung in die Gruppenarbeit ist für die Teilnehmenden hilfreich und schafft Sicherheit für die Offenheit des Prozesses. Jede Stimme der Gruppenmitglieder ist eine Rolle im Gruppenfeld und dessen Ausdruck. Die Position/Rolle ist grösser als das Individuum (überdauert das Individuum); gleichzeitig ist das Individuum vielfältiger als die Rolle, die es momentan verkörpert.
2. *Facilitation:* Je nach Gruppengrösse werden ein bis vier Facilitator:innen bestimmt und Aufgaben für das Team oder für Gruppenmitglieder definiert:
   - Entscheidungsfindung beachten: Konsens
   - Auf Minoritäten achten: Wächter:in des Herzens
   - Das Ganze im Auge behalten: Metakommunikation
   - Auf «Geister» achten: Geisterrollen wahrnehmen und benennen
   - Grenzen und heisse Momente: Grenzen einzelner Positionen und der Gruppe als Ganzes benennen
   - Auf Momente von Entspannung oder Kohärenz achten
   - Darauf achten, die Zeit einzuhalten
3. *Sortieren:* Sortieren bezieht sich auf die explizite oder implizite Phase am Anfang eines Gruppenprozesses, wobei die Teilnehmenden mögliche Themen aufbringen. Es wird ein offener Raum geschaffen, in dem Themen, Gefühle und Positionen einer Gruppe gesammelt werden. Nach der Sammlung von Themen hilft die Gruppenleiter:in der Gruppe, sich auf ein Thema zu einigen.
4. *Konsens:* Konsens ist eine momentane Gruppenübereinkunft, auf ein einzelnes Thema zu fokussieren. Konsens kann implizit oder explizit sein. Frage: Braucht die Gegenstimme Unterstützung? Benennen und bestätigen wir die Aktualität anderer genannter Themen, können sie zurückgestellt werden. Manchmal lassen sich zwei oder drei Themen unter

einem Begriff zusammenfassen, manchmal vereinigt ein übergeordneter Begriff ähnliche Themen, sodass die Gruppe einer Themenwahl zustimmt.

5. *Rollen und Geisterrollen:* Nun werden die verschiedenen Rollen/Positionen zum Thema dargestellt und deren Interaktion erleichtert. Gruppenmitglieder verleihen ihrer Perspektive zum Thema Ausdruck. Meinungen und Gefühle werden als Rollen im Raum verkörpert. Üblich sind zwei bis vier Rollen pro Thema. Einige Rollen sind offensichtlich, andere zeigen sich erst im Verlauf des Prozesses. Die Facilitator;in kann Rollen rahmen und ihnen helfen, sich vollständig auszudrücken.
6. *Verlauf:* Was wirkt im Feld und ist noch nicht repräsentiert? Worauf reagiert das Feld oder Teile des Feldes? Auch diese Geisterrolle soll repräsentiert werden. Alle Rollen sollen umfassend erlebt und zum Ausdruck gebracht werden. Durch die Auseinandersetzung zwischen den Rollen ergibt sich eine Dynamik, die folgende Elemente umfassen kann:
   a. Differenzieren und Sichtbarmachen möglichst vieler Teile des Gesamtfeldes
   b. Grenzen (Wahrnehmungs- und Kommunikationsbarrieren)
   c. Steckenbleiben, Kreisen um heisse Momente (hot spots)

   Grenzen sind Blockaden der Aufmerksamkeit, der Wahrnehmung und/oder der Kommunikation einzelner Positionen. Zentral ist, Grenzen wahrzunehmen und zu bearbeiten. Ein «heisser Moment» ist ein Moment grosser Energie, wenn die Gesamtgruppe an ihre Grenzen stösst und etwas Neues auftaucht. Signale dafür sind kurze Schockstarre, aufgeregtes Lachen, erwartungsvolles Schweigen oder ehrfürchtiges Staunen. Gruppen tendieren dazu, sich von diesen Momenten weg- und in die Komfortzone zurückzubewegen. Wichtig ist, diese Momente zu bemerken und zu halten, damit die Gruppe die Möglichkeit hat, bewusst zu entscheiden, wie sie damit umgehen will. Oft beginnen in heissen Momenten mehrere Ebenen miteinander zu konkurrieren. Dann ist es nützlich, der Gruppe bei der Entscheidung zu helfen, auf welcher Ebene fortgefahren werden soll: mit individueller Arbeit, mit Beziehungs-, Kleingruppen- oder Gruppenprozessen. Dadurch, dass die Aussagen und das Erleben der einzelnen Teilnehmer:innen immer verbindlicher und persönlicher werden, verändert sich die Gesamtgruppe. Durch die Erfahrung einer neuen Tiefe lassen sich viele Teilnehmer:innen berühren:
   a. Übergang von der Rolle ins Persönliche (und gegebenenfalls umgekehrt)
   b. Auftauchen von etwas Unerwartetem
   c. Veränderungen der Atmosphäre
7. *Temporäre Lösungen (cool spots):* Durch die Zunahme von Bewusstheit und Verständnis im Interaktionsfluss von Rollen und Geisterrollen ergeben sich Momente des gegenseitigen Verstehens. Solche Entspannungsmomente ereignen sich dann, wenn die verschiedenen Seiten sich vollständig zum Ausdruck gebracht haben. Teilnehmer:innen formieren sich spontan zu einem Kreis, nicken und signalisieren Zustimmung. Die Atmosphäre verändert sich, sie entspannt sich. Es ist zentral, diese Momente der temporären Entspannung wahrzunehmen und die Gruppe für ihre Arbeit anzuerkennen, bevor eine neue Runde von Diversität und Konflikt beginnt.
8. *Abschluss des Gruppenprozesses:* Nach einem gelungenen Gruppenprozess haben viele Anwesende mehr über sich selbst und die Gruppe sowie das konstellierte Thema erfahren. Die gemeinsame Erfahrung verbindet die Anwesenden. Die Tatsache, dass schon immer vorhandene und bislang nie aufgegriffene Informationen (Informationswolke) gemeinsam wahrgenommen, zum Ausdruck gebracht und entwickelt worden sind, wirkt erleichternd

und setzt Energien frei. Je nach Gruppe/Kultur bleiben zwischen 1–10% der Teilnehmer:innen unzufrieden über erreichte Lösungen. Sie (sowie die stillen Teilnehmenden) werden wertgeschätzt, sie halten oft den Schlüssel zum nächsten Prozess in der Hand.

D Methodenspezifische Interventionen

Die nachfolgenden Interventionen sind teilweise im PAP-S-Rating-Manual (Tschuschke et al., 2016 beschrieben.

1. **Primärprozess erforschen**
   Grundfragen führen den Klientn zu einer sinnesbasierten Beschreibung der störenden Erfahrung. Diese dient als Ausgangspunkt für prozessorientierte Interventionen. Zum Beispiel kann das Konzept des «Tinnitus» hinterfragt werden, bis der Klient die Ebene der verbalen Abstraktion verlässt und seine Erfahrung beziehungsweise den Kontext erfahrungsnah beschreibt.
   - Wie wissen Sie das?
   - Wie erfahren Sie XY?
   - Wie wissen Sie, dass Sie XY haben?
   - Wer in Ihnen ist davon betroffen?
   - In welchem Kontext erfahren Sie XY?
   - Wann haben Sie XY zum ersten Mal erfahren?
2. **Sekundärprozess entfalten**
   Unbeabsichtigtes Signal absichtlich wiederholen, hineinspüren, bewegen, unbekannten Tendenzen folgen, bis dem Klienten die Bedeutung des Signals bewusster wird.
   - Ich liebe meine Frau (Klient ballt Hand zur Faust).
   - Ich habe einen Nervenzusammenbruch und werde verrückt (Klient faltet Hände zum Gebet).
   - Ich kann mich nicht abgrenzen (gleichzeitig abgrenzende Handbewegungen).
   - Ich bin in der Alltagsroutine gefangen (Armbewegungen, die Ausbruch andeuten).
   - Meine Herkunftsfamilie sitzt auf meiner Brust und verursacht mir Atemnot (Brust raus und Arme vom Körper wegdrücken).
3. **Dialoge im Rollenspiel führen**
   Strukturen des Prozesses als Rollen oder Figuren personifizieren und in den Dialog miteinander bringen.
   - Klient spricht mit seiner Frau und bringt seine marginalisierten Signale ein, während der Therapeut die Rolle der Ehefrau übernimmt und umgekehrt.
   - Dem Klienten gegensätzliche Erfahrungsmuster vorspielen. Klient kann die Choreografie übernehmen (in der Art eines Psychodramas). Oft demonstriert der Klient selbst, wie der identitätsfernere Persönlichkeitsanteil adäquat verkörpert sein will.
4. **Arbeit an Prozessgrenze**
   Widerstand nicht als negatives Feedback, sondern als dynamischen Prozess verstehen. Alle Persönlichkeitsanteile, auch die Grenze und ihre Annahmen, wertschätzen und gleichwertig in die Auseinandersetzung mit einbeziehen. Glaubenssysteme erforschen, die zur Marginalisierung von Erfahrungsbereichen führen.
   - Eine Rolle steht für die Werte der Ehe ein und verbietet abweichende Ideen, während die andere Rolle die Impulse hinter der Handbewegung vertritt.
   - Falls sich die Grenze momentan als zu starr erweist und Grenzfeedback zu negativem Feedback wird, loslassen und beispielsweise zurück zu Punkt eins gehen.
5. **Arbeit mit innerem Kritiker/Interaktionsmuster mit innerem Kritiker ändern**
   Innere (Selbst-)Entwertungen, Herabsetzungen, aufgreifen und in den Dialog miteinander bringen mit adäquaten Reaktionen auf die Kritik (z.B. als Rollenspiel oder als Dialog).

- ➢ Klient kritisiert oder entwertet sich, Therapeut reagiert verletzt als der abgewertete Teil des Prozesses, um Betroffenheit zu evozieren.
- ➢ Der Therapeut umgeht die Kritik: «Diesen Teil kennen wir gut, gehen wir zu dem, was da gerade vorher war …»

6. **Essenz einer Erfahrung mittels Methoden des Feinspürens**
   Signale oder dahinterstehende Traumfiguren verkörpern (bewegen, spüren, Geräusche und Klänge erzeugen, in Beziehung bringen), dann Ausdruck verlangsamen, immer stiller werden und dabei die Qualität im Hintergrund wahrnehmen.
   - ➢ Handbewegung verstärken, vollständig zum Ausdruck bringen, was in der Faust steckt; danach die Bewegung verlangsamen, stoppen und Essenz/Qualität wahrnehmen.
7. **Erfahrungen mit Rangdifferenzen bearbeiten**
   Bewusstsein über Rang und Privilegien fördern.
   - ➢ In einer Auseinandersetzung erforschen, auf welche Weise Rang und Privilegien zum Konflikt beitragen.
   - ➢ Bewusstsein über Rang und Privilegien durch Psychoedukation erweitern.
8. **Aufgeträumte Reaktion einbringen (Arbeiten mit Gegenübertragung)**
   Der Therapeut wird sich darüber bewusst, wann und wie er Aspekte des Traumprozesses des Klienten verkörpert.
   - ➢ Wenn der Therapeut auf einen Klienten mit autoritärem Vater unbewusst ungewohnt scharf reagiert, kann er dies bewusst einsetzen und den Klienten unterstützen, sich direkt mit der negativen Vaterfigur auseinanderzusetzen, sich abzugrenzen beziehungsweise sich zu wehren.
9. **Fähigkeit zur Metakommunikation verbessern**
   Gegensätzliche Zustände als Rollen oder Figuren durch den Klienten beziehungsweise Therapeuten darstellen und Metaposition einnehmen lassen, den Prozess aus der Distanz beobachten und kommentieren.
10. **Neue Erfahrungen ankern/Transferschritte in Alltag besprechen**
    - ➢ Körpergefühl und seine Qualitäten vergegenwärtigen, sekundäre Bewegungen in ihrer Essenz als Anker benutzen.
    - ➢ In Rollenspielen Kompetenzen üben.

E PAP-S: Methodenspezifische Interventionsliste

Interventionsliste TherapeutIn ***Nach jeder Sitzung (ab der 4. Sitzung)***	ID- Nummer: Th ____ - Pat ____	Sitzungsnr.: Datum:

Methodenspezifische Interventionsliste

für Prozessorientierte TherapeutInnen
FG-POP

In der ***heutigen Therapiesitzung*** *habe ich mit meiner PatientIn folgende typische prozessorientierte therapeutische Interventionen durchgeführt bzw. damit gearbeitet (bitte ankreuzen):*

		gar nicht … sehr oft / sehr intensiv
1.	Sekundärprozess entfaltet / Kanalwechsel unterstützt	0 1 2 3 4 5 6 7 8 9 10
2.	unterstützt, Traumfiguren und Rollen wahrzunehmen und zu benennen / unterstützt, mit Traumfiguren und Rollen einen Dialog zu führen	0 1 2 3 4 5 6 7 8 9 10
3.	an einer Prozessgrenze gearbeitet / Interaktion mit Grenzfigur angeleitet	0 1 2 3 4 5 6 7 8 9 10
4.	den Inneren Kritiker erkundet / Interaktionsmuster mit der inneren kritischen Figur verändert	0 1 2 3 4 5 6 7 8 9 10
5.	mit Methoden des Feinspürens an der Essenz einer sekundären Erfahrung gearbeitet	0 1 2 3 4 5 6 7 8 9 10
6.	Erfahrungen mit tiefem oder hohem Rang bearbeitet / Privilegienbewusstsein gefördert	0 1 2 3 4 5 6 7 8 9 10
7.	aufgeträumte Reaktionen in die Therapiesituation eingebracht	0 1 2 3 4 5 6 7 8 9 10
8.	neue Erfahrungen geankert / Transfer von neuen Erfahrungen in den Alltag besprochen / konkrete Handlungsschritte als Hausaufgabe gegeben	0 1 2 3 4 5 6 7 8 9 10

30. Bei dem / der oben genannten Patienten / Patientin habe ich *heute* meiner Einschätzung nach zu [____ %] FG-POP-typisch gearbeitet.

31. Meiner Einschätzung nach ist diese Methode für o.g. Patienten / Patientin	1 ungeeignet	2 wenig geeignet	3 weder noch	4 geeignet	5 sehr geeignet

F Weiterbildung in Prozessorientierter Psychotherapie/ Prozessarbeit

Der Weiterbildungsgang in Prozessorientierter Psychotherapie wird von der ASP (Assoziation Schweizer Psychotherapeuten) als verantwortlicher Organisation getragen, welche auch die Integralität der Psychotherapieweiterbildung garantiert.

Angeboten wird die 5-jährige Weiterbildung mit dem Berufsziel «Prozessorientierte PsychotherapeutIn» vom Institut für Prozessarbeit IPA, Zürich, in genannter Partnerschaft mit der ASP.

Voraussetzung zur Zulassung ist ein abgeschlossenes und in der Schweiz anerkanntes Studium in Psychologie/Psychopathologie. Theorie, Selbsterfahrung und Supervision der klinischen Praxis bilden ein methodisch kohärentes Ganzes. Qualitätssicherung, Ethik und Wissenschaftlichkeit werden fortlaufend in regelmässigem Austausch zwischen IPA und ASP überprüft.

Die Weiterbildung ist vom Bundesamt für Gesundheit BAG akkreditiert und berechtigt zur selbstständigen Tätigkeit als PsychotherapeutIn in der Schweiz (Stand Januar 2022).

Kontakt

Institut für Prozessarbeit IPA
Schöntalstrasse 21
8004 Zürich
www.institut-prozessarbeit.ch
info@institut-prozessarbeit.ch

Der Link zum Lehrgang

https://www.institut-prozessarbeit.ch/de/Angebot/Lehrgaenge/ASP